超声引导下区域麻醉
——周围神经阻滞及置管实用操作方法

Ultrasound–Guided Regional Anesthesia
A Practical Approach to Peripheral Nerve Blocks and Perineural Catheters

原 著
Fernando L. Arbona
Babak Khabiri
John A. Norton

主 译
陈晔明

副主译
陶 涛　赵振龙

主 审
陈晔明　赵振龙

北京大学医学出版社

CHAOSHENG YINDAOXIA QUYU MAZUI
图书在版编目（CIP）数据

超声引导下区域麻醉：周围神经阻滞及置管实用操作方法/（美）艾伯纳（Arbona）等原著；陈晔明主译. —北京：北京大学医学出版社，2014.6（2020.11 重印）
书名原文：Ultrasound-guided regional anesthesia: a practical approach to peripheral nerve blocks and perineural catheters
ISBN 978-7-5659-0809-5

Ⅰ.①超⋯ Ⅱ.①艾⋯②陈⋯ Ⅲ.①周围神经—神经阻滞麻醉②导管治疗 Ⅳ.①R614.4②R459.9

中国版本图书馆CIP数据核字（2014）第 053054 号

北京市版权局著作权合同登记号：图字：01-2014-2767

Ultrasound-Guided Regional Anesthesia: A Practical Approach to Peripheral Nerve Blocks and Perineural Catheters
ISBN: 978-0-521-51578-8
by Fernando L. Arbona, Babak Khabiri, John A. Norton
first published by Cambridge University Press 2011
All rights reserved.
This simplified Chinese edition for the People's Republic of China is published by arrangement with the Press Syndicate of the University of Cambridge, Cambridge, United Kingdom.
© Cambridge University Press & Peking University Medical Press 2014.

This book is in copyright. No reproduction of any part may take place without the written permission of Cambridge University Press or Peking University Medical Press.

This edition is for sale in the mainland of China only, excluding Hong Kong SAR, Macao SAR and Taiwan, and may not be bought for export therefrom.

此版本仅限中华人民共和国境内销售，不包括香港、澳门特别行政区及中国台湾。不得出口。

超声引导下区域麻醉——周围神经阻滞及置管实用操作方法

主　　译：陈晔明
出版发行：北京大学医学出版社
地　　址：（100083）北京市海淀区学院路 38 号　北京大学医学部院内
电　　话：发行部 010-82802230；图书邮购 010-82802495
网　　址：http://www.pumpress.com.cn
E - mail：booksale@bjmu.edu.cn
印　　刷：北京信彩瑞禾印刷厂
经　　销：新华书店
责任编辑：王智敏　　责任校对：金彤文　　责任印制：罗德刚
开　　本：787 mm×1092 mm　1/16　印张：12.5　字数：310 千字
版　　次：2014 年 6 月第 1 版　2020 年 11 月第 5 次印刷
书　　号：ISBN 978-7-5659-0809-5
定　　价：116.00 元
版权所有，违者必究

译者名单

主　译　陈晔明

副主译　陶　涛　赵振龙

主　审　陈晔明　赵振龙

译　者（以姓氏笔画为序）

王春艳　　香港大学深圳医院
叶　靖　　南方医科大学南方医院
刘友坦　　香港大学深圳医院
刘晓军　　南方医科大学南方医院
孙芬芬　　广东省中山市中医院
陈晔明　　南方医科大学南方医院
陈雯婷　　南方医科大学南方医院
赵振龙　　南方医科大学南方医院
姜　妤　　南方医科大学南方医院
郭培培　　南方医科大学南方医院
唐　靖　　南方医科大学南方医院
唐建军　　南方医科大学南方医院
陶　涛　　南方医科大学南方医院
蓝　岚　　广州医科大学附属第一医院

译者前言

近几年超声引导的可视化的区域阻滞技术在中国蓬勃发展，广大麻醉医生特别是年青的麻醉医生学习热情高涨。但是中国也有中国的国情，现状是只有大型综合医院和一些经济发达地区的地市级医院的麻醉科才配有用于神经阻滞的超声仪，可选用的教材也不够丰富。一边是巨大的需求，一边是有限的供给，硬件和软件均如此。

凡事预则立。如果总是等有了超声仪器后再开始找书学习或自己摸索，无疑降低了效用，冷却了激情，而且也增加了患者的风险。我们认为可视化的神经阻滞技术一经与麻醉学结合就不可再分割，可以预见到将来我们的麻醉教科书必然会增加相关的章节，使得学生在读本科期间就能接触并建立初步概念。既然是大势所趋，就应顺势而为。为大家提供一本较为系统、深入、易懂、实用的教材一直是我们的心愿。

感谢北京大学医学出版社为我们架了一座桥。我们的年青医生也非常努力认真，在翻译过程中的确就如原作者所言：教学是一个双向过程，我们教得越多，我们自己学习所得也越多。

希望本书能够为有志于神经阻滞技术的同行们提供有益的参考，帮助同行们为中国广大的患者提供更优质的医疗服务。囿于经验和水平，译文中难免会有瑕疵，请读者包涵并指正。

陈晔明

原著前言

超声引导在区域阻滞中为穿刺和留置导管提供了实时的影像,提高了患者的舒适度,减少了反复穿刺的次数,并且展示了有价值的解剖学信息。这些都最终提高了患者的安全性。所以在区域阻滞中采用超声引导的做法越来越普遍也就不足为奇了。它为临床医生开启了数扇通往新领域的大门,而在之前那些领域曾障碍重重。身为从事区域阻滞的麻醉医生,我们写这本书是面向住院医生、进修医生和有志于将超声理念融入他们日常忙碌工作中的其他医生。

本书介绍超声引导技术在区域阻滞穿刺和留置导管中的应用。我们撰写本书旨在提供一个易读易懂的信息来源,特别着重于在超声成像及阻滞与留置导管操作中的步骤和细节。

全书分四篇。第一篇介绍区域麻醉的基本概念,包括局部麻醉(局麻)药、超声物理学与成像和解剖学。局麻药一章主要阐明外周神经阻滞常用药物的基本药理学概念,更全面、更深入的信息需阅读相关综述。我们的目的是为麻醉医生提供临床常用局麻药简明易记的相关信息。

超声介绍采用了两个独立章节(第2、3章)。第2章讨论超声物理学和成像的基本原理;第3章则涵盖了超声技术在区域阻滞中应用的方方面面,深入讨论了探头操作技巧、图像优化和难点解决的相关技术。这两章不但易懂,还包含了很多常用的信息和专业术语,所以对于初学者来说,第2、3章很重要。

本书的中间部分(第二、三篇)讨论了超声引导下的单次阻滞,适用于绝大多数麻醉医生繁忙的日常工作。第二篇着重于上肢外周神经阻滞,第三篇着重于下肢。采用超声扫描和引导的时候,对于解剖结构和相对解剖关系的理解是非常关键的,所以每一章都讨论到阻滞区域部位有关的解剖学。每一章都提供了阻滞选择、设置布局、穿刺针定位、局麻药注射和难点解决方案。

第四篇的章节解决超声引导下留置导管实际操作中的导管置入与导管定位的技术,我们认为这是本书的独特之处。

尽管我们是重在总结各种操作以力图提供一个既快且易的参照,但在每一章节具体涉及操作部分的行文描述得如同有个老师带着你一起在实施阻滞,身临其境。而且,我们在每一章设置"要点"或"补充注意事项"短评,以提供更多的建议、提示或指导,帮助学习者提高成功率和安全性。

我们在一个大型医学院医疗中心及快节奏日间手术中心担任老师,这些章节中的很多资料来源于我们的实践。针对所述内容,为了突出我们自己的个人实践体会和观点,在每章最后都有"作者的临床经验"。这样的讨论旨在为您提供一个"我们是怎么做的"快捷、易懂的参考，同时这些也正是我们在平时教学中经常碰到的提问的答案。虽然我们没有去证明为达到某一特定效果这些就是最好、最优的方法，但我们发现这些要点在我们的实际工作中的确是最有效、最灵验的。

对于初涉超声的麻醉医生和尝试某一阻滞新入路的学习者，我们认为在动手操作之前最好先熟悉文中关于操作细节的描述部分，每一章的技术小结可以在后来再快速回顾一下。在我们带教住院医生的时候，我们提倡还是要先做到对于单次阻滞非常熟练，下一步再尝试深入到留置导管技术。

本书是将我们自己运用同时也加以传授的规程进行整合，以期传播给更多的读者。如果您有兴趣在下一个外周神经阻滞时拿起超声探头，那这本书就是为您写的。

（陈晔明　译）

致　谢

如果没有俄亥俄州立大学和所在麻醉科的鼎力支持，本书不可能成稿。我们自己也意识到：教学是一个双向过程，我们教得越多，我们自己学习所得也越多。诚然如此，正是在数年的教习中，住院医生们"迫使"我们变成更好的教员和临床医生，这本书就是我们师生日常切磋互动的产品。我们要感谢俄亥俄州立大学东方医院的许多外科大夫，他们一直对我们的区域阻滞项目非常支持，使我们能更顺利地将最好、最先进的技术应用于我们的患者。

我们还要感谢 Dr. Charles Hamilton，他为我们提供了书中的许多解剖插图；同时感谢 Kelly Warniment，她特为我们提供了介绍超声物理原理的图解。

最后，我们要感谢 Laurah Carlson 小姐作为"疼痛护士"所提供的无私、宝贵的帮助和指导，她辛勤的工作与奉献大大提升了就诊病患的生活品质。

（陈晔明　译）

目　录

第一篇　绪论

1. 药理学：局部麻醉药和添加剂 …………… 1
2. 超声概述 …………………………………… 10
3. 超声在区域阻滞中的应用 ………………… 24

第二篇　上肢周围神经阻滞

4. 上肢区域阻滞解剖学 ……………………… 31
5. 肌间沟臂丛阻滞 …………………………… 36
6. 锁骨上臂丛阻滞 …………………………… 48
7. 锁骨下臂丛阻滞 …………………………… 57
8. 腋路周围神经阻滞 ………………………… 67
9. 其他上肢周围神经阻滞 …………………… 77

第三篇　下肢周围神经阻滞

10. 下肢区域阻滞解剖学 ……………………… 81
11. 坐骨神经阻滞：近端入路 ………………… 86
12. 坐骨神经阻滞：腘窝外侧/大腿远端入路 …………………………………………… 98
13. 股神经阻滞 ………………………………… 113
14. 超声辅助踝部阻滞 ………………………… 122

第四篇　外周神经周围导管

15. 连续神经周围导管概述 …………………… 129
16. 肌间沟连续神经周围导管 ………………… 139
17. 锁骨上连续神经周围导管 ………………… 148
18. 锁骨下连续神经周围导管 ………………… 156
19. 连续坐骨神经周围导管：近端入路和腘窝外侧入路 ………………………………… 166
20. 连续股神经周围导管 ……………………… 178

第一篇 绪论

1 药理学：局部麻醉药和添加剂

（陶 涛译 叶 靖审校）

引言

在实施任何安全有效的区域阻滞前，必须掌握最基本的局部麻醉药物的药理学知识。大量的药理学专著和文献描述了药物在起效时间、持续时间、对运动和/或感觉的阻滞、组织穿透力和毒理效应方面的相同点和不同点。本章主要概述了周围神经阻滞时比较常用的局部麻醉药物。

本章首先概述了神经的电生理特性，以便更好地阐明局部麻醉药的作用机制，随后阐述了局部麻醉药的结构及周围神经阻滞常用局部麻醉药的关键药理学性质。最后本章概述了局部麻醉药的毒性及其处理，并讨论了周围神经阻滞时局部麻醉药的添加剂。

神经的电生理学特性

划分周围神经最基本的一种方法是根据神经轴突周围有无髓鞘（图1.1）。髓鞘主要由脂肪构成，在轴突周围形成隔离层。在周围神经系统中，大部分神经是有髓鞘的结构（除了无髓鞘的C-纤维）。这些神经的大小、作用各不相同。最大的有髓鞘神经（A-alpha）轴径12～20μm，与机体的运动和本体感觉功能相关。相比而言，最小的有髓鞘神经（A-delta）和无髓鞘神经（C-纤维）轴径只有1～2μm，甚至更小，在传导痛觉和温度觉中发挥作用。

冲动沿着神经的无髓部分传导，形成的电流称为动作电位。无髓鞘神经沿神经轴突传导动作电位是一个连续的电生理活动。

有髓鞘神经动作电位的传导较快，机制稍有不同。在有髓鞘神经轴突上，存在一些无髓鞘的部分，称为郎飞结（图1.1）。与无髓鞘轴突的连续传导不同，有髓鞘轴突的冲动是从一个郎飞结跳到下一个郎飞结，称为跳跃式传导。跳跃式传导使动作电位在有髓鞘神经上传导更快。

神经细胞通过细胞外液维持其静息电位在－70mV～－90mV。静息电位主要是通过钠-钾-ATP酶泵出细胞内带正电荷钠离子使得细胞外的钾离子通过细胞膜进入细胞内而产生。在主动泵出钠离子的同时，细胞内的钾离子被动地外流。这些细胞内带正电荷离子外流并达到平衡时，就会在神经元轴突膜内外形成一个稳定的负值的静息电位。

动作电位的产生是由于在静息电位上出现了一个正性电流的梯度变化。这些变化主要是由于在细胞膜上钠离子浓度及其流动方向发生变化而产生。刺激神经可激活跨膜的钠离子通道，使得钠离子内流。当钠离子进入细胞内，跨膜负电位发生去极化，当接近细胞阈电位（约－60mV）时，更多的钠通道

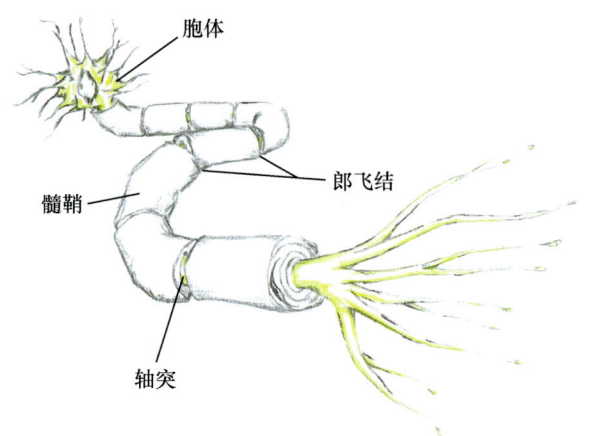

图1.1 有髓神经纤维的郎飞结

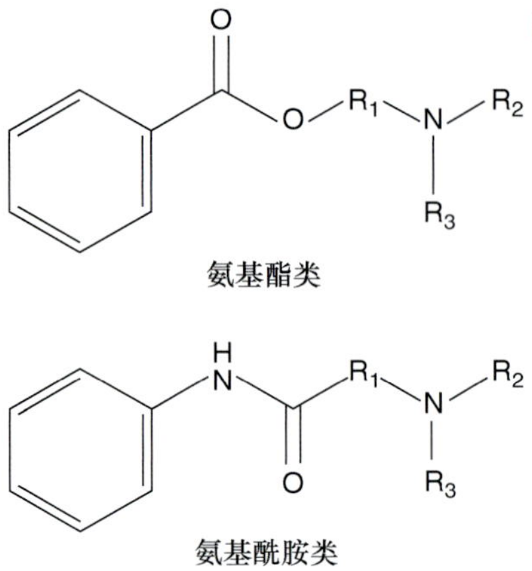

图 1.2 局部麻醉药的分子结构

氨基酯类

氨基酰胺类

被激活，引发神经细胞快速去极化形成动作电位。在钠通道失活前，神经细胞膜发生去极化且电位差可达到＋20mV。而静止电位差最终仍由钠-钾-ATP酶的主动转运和钾离子的被动外流恢复。

> **补充注意事项**
>
> 局部麻醉药在跨膜钠离子通道蛋白的细胞内一侧发挥作用。通过可逆性地与这些通道结合，阻滞了这些神经轴突的去极化。

局部麻醉药的药理学

局部麻醉药的结构和分类

局部麻醉药（简称"局麻药"）由中间的链状结构分别连接两端的亲脂性和亲水性的基团组成。

分子的"头"端是一个芳香环结构的亲脂基团，"尾"端是一个叔胺（中性的）或季胺（带电荷的）的胺类衍生物。构成分子主体的中长碳链，通常通过酰胺键或者酯键与胺类部分相连（图 1.2）。根据连接处结构不同，可将局麻药分为酯类和酰胺类。

局麻药的药效学

局麻药的解离和 pKa

我们把局麻药定义为一类弱碱性药物，其溶解度低且在水里只能部分解离。为了使分子稳定，局麻药以盐酸盐的形式存在，pH 值从 3 到 6。

长期以来的临床实践表明某一局麻药的 pKa 与其起效时间密切相关。但是，许多因素可能影响起效时间，尤其在应用于周围神经阻滞时，这些影响因素包括局麻药的脂溶性，阻滞的类型，麻醉药注射时与被阻滞神经的距离，被阻滞神经的类型和粗细，局麻药的解离程度。

局麻药的 pKa 及其所处环境中的 pH 值与其解离程度密切相关（表 1.1）。pKa 是指某种药物，当其解离的和未解离的形式以 50：50 存在时的 pH 值。换句话说，当药物在其 pKa 时，它们在溶剂中是一种持续解离的、中性的状态，解离与非解离达到平衡。由于临床在神经阻滞时使用的局麻药其 pKa 远超出细胞外液的 pH 值，因此在生理状态下的 pH 值使得局麻药物更加倾向于离子化。但是在生理性溶液中的药物其 pKa 越低，在可利用的非解离状态的药物就越多。

药物以非解离形式通过神经细胞膜跨膜进入细胞内。因此通常推测可利用的非解离

表 1.1　周围神经阻滞时常用的酯类和酰胺类局麻药的药效学和药物代谢动力学的不同点

药物	类型	效能	pKa	PB%	持续时间	代谢
2-氯普鲁卡因（Nesacaine®）	E	低	8.7	—	短效	假性胆碱酯酶
利多卡因（Xylocaine®）	A	中	7.9	64.3	中效	肝
甲哌卡因（Carbocaine®）	A	低	7.6	77.5	中效	肝
布比卡因（Marcaine®/Sensorcaine®）	A	高	8.1	95.6	长效	肝
左布比卡因	A	高	8.1	>97	长效	肝
罗哌卡因（Naropin®）	A	中	8.1	94	长效	肝

注：A=酰胺类，E=酯类，pKa=解离常数，%PB=蛋白结合率。

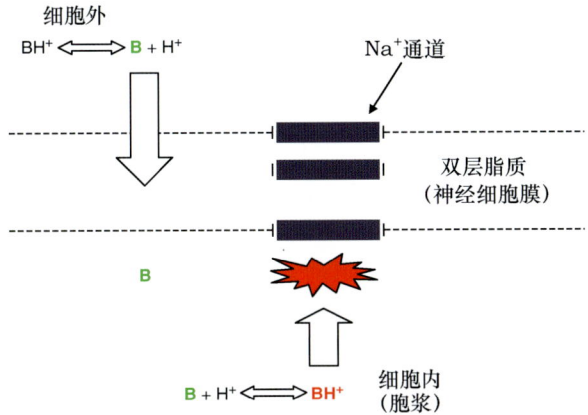

图 1.3　局麻药以非离子化形式跨过细胞膜，以其离子形式影响跨膜钠通道的细胞内部分

形式的药物越多，药物的起效时间越快。虽然这个理论已经被普遍接受，但是仍有例外，如氯普鲁卡因（pKa 8.7）。然而在酰胺类局麻药中，这个推测基本可靠。

一旦进入神经细胞内，局麻药以离子形式与钠通道的细胞内部分结合产生药理效应（图 1.3）。

效能和亲脂性

局麻药的脂溶性是决定药物效能的一个重要因素。脂溶性通常用分配系数来表示，分配系数是指一种药物在两种不同溶剂中非离子化药物浓度的比值：如某水性（离子化的）溶剂（如水等）和一些非离子化的、疏水性的溶剂（如己烷等）。通常分配系数越高的药物其脂溶性也越高，脂溶性越高的药物效能就越强（表 1.1）。

蛋白结合

循环中的血浆蛋白与局麻药大量结合而使药物失活，仅有那些未被血浆蛋白结合的、以游离形式存在的药物才具有活性。血清 α_1 酸性糖蛋白与白蛋白均对局麻药有较高的亲和力，当药物通过注射部位吸收后，血清中的蛋白会与血中游离状态的药物结合，直到蛋白结合能力饱和。

尽管还有其他一些药理和生理的因素可以影响局麻药的作用时间，但是局麻药和蛋白分子的亲和力与其药效持续时间密切相关（表 1.1）。

药物效应

局麻药通过可逆性地与神经细胞膜上钠通道蛋白细胞内侧部分的结合，阻止细胞动作电位的产生。

非解离的药物穿过细胞膜产生这一作用（图 1.3）。一旦进入细胞内，药物开始电离，与跨膜的钠离子通道内侧部分结合。通过与钠离子通道的结合，局麻药可以防止神经细胞去极化的发生，减少动作电位的形成。

局部麻醉药的代谢

酰胺类局麻药主要经肝降解，其代谢率主要与肝的血流以及所应用的不同药物有关。通常利多卡因和甲哌卡因比罗哌卡因和布比卡因代谢快。

酯类局麻药主要通过血浆假性胆碱酯酶快速代谢。因此患有严重肝疾病的患者，假性胆碱酯酶缺乏或者含有不典型假性胆碱酯酶的患者，局麻药的代谢时间延长。当酯类局麻药的代谢产物失活时，它们很少能引起过敏反应，因为对氨基苯甲酸是引起酯类局麻药产生过敏反应的因素。

表 1.2　周围神经阻滞时常用局麻药的最大推荐剂量[1]

	不添加肾上腺素	添加肾上腺素
2- 氯普鲁卡因	11mg/kg（最大剂量 800mg）	14mg/kg（最大剂量 1000mg）
利多卡因	5mg/kg	7mg/kg
甲哌卡因	5mg/kg	7～9mg/kg
布比卡因	3mg/kg	3mg/kg
左布比卡因	3mg/kg	3mg/kg
罗哌卡因	3mg/kg	3mg/kg

注：[1] 局麻药毒性反应的数据基于药物静脉注射的动物实验

周围神经阻滞常用的局麻药

2- 氯普鲁卡因

2- 氯普鲁卡因（Nesacaine®）是一种氨基酯类局麻药，在 20 世纪 50 年代进入市场，是第一个上市的局麻药。用于周围神经阻滞时起效迅速，持续时间短暂，多被用于不需考虑术后镇痛的短时间手术。2- 氯普鲁卡因常用的药物浓度为 1%、2%（无防腐剂）、3%（无防腐剂）。使用 3% 2- 氯普鲁卡因 20～30ml 可以产生 1.5～3h 的外科手术麻醉效果，并且由于其在血浆中代谢极快的特性，与其他常用的酰胺类局麻药相比，其毒性反应非常低。

利多卡因

利多卡因（Xylocaine®）是第一个人工合成的氨基酰胺类局麻药（20 世纪 40 年代），目前仍是应用最广泛的药物之一。用于周围神经阻滞时，药物的起效时间、持续时间、肌肉松弛的程度与所用的总剂量相关。在起效时间和持续时间上，利多卡因都是典型的中效局麻药。上肢或下肢神经阻滞时，用 1%～2% 的利多卡因 15～40ml 可以产生大约 1～3h 的外科手术麻醉效果。当药物中添加血管收缩剂如肾上腺素时，可适当增加利多卡因的最大推荐剂量（表 1.2）。

甲哌卡因

甲哌卡因（Carbocaine®）是另一种常用的中效氨基酰胺类局麻药。在周围神经阻滞时常用的药物浓度为 1%、1.5% 和 2%。在上肢或者下肢神经阻滞时，使用 1.5% 或者 2% 的甲哌卡因可以产生大约 3～6h 的外科手术麻醉效果。当添加血管收缩剂如肾上腺素时，甲哌卡因的用量和持续时间会相应增加（表 1.2）。对于需要外科手术麻醉而又不需要镇痛的操作，甲哌卡因是一个较好的药物。

布比卡因

布比卡因（Marcaine®，Sensorcaine®）是一种长效的氨基酰胺类局麻药，于 20 世纪 60 年代问世，虽然毒理学资料更安全的新药不断发展，但布比卡因现在仍被广泛应用。布比卡因脂溶性高，因此与其他局麻药相比，效能更强。在用于周围神经阻滞时，布比卡因的浓度在 0.25%～0.5% 时，其较高的 pKa 和较强的蛋白亲和力导致了该药起效较慢的特点。在需要肌肉完全松弛的情况下，使用布比卡因通常可获得完全的感觉神经阻滞，但其仅能部分阻滞运动神经，或阻滞不完全。使用布比卡因可以延长术后镇痛的时间，甚至可持续至阻滞后 12～24h。

左布比卡因

左布比卡因（Chirocaine®）是布比卡因的S-异构体，于20世纪90年代后期研发并上市，作为消旋布比卡因的替代品，该药的心脏毒理学资料更安全。左布比卡因的药效学和布比卡因相似，有相对较慢的起效时间和较长的持续时间。在周围神经阻滞中，通常使用浓度为0.25%和0.5%的左布比卡因，可以获得6～8h的外科手术麻醉效果。

罗哌卡因

罗哌卡因（Naropin®）是另一种长效的氨基酰胺类局麻药，在20世纪90年代首次上市。在动物模型中，由于其心脏毒性较之布比卡因更小，因此在需要大容量局麻药的周围神经阻滞中，罗哌卡因作为一个更安全的选择，其应用正逐渐增多。罗哌卡因以单一的S-异构体的形式扩散，此异构体的pKa和起效时间类似于布比卡因，但脂溶性稍低。使用罗哌卡因时，感觉神经的阻滞作用强，但运动神经的阻滞作用会由于不同的用药浓度和药物应用的总剂量而不同。与相同浓度和容量的布比卡因和左布比卡因相比，罗哌卡因的运动神经阻滞效果较弱（McGlade et al. 1998；Beaulieu et al. 2006）。用于周围神经阻滞时，罗哌卡因常用药物浓度为0.2%、0.5%、0.75%和1%。虽然有效的外科手术麻醉效果时间多限于6～8h之间，但随着药物应用的浓度不同，罗哌卡因的镇痛效果可以延长到12～24h。

局部麻醉药的毒性

全身毒性反应

尽管局麻药的毒性反应是局麻药潜在的致命性的并发症，但毒性反应的发生率相对而言仍很少发生（表1.3）。当局麻药注入到动脉、静脉或周围组织中时，可发生全身性毒性反应。血液和组织的中毒程度可表现为一系列典型的神经系统症状（耳鸣、唇周麻木、躁动）和体征（肌肉痉挛、癫痫大发作）。如果体内局麻药物的浓度足够高，呼吸系统和心血管系统就会受到影响，最终导致心血管系统衰竭。心血管系统毒性反应主要是因为局麻药分子与心脏组织的电压门控性钠通道大量结合，而布比卡因较之其他局麻药物而言，其与电压门控性钠通道的结合更稳定且结合密度更高，因此更需要密切关注其促心律失常作用。罗哌卡因和左布比卡因也需要关注促心律失常作用，但是它们有更大的治疗窗：有报道指出与布比卡因相比，它们分别可以使心脏毒性反应的风险降低40%和35%（表1.4）（Rathmell et al. 2004）。

表1.3 关于周围神经阻滞时，局麻药全身毒性反应发生率的研究报道（未使用超声引导）

	N	#STR	发生率（例数/10 000）
1	7 532	15	20
2	21 278	16	7.5
3	9 396	0	0
4	521	1	20

注：1=Brown et al. 1995；2=Auroy et al. 1997；3=Giaufre et al. 1996（pediatric cases only）；4=Borgeat et al. 2001. 表格修改自 Mulroy M（2002）Systemic toxict and cardio-toxicity from local anesthetics: incidence and preventative measures. Regional Anesthesia and Pain Medicine. 27（6）：556-61.
#STR=全身毒性反应发生率

表1.4 周围神经阻滞常用酰胺类局麻药同等剂量时，心脏毒性的相对风险（从高到低）

| 布比卡因 |
| 左布比卡因 |
| 罗哌卡因 |
| 甲哌卡因 |
| 利多卡因 |

回顾局麻药毒性反应的体征和症状，在注射后发生的时间从几秒到几小时，这主要取决于多种因素，包括剂量、注射部位和注射速度（表1.5和表1.6）。例如，行肌间沟臂丛神经阻滞时，相对少量的药物误注入动脉内可在几秒内引起癫痫样发作的毒性反应，而应用固定浓度的大容量的局麻药行肋间神经阻滞时，则可能需要很长时间才会出现（表1.5）。

表1.5 能够增加局麻药毒性反应的因素

局麻药的种类

局麻药的剂量

阻滞部位

蛋白结合局麻药的能力降低（低蛋白状态：营养不良，慢性疾病，肝衰竭，肾衰竭等）

酸中毒

周围血管收缩

高动力性循环（可由使用肾上腺素而引起）

表1.6 不同注射部位局麻药全身吸收的程度（从高到低）

肋间

尾部

宫颈旁

硬膜外

臂丛

坐骨神经

> **补充注意事项**
>
> 根据三个独立研究的报道，成人臂丛阻滞时全身毒性反应的发生率为（7.5～20）/10 000个神经阻滞病例。
>
> 在周围神经阻滞时，一次给予大容量的局麻药前，简单的安全检查和注意事项可以提高患者的安全性：用心脏毒性反应小的长效药物（罗哌卡因和左布比卡因），注射前增加回抽试验，限制药物的总剂量。

局部麻醉药物全身毒性反应的处理

当怀疑患者出现局麻药的毒性反应时，麻醉医生应该立即实施治疗和支持处理。实施区域麻醉时，紧急气道开放和心肺复苏设备，急救药品都应备好随时可用。确保气道安全并供氧。如果中枢神经系统毒性反应的症状进展为癫痫样发作，应立即给药终止癫痫发作，通常注射50～100mg硫喷妥钠或2～5mg咪达唑仑即可获得满意效果。对于引起严重心血管系统衰竭的病例，应该立即实施高级心脏生命支持措施。布比卡因过量引起心室颤动的发生率和致死率很高，对难治愈的病例推荐采取心肺转流。

20世纪90年代后期，越来越多的研究开始关注脂肪乳剂用于治疗局麻药的心脏毒性反应的效果。部分已发表的基础和临床研究发现脂肪乳剂可以有效复苏局麻药所致的心脏毒性反应。在局麻药过量时，通常按照单次注射1～3ml/kg体重的剂量给予20%脂肪乳剂。

很多理论表明脂肪乳剂治疗局麻药毒性反应具有生物合理性。其中一个理论认为脂质使麻醉药与组织中的受体分开（脂质洗脱），因此减轻或者预防心脏毒性反应的产生（Weinberg，2008）。随着数据的积累，更多的数据表明，在可疑局麻药过量时，早期使用脂肪乳剂需谨慎考虑。

> **补充注意事项**
>
> 脂肪乳剂治疗的给药方案：当怀疑出现局麻药毒性反应时，每5min给予20%的脂剂1ml/kg，直至达3ml/kg，然后给予0.25ml/（kg·min）持续3h。
>
> 脂肪乳剂治疗局麻药过量的相关信息，包括病例报道和当前的研究，可在LipidRescue™中（www.lipidrescue.org）查询。

神经毒性

区域阻滞时出现的神经毒性可能由局麻药本身，或者是局麻药中的添加剂和防腐剂所导致。当局麻药直接作用于孤立的神经纤维时，可出现某些神经毒性效应，且此类效应多呈剂量依赖性。有关利多卡因的研究发现高浓度利多卡因长时间作用于神经轴突可以产生毒性反应（Lambert et al.1994；Kanai et al. 2000），但其神经毒性反应的产生涉及多种因素，包括破坏了神经正常的内环境，改变了神经内的血流等。虽然已有证据表明局麻药具有一定的神经毒性，但是目前按临床推荐剂量使用局麻药物用于周围神经阻滞通常认为是安全的。

外周神经阻滞时局麻药的添加剂

在局麻药中加入添加剂对于外周神经阻滞的起效时间、麻醉持续时间以及术后镇痛有不同的效果。当操作者在决定是否使用此类药物时，应明确添加药物的药理学特性、药物的效果以及全身副作用的情况。根据这些信息，结合所用局麻药的类型以及外科因素和患者因素综合考虑是否使用某一添加药物。

肾上腺素

行周围神经阻滞时，基于多种原因，肾上腺素是一种常用的添加入局麻药的添加剂。在中效局部麻醉药物中，比如利多卡因和甲哌卡因，肾上腺素可以增强阻滞的强度，延长麻醉和镇痛的时间。作为一种强效 α_1 受体作用的血管收缩剂，肾上腺素减慢了局麻药的吸收，限制了其血浆浓度峰值，从而延长了阻滞时间。由于该药对 β_1 受体作用，此药稀释后还可作为局麻药误注入血管的指示剂。

辅助使用肾上腺素可以产生全身效应，包括心跳加速、心肌收缩增强，因此用于有明确心脏病史的患者时应慎重。当阻滞的区域血流减少或者无血流时，应避免应用肾上腺素。由于考虑到缺血性神经毒性，谨慎的给药剂量为 1：400 000（2.5mcg/ml），或者更少。在神经周围应用较高浓度的肾上腺素会减少神经周围的血供，但是没有证据表明该效应对人体有害。

可乐定

可乐定是 α_2 肾上腺素受体激动剂，可以增强周围神经阻滞时麻醉和镇痛效果，尤其是和中效局麻药如利多卡因和甲哌卡因联合使用时。使用此药可产生剂量依赖的副作用（低血压、心动过缓和镇静）。当总用量 < 150mg 时，这些副作用可以减少到最低甚至可以避免（Rathmell et al. 2004）。

碳酸氢钠

碳酸氢钠可以提高局麻药的 pH 值，使其更接近生理 pH 值，因此在周围神经阻滞时，中效局麻药中添加碳酸氢钠可以加快药物的起效时间。理论上，局麻药非解离形式所占的比例越高，药物跨过神经细胞膜进入到其发挥作用的部位的速度就越快。

在单纯使用利多卡因或者甲哌卡因时，每 10ml 局麻药中混合 1mEq 碳酸氢钠有助于加快起效时间，尽管在文献中这种作用并未得到支持（Neal et al. 2008）。有证据证明，在含有肾上腺素的商业化局麻药制剂（此类制剂的酸性较之单纯的局麻药制剂更强）中添加碳酸氢盐，可以减慢药物的起效时间。同时，添加碳酸氢钠后，可引起局麻药的性质不稳定。当使用高浓度的布比卡因和罗哌卡因制剂时，添加碳酸氢钠会导致药物溶液出现沉淀。

阿片类药物

周围神经阻滞时辅助使用阿片类药物的效果很大程度上仍不明确。目前已有一种药已经被证实在周围神经阻滞时，联合局麻药使用可获得较好的效果——丁丙诺啡，一种阿片受体激动-拮抗剂。研究表明在控制了丁丙诺啡的全身反应后，在神经周围注射甲哌卡因或丁卡因时联合使用丁丙诺啡可以延长镇痛时间（Candido, 2001）。在臂丛神经阻滞时，注射局麻药时肌内注射丁丙诺啡0.3mg，可使平均镇痛时间达12.5h。而在局麻药中添加0.3mg的丁丙诺啡使之分布于神经周围时，平均镇痛时间可以长达22.3h。当使用丁丙诺啡时，需关注其副作用如恶心、呕吐、镇静。

地塞米松

周围神经阻滞时，局麻药联合使用合成的糖皮质激素地塞米松越来越引起人们的关注。在中效和长效局麻药中添加地塞米松，可以延长周围神经阻滞时感觉、运动神经的阻滞时间和镇痛时间，但作用的机制尚不明确。

截至目前，大量研究已经证明，在局部麻醉和镇痛治疗中联合使用地塞米松能发挥有利作用（见"推荐阅读"）。在硬膜外类固醇注射时使用地塞米松，越来越受到疼痛医师的欢迎，因为与其他皮质类固醇的药理学特征相比较：地塞米松呈非颗粒性状，且制剂中不含具有神经毒性的防腐剂（Benzon et al. 2007）。但是，应该引起注意，目前认为在周围神经阻滞中，局麻药中添加地塞米松有效的研究通常被指出研究设计非标准化或这些研究的结果并不具有统计学意义（Williams et al. 2009）。

由于这些添加药物（如肾上腺素）具有减少正常神经组织血流量的作用，例如在暴露的大鼠坐骨神经表面应用0.4%地塞米松所证实的那样，人们越来越关注缺血性神经毒性的发生。因此在选择地塞米松作为局麻药添加剂时，应像选择肾上腺素作为添加剂时一样地谨慎考虑，排除那些具有缺血性神经损伤高危因素的患者（如控制不佳的糖尿病，已有神经损伤的或者脱髓鞘疾患）。

在本书出版的同时，有很多临床研究正在进一步评估周围神经阻滞时添加地塞米松的效果。其中，很多研究的方案是在20～40ml的局麻药中混合8mg或低于8mg的地塞米松。在添加地塞米松成为主流前，现在还需要有更多的研究来进一步评估在神经周围使用地塞米松的副作用、安全性和最佳用药剂量（Williams et al. 2009）。

推荐阅读

Albright G A. (1979). Cardiac arrest following regional anesthesia with etidocaine or bupivacaine. *Anesthesiology*, 51:285-7.

Barash P, Cullen B F, Stoelting R K. (2006). *Handbook of Clinical Anesthesia*, 5th edn. Ch 17. Local anesthetics. Lippincott Williams and Wilkins. p. 269.

Beaulieu P, Babin D, Hemmerling T. (2006). The pharmacodynamics of ropivacaine and bupivacaine in combined sciatic and femoral nerve blocks for total knee arthroplasty. *Anesth Analg*, 103:768-74.

Benzon H T, Chew T L, McCarthy R J, Benzon H A, Walega D R. (2007).Comparison of the particle sizes of different steroids and the effect of dilution: a review of the relative neurotoxicities of the steroids. *Anesthesiology*, 106(2):331-8.

Bigat Z, Boztug N, Hadimioglu N, et al. (2006). Does dexamethasone improve the quality of intravenous regional anesthesia and analgesia? A randomized, controlled clinical study. *Anesth Analg*, 102(2):605-9.

Candido K. (2001). Buprenorphine added to the local anesthetic for brachial plexus block to provide postoperative analgesia in outpatients. *Reg Anesth Pain Med*, 26(4):352-6.

Drager C, Benziger D, Gao F, Berde C B. (1998). Prolonged intercostal nerve blockade in sheep using controlled-release of bupivacaine and dexamethasone from polymer microspheres. *Anesthesiology*, 89(4):969-79.

Estebe J P, LeCorre P, Clement R, *et al.* (2003). Effect of dexamethasone on motor brachial plexus block with bupivacaine and with bupivacaine loaded microspheres in a sheep model. *Eur J Anaesthesiol*, **20**(4):305–10.

Fernández-Guisasola J, Andueza A, Burgos E, *et al.* (2008). A comparison of 0.5% ropivacaine and 1% mepivacaine for sciatic nerve block in the popliteal fossa. *Acta Anaesthesiol Scand*, **45**(8):967–70.

Fujii Y, Tanaka H, Toyooka H. (1997). The effects of dexamethasone on antiemetics in female patients undergoing gynecologic surgery. *Anesth Analg*, **85**(4):913–17.

Henzi I, Walder B, Tramer, M R. (2000). Dexamethasone for prevention of postoperative nausea and vomiting: a quantitative systematic review. *Anesth Analg*, **90**(1):186–94.

Kanai Y, Katsuki H, Takasaki M. (2000). Lidocaine disrupts axonal membrane of rat sciatic nerve in vitro. *Anesth Analg*, **91**(4):944–8.

Kopacz D J, Lacouture P G, Wu D, *et al.* (2003). The dose response and effects of dexamethasone on bupivacaine microcapsules for intercostal blockade (T9-T11) in healthy volunteers. *Anesth Analg*, **96**(2):576–82.

Lambert L, Lambert D, Strichartz G. (1994). Irreversible conduction block in isolated nerve by high concentrations of local anesthetics. *Anesthesiology*, **80**(5):1082–93.

Ludot H, Tharin J Y, Belouadah M, Mazoit J X, Malinovsky J M. (2008). Successful resuscitation after ropivacaine and lidocaine-induced ventricular arrhythmia following posterior lumbar plexus block in a child. *Anesth Analg*, **106**(5):1572–3.

McGlade D P, Kalpokas M V, Mooney P H, *et al.* (1998). A comparison of 0.5% ropivacaine and 0.5% bupivacaine for axillary brachial plexus anesthesia. *Anaesth Intensive Care*, **26**(5):515–20.

Movafegh A, Razazian M, Hajimaohamadi F, Meysamie A. (2006). Dexamethasone added to lidocaine prolongs axillary brachial plexus blockade. *Anesth Analg*, **102**(1):263–7.

Mulroy M. (2002). Systemic toxicity and cardiotoxicity from local anesthetics: incidence and preventative measures. *Reg Anesth Pain Med*, **27**(6):556–61.

Neal J M, Gerancher J C, Hebl J R, *et al.* (2009). Upper extremity regional anesthesia: essentials of our current understanding. *Reg Anesth Pain Med*, **34**(2):134–70.

Rathmell J P, Neal J M, Viscomi C M. (2004). *Regional Anesthesia: The Requisites in Anesthesiology*. Chapter 2. Pharmacology of local anesthetics. St Louis: Elsevier Mosby Publishing.

Shishido H, Shinichi K, Heckman H, Myers R. (2002). Dexamethasone decreases blood flow in normal nerves and dorsal root ganglia. *Spine*, **27**(6):581–6.

Shrestha B R, Maharjan S K, Tabedar S. (2003). Supraclavicular brachial plexus block with and without dexamethasone – a comparative study. *Kathmandu Univ Med J*, **1**(3):158–60.

Shrestha B R, Maharjan S K, Shrestha S, *et al.* (2007). Comparative study between tramadol and dexamethasone as an admixture to bupivicaine in supraclavicular brachial plexus block. *J Nepal Med Assoc*, **46**(168):158–64.

Thomas S, Beevi S. (2006). Epidural dexamethasone reduces postoperative pain and analgesic requirements *Can J Anesth*, **53**(9):899–905.

Tzeng J I, Wang J J, Ho S T, *et al.* (2000). Dexamethasone for prophylaxis of nausea and vomiting after epidural morphine for post-Caesarean section analgesia: comparison of droperidol and saline. *Br J Anesth*, **85**(6):865–8.

Wang J J, Ho S T, Wong C S, *et al.* (2001). Dexamethasone prophylaxis of nausea and vomiting after epidural morphine for post-Cesarean analgesia. *Can J Anesth*, **48**(2):185–90.

Wang J J, Lee S C, Liu Y C, Ho C M. (2000). The use of dexamethasone for preventing postoperative nausea and vomiting in females undergoing thyroidectomy: a dose ranging study. *Anesth Analg*, **91**(6):1404–7.

Weinberg, G L. (2008). Lipid infusion therapy: translation to clinical practice. *Anesth Analg*, **106**(5):1340–2.

Weinberg G L. (2010). http://lipidrescue.org. University of Illinois, College of Medicine, Chicago.

Weinberg G L, VadeBoncouer T, Ramaraju G A, Garcia-Amaro M F, Cwik M J. (1998). Pretreatment or resuscitation with a lipid infusion shifts the dose-response to bupivacaine-induced asystole in rats. *Anesthesiology*, **88**(4):1071–5.

Weinberg G L, Ripper R, Feinstein D L, Hoffman W. (2003). Lipid emulsion infusion rescue in dogs from bupivacaine-induced cardiac toxicity. *Reg Anesth Pain Med*, **28**:198–202.

Weinberg G L, Ripper R, Murphy P, *et al.* (2006). Lipid infusion accelerates removal of bupivacaine and recovery from bupivacaine toxicity in the isolated rat heart. *Reg Anesth Pain Med*, **31**(4):296–303.

Williams B A, Murinson B B, Grable B R, Orebaugh S L. (2009). Future considerations for pharmacologic adjuvants in single-injection peripheral nerve blocks for patients with diabetes mellitus. *Reg Anesth Pain Med*, **34**(5):445–57.

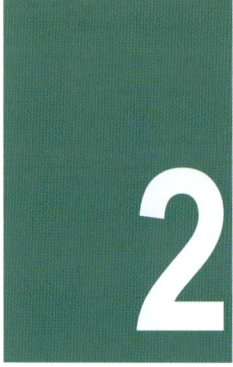

超声概述

（陶　涛译　叶　靖审校）

引言

超声引导在区域麻醉中的应用是一项不断发展、不断改进的技术。本章仅对二维超声的一些物理学特性进行了简要的概述，包括超声图像的产生、超声探头的类型、设备操作特点、基本的组织图像特性以及在进行超声引导操作时常用器材的成像方法。

图像产生

超声波由手持探头中的压电晶体产生。施加一个机械压力时，压电晶体会产生电流。因此，压电晶体在机械压力下产生电流的效应也被称为压电效应。反之，则称为逆压电效应，即如果给压电晶体施加一个电流，会产生机械压力和形变。超声波是通过逆压电效应产生的，当手持探头中的压电晶体被施加电流后会产生周期性的形变，最终产生超声波。

超声探头既是发射器也是接收器（图2.1）。每个探头周期中1%的时间用于产生超声波，剩余的99%的时间则用于"收听"返回的超声波或回声。通过压电效应，手持探头中的压电晶体将回声的机械能转换为电流，并最终通过机器转换成一幅二维的灰度图像显示在屏幕上。图像的颜色范围从黑到白。返回回声的能量越高，图像的颜色越白。

- **强回声区**的回声包含大量的能量，图像接近白色。
- **低回声区**的回声含有的能量较少，图像接近灰色。
- **无回声区**没有回声，图像接近黑色（表2.1）。

图像的产生需要超声波反射到探头进行处理，这种反射是在不同类型组织的边界或界面产生。声阻抗是超声波传导的阻力，声阻抗越大，则组织对超声的传导有更大的阻力。回到探头的最大反射回声来自组织界面，声阻抗也有显著差别（表2.2）。从表2.2我们可以看到，空气和软组织间的声阻抗明显不同，这就是为什么在空气和软组织间的任何界面都能产生高回声图像。骨和软组织间的声阻抗也显著不同，因此，在骨和软组织间的界面也产生高回声图像。不同类型的软组织，如血液、肌肉和脂肪，声阻抗差别非常小，只产生低回声图像。

用于医疗的其他成像技术，如X射线或计算机断层扫描（CT）可直接显示密度。然而，超声成像是根据在组织界面上声阻抗的差异而产生。高回声超声图像不应解释为密度高些，低回声超声图像不应解释为密度低些。应记住，虽然骨头和气泡的密度显著不同，但都能产生高回声图像。

2·超声概述

表 2.1　无回声区、低回声区和高回声区的图像表现

无回声区	黑色
低回声区	灰色
高回声区	白色

表 2.2　不同人体组织的声阻抗

身体组织	声阻抗（10^6 Rayls）
空气	0.0004
脂肪	1.35
血液	1.70
肌肉	1.75
骨	7.8

表 2.3

介质	超声速度（m/s）（声速）
空气	300
肺	500
脂肪	1450
软组织	1540
骨	4000

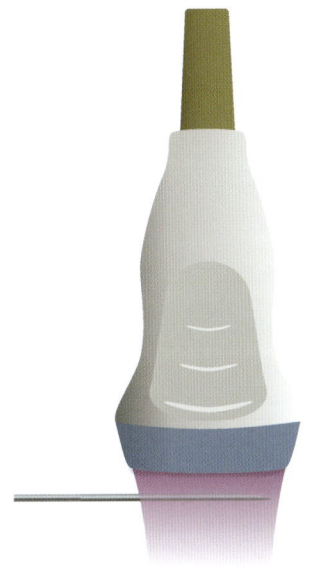

图 2.2　针是垂直于超声波束的路径

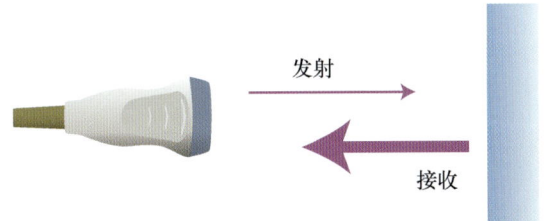

图 2.1　超声探头既是发射器也是接收器

超声波和组织的相互作用

超声波通过生物组织的速度决定于组织的密度，而不是超声波的频率。表 2.3 列出各种组织中超声的速度，组织密度越大，超声波传导越快。在超声仪内的图像处理器已默认超声波通过软组织的速度是 1540m/s。这会导致图像失真，将在章节后面讨论。超声波通过组织时有三种情况发生——反射，衰减和折射——每种情况将在下面详细讨论（图 2.7）。

反射

超声图像的产生依赖于回到探头的回声能量。超声波反射的数量依赖于不同组织界面间不同的声阻抗。声阻抗是物质对超声波传导的阻力。组织界面间声阻抗差别越大，反射回到探头成像的超声波数量越多。

入射角度是决定反射量的一个重要因素。物体越垂直于超声波路径，产生的反射越多，物体越平行于超声波路径，产生的反射越少（图 2.2 和图 2.3）。因此，为了要看清穿刺针，在阻滞操作允许的情况下，穿刺针应尽量垂直超声波路径。阻滞较深的神经需要穿刺针在置入时与超声波更近于平行，这会使穿刺针成像困难。**与探头较小的角度置入穿刺针**

比与探头成陡峭角度置入更容易成像。

有两种类型反射——镜面反射和散射。

1. 镜面反射体是大而光滑的反射物，如穿刺针、膈肌或大血管壁。超声波在同一个方向反射回超声探头（图2.4）。镜面反射的入射角度等于返回角度。为了获得镜面反射，我们所用超声波的波长必须比物体的长度短。高频探头超声波长短，允许小物体通过镜面反射成像。镜面反射使更大比例的超声波直接返回探头并被处理成像。因为超声波的大量返回，镜面反射产生高回声图像。

2. 散射体是有不规则表面的物体，顾名思义，它令超声波由多个方向和不同角度朝向或远离探头散射（图2.4）。当超声波碰到小物体且物体不光滑，或者当超声波的波长比物体长，则发生散射。低频探头波长较长，由于散射，回到探头成像的超声波较少。

方程 $c=\lambda \times f$ 可用来描述人体中的超声波。其中 λ 代表波长，f 代表频率，c 是通过人体组织的声速度，超声处理器取值为 1540m/s。根据这一方程，超声波的频率越高，则波长越短；频率越低，则波长越长。因此，高频探头产生短波长的超声波，而低频探头产生长波长的超声波（图2.5）。短波长超声波可使小物体通过镜面反射而不是散射产生图像。

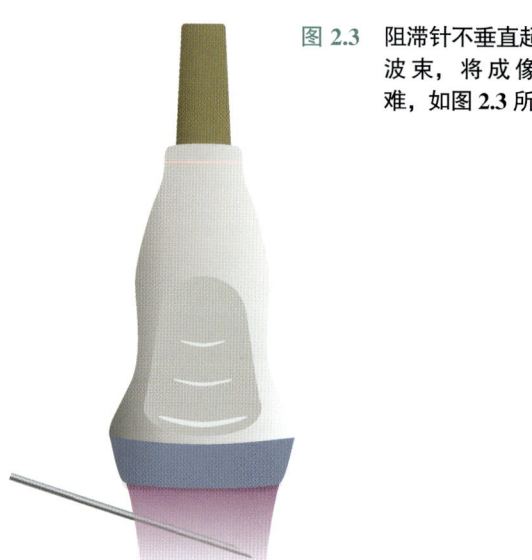

图 2.3　阻滞针不垂直超声波束，将成像困难，如图2.3所示

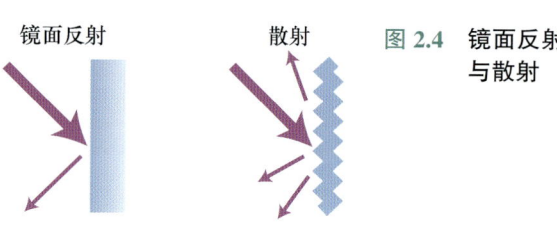

图 2.4　镜面反射与散射

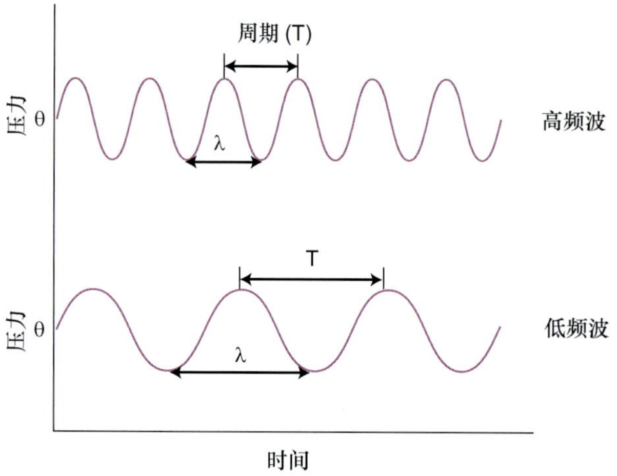

图 2.5　高频探头产生短波长波，低频探头产生长波长波

衰减

衰减是超声波通过组织时丢失的机械能。约 75% 的衰减转换成热，被称之为吸收。组织的衰减系数越大，超声波通过组织丢失的能量越多（表 2.4）。

超声波的衰减依赖于三个因素：①组织的衰减系数，②传导的距离，③超声波的频率。超声波频率越高，衰减越多。因此，高频探头由于有较多的衰减，组织穿透少，使高频探头对深层结构难于成像。

折射

当组织界面间的声阻抗很小时，在组织界面的超声波方向改变轻微，而不是在组织界面直接反射回探头（图 2.6 和图 2.7）。这类似于由光波在空气/水界面的折射引起的水杯中的叉子看起来像被弯折了一样。折射波可能不会返回探头被处理成图像。因此，折射可能降低图像质量。

分辨率

分辨率，是能将两种靠近物体作为单独物体区别开来的能力，这在超声引导区域麻醉中非常重要。有两种类型的分辨率——轴向和横向。

轴向分辨率

轴向分辨率是指在与超声束方向平行的同一平面内，能够区分两物体的能力。轴向分辨率等于一半的脉冲长度。高频探头脉冲长度较小，其轴向分辨率较高（图 2.9a 和 b）。

超声探头脉冲式发出超声波，而非持续式（图 2.8）。由于探头必须等待并接收返回的回声，故超声波脉冲是间断地发出的。

- **脉冲**：几个类似频率的声波。
- **脉冲长度**：脉冲移行的距离。
- **脉冲重复频率**：每单位时间内脉冲发射的速率。

表 2.4 在 1MHz 的频率下不同组织的衰减系数

身体组织	衰减系数（dB/cm，在 1MHz 下）
水	0.002
血	0.18
脂肪	0.65
肌肉	1.5～3.5
骨	5.0

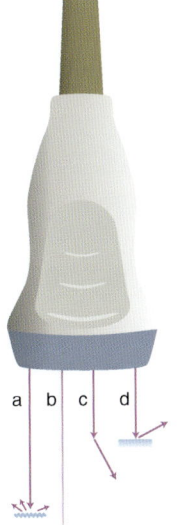

图 2.7 （a）散射，（b）衰减，（c）折射，（d）镜面反射入射波

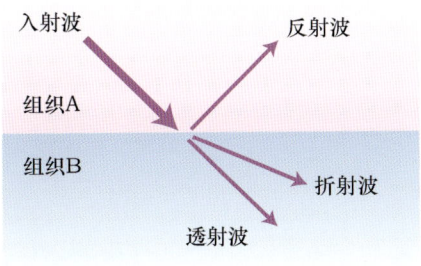

图 2.6 折射与反射

横向分辨率

横向分辨率是指在与超声束方向垂直的同一平面内，能够区分两物体的能力（图2.10）。横向分辨率与超声束的宽度相关。超声束的宽度越窄（集中），横向分辨率越大。高频探头超声束宽度较窄，横向分辨率较高。横向分辨率差意味着并排靠近的两物体被视为一个物体。可以通过改变聚焦区域来调整超声束最窄部分的位置。

近场是超声束非发散的部分，正如其名是指接近超声探头部分。**远场**是超声束发散的部分，远离探头。**聚焦区**是超声束最窄部分，其横向分辨率最好（图2.11）。高频探头超声束宽度较窄，其近场分辨率更好。聚焦区域在一些超声仪上可手动调整（图2.12）。

> **要点**
>
> 高频探头具有更好的轴向和横向分辨率，但是其组织衰减较多，因而降低了组织穿透力，因此高频探头更适合用于小而表浅结构的成像。
>
> 低频探头组织穿透能力较好，但轴向分辨率和横向分辨率较差，适用于深部较大组织结构的成像。

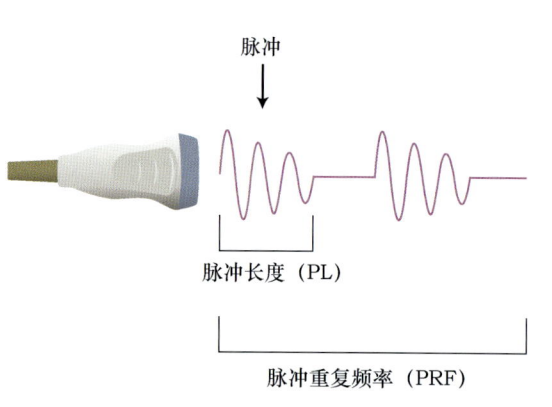

图2.8 超声探头脉冲式发出超声波，而非持续性

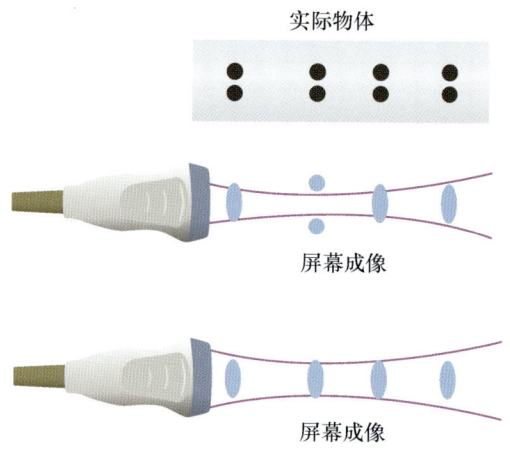

图2.10 横向分辨率

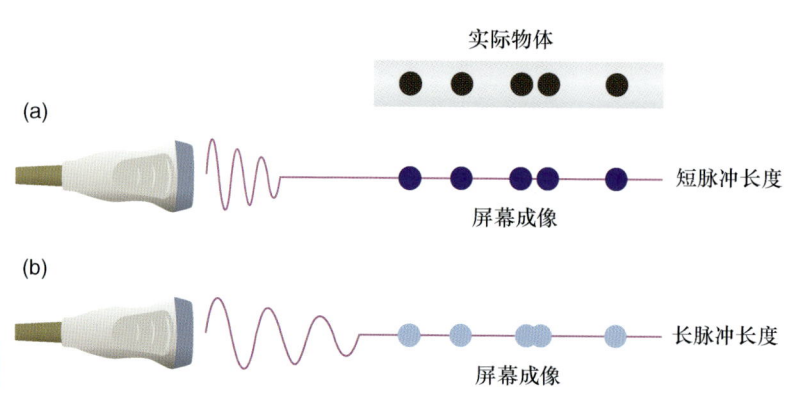

图2.9 （a）高频探头；（b）低频探头

超声设备

简介

超声引导下的区域麻醉是一项不断发展的技术。随着各式各样的便携式超声仪的出现，使得其应用于临床麻醉较之以往更加可行。由于超声设备品种繁多且技术不断更新发展，因此不可能讨论每一台仪器，但是，对于区域麻醉医生来说，探讨现有的超声技术以及大部分超声设备的共性操作是很有益处的。

超声换能器

超声换能器，或称探头，根据其频率范围，分为低频和高频，而根据探头的形状，可分为凸阵探头和线阵探头。其中线阵探头是高频探头。高频探头的组织穿透力较弱，但有着良好的近场图像分辨率。凸阵探头是低频探头。低频探头有较强的组织穿透力，但分辨率较低。

探头的**足迹**指的是超声探头与患者接触部位的物理尺寸。**视野**指的是屏幕上所示图像的宽度。线阵探头的视野是恒定的，就是其足迹的大小（图2.13）。

凸阵探头的视野（以角度度量）从探头发出后即为发散型的且不恒定（图2.14）。超声波的发散使得凸阵探头的视野更宽，但发散会导致某些图像失真。发散的优点之一在于使得超声波束平面内的穿刺针能够在未达到探头下方时即可在屏幕被显像。这种特性使得穿刺针在凸阵探头下比在线阵探头下更早被发现。实际运用时，必须充分权衡凸阵探头的这种优点以及其较低的分辨率和发散的超声波引起的图像失真所带来的不足。

超声仪的控制面板

深度

组织成像的深度可在超声仪上调节，并

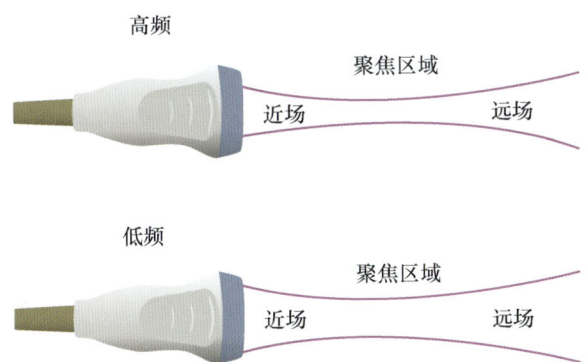

图 2.11　高频探头聚焦区域更窄且近场分辨率更好

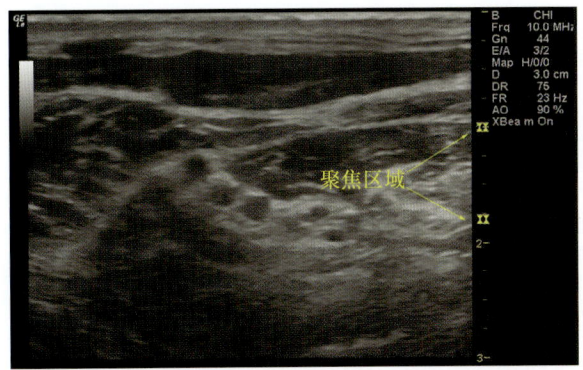

图 2.12　图中标记区域为聚焦区域，在某些超声仪上可以手动调节

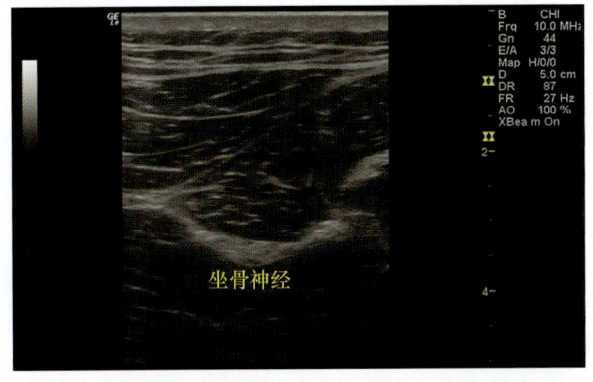

图 2.13　用线阵超声探头引导的臀肌下入路坐骨神经阻滞

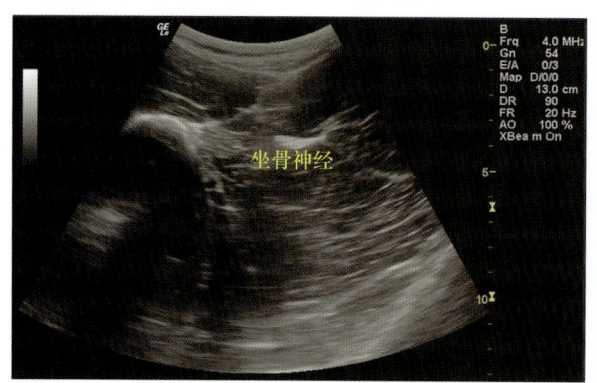

图 2.14 用凸阵低频超声探头引导的臀肌下入路坐骨神经阻滞

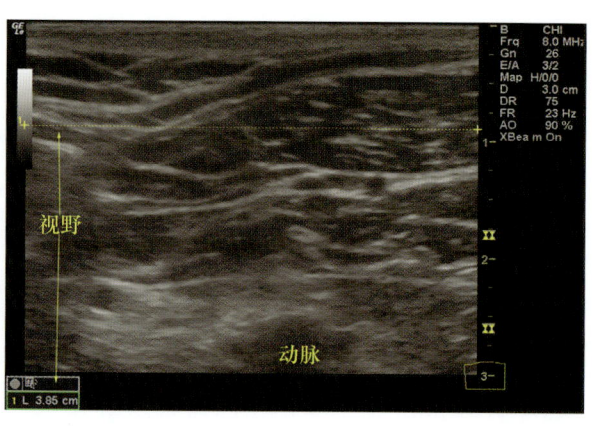

图 2.15 视野

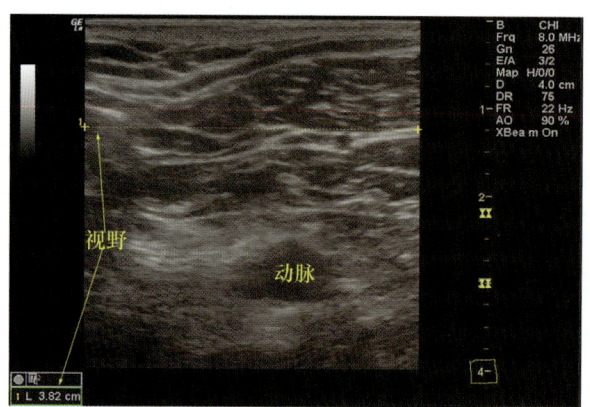

图 2.16 视野

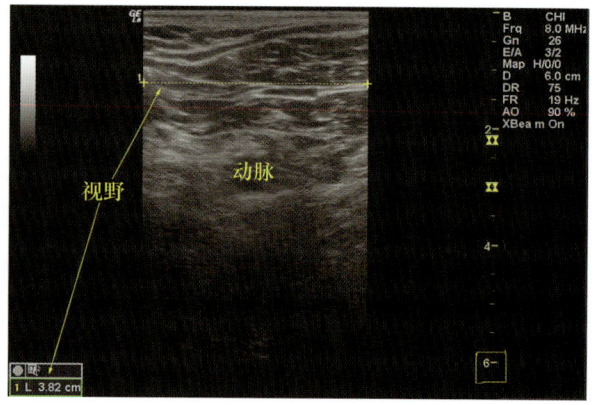

图 2.17 深度为 3～6cm 时，视野固定在 3.85cm

且和所使用的探头类型有关。低频探头与高频探头相比，能显示更深的组织。线阵探头，随着深度的增加，屏幕上的图像会变窄，组织结构会显像得更小，但是，视野的宽度是相对恒定的。需注意的是，当深度为 3～6cm 时，视野是恒定的（图 2.15～图 2.17），而深度在 2cm 时，视野则会变小（图 2.18）。

频率

变频探头可在小范围内变化。8～13MHz 探头可选择 8～13MHz 的频率。较低频率用于深层结构而较高的频率用于较表浅的组织。权衡组织穿透力及分辨率后选择合适的频率。

增益

超声探头发送超声波只需用 1% 的时间，而剩余的 99% 的时间用于接收回声反射。增加增益，超声波回声的信号增大，通过这种方式，增益函数可用于补偿由于声波穿过组织造成的能量衰减（图 2.19）。返回的超声波称为"信号"，而背景伪像称为"噪声"。增加增益时，信噪比增加。然而，增益增加太多的话，屏幕上会出现"全白"的现象，所有有用的信息将会消失。

时间增益补偿（time gain compensation，

2·超声概述

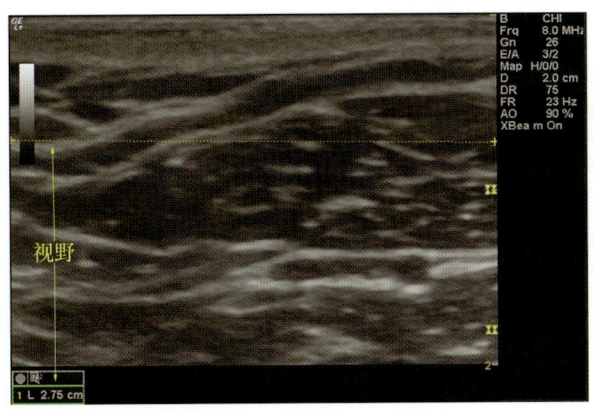

图2.18 深度为2cm时，视野减少到2.75cm

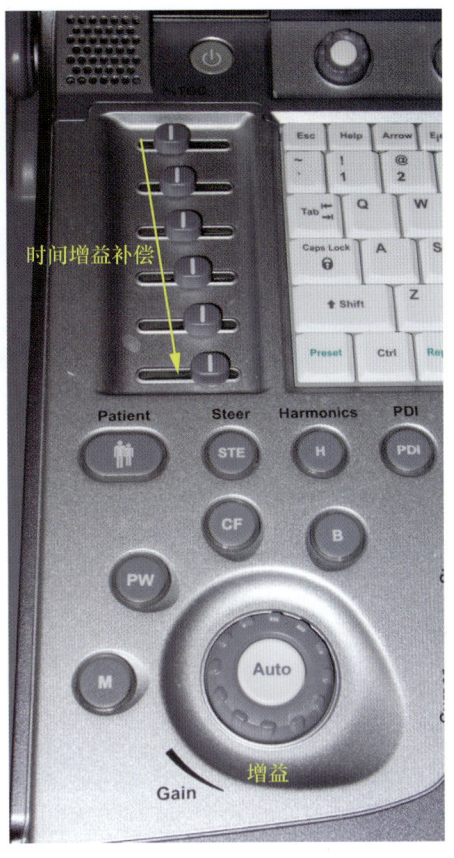

图2.19 增益与时间增益补偿（TGC）

TGC）可实现不同深度增益的选择性控制（图2.19）。从深层组织返回的超声波衰减较多，为了补偿信号密度的损失，TGC可以逐步增加增益，使得从较深组织返回的超声波信号获得较多的补偿。时间增益补偿的右侧为"扩增"，拨向右侧能逐步放大增益。

彩色多普勒血流成像

彩色血流多普勒可检测到血管结构内的血流情况。运动物体，比如说红细胞（RBCs），会产生与静止物体不同的回声。彩色血流多普勒可分辨RBCs是背向探头流动，还是朝向探头流动。红细胞朝向探头流动会产生较高频的回声，并显示出红色；而背向探头流动的RBCs则产生较低频的回声并显示出蓝色（图2.21和图2.22）。通过改变探头与皮肤的角度，血流可以显示为红色或者蓝色。当探头垂直于皮肤时，血流则很难检测（图2.20）。因此，显示的颜色并非是可靠的区分动脉与静脉血流的指标。探头方向与血流方向越接近平行，超声仪检测到血流则越容易。超声仪在彩色血流多普勒模式下，增加增益可增强血流信号的灵敏度。有时彩色血流多普勒需要用非常高灵敏度的信号来检测较小血管中的血流。

脉冲多普勒

脉冲多普勒可以提供沿着超声束内的某一小区域内的血流数据（图2.23和图2.24）。操作者可以自行选择需要采集数据的区域。一旦选择脉冲多普勒模式，则图像被冻结，并由操作者选择区域进行采样。脉冲波的信息则在屏幕下方以图形的方式显示，同时亦可听见脉冲波的声音。

超声下组织特征

超声仪上电脑生成二维图形呈黑白图像（表2.5）。如从那些镜面反射和声阻抗差异很大的组织（骨/软组织）边界等反射回的强反

17

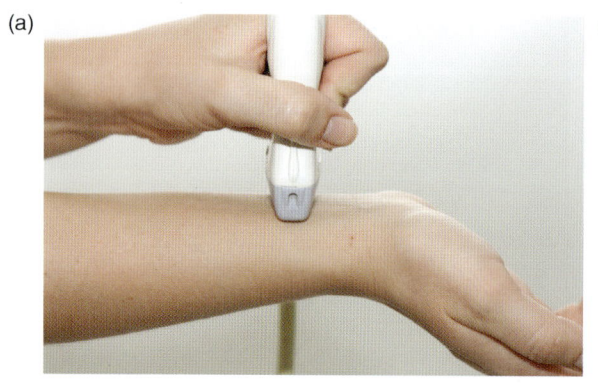 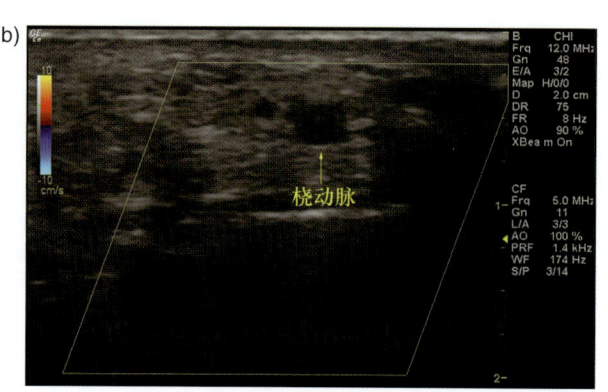

图 2.20b　当超声探头与血流方向垂直时，不能检测血流

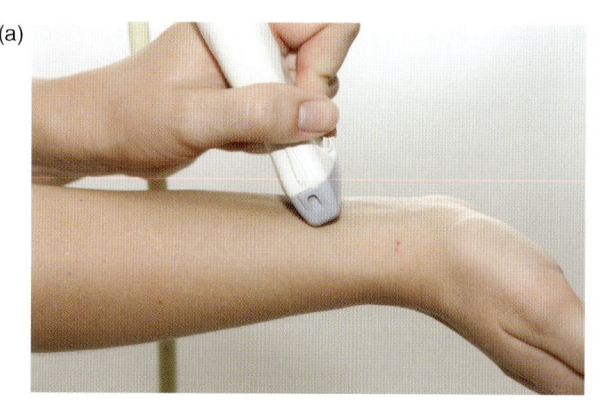 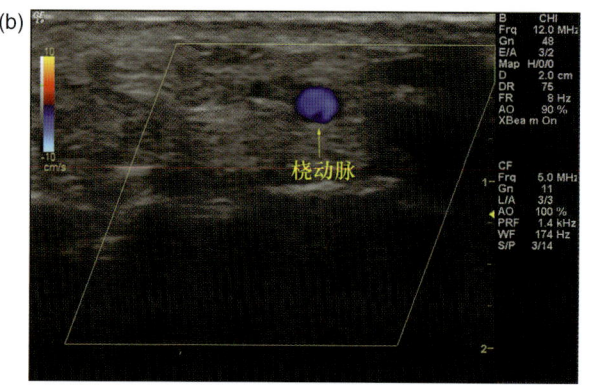

图 2.21b　在血流远离探头流动时，桡动脉血流呈现蓝色

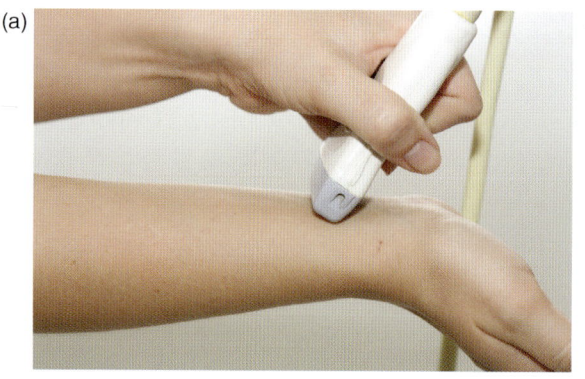 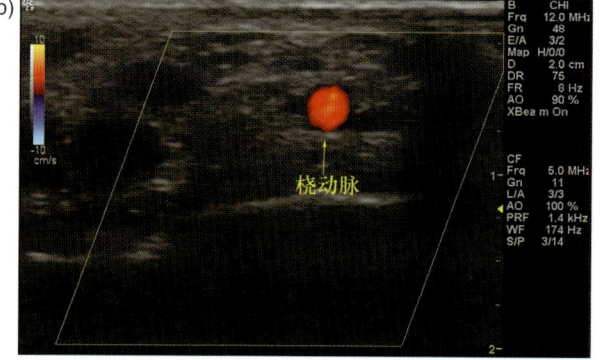

图 2.22b　在血流朝向探头流动时，桡动脉血流呈现红色

射声波，表现为白色或高回声。例如骨、膈肌或穿刺针等会表现为高回声。

散射或者从深部组织反射回来、已被大量衰减的超声波表现为灰色或者低回声。比如肌肉、实体器官和脂肪等软组织表现为低回声。

2·超声概述

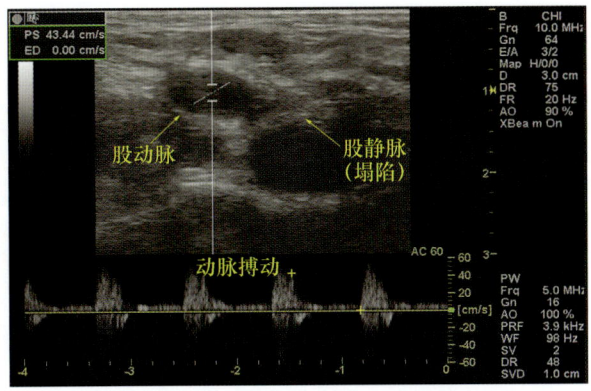

图 2.23 脉冲多普勒显示股动脉内动脉血流

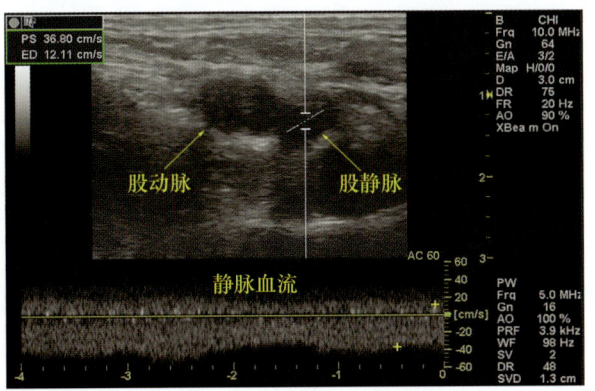

图 2.24 脉冲多普勒显示股静脉内静脉血流

表 2.5 局麻常见各种组织超声图像

组织	局麻常见超声图像
动脉	无回声/低回声，搏动性的，不会受压变形（图 2.25）
静脉	无回声/低回声，非搏动性的，受压会变形（图 2.26）
脂肪	低回声，可压缩的（图 2.27）
肌肉	异质性回声（低回声背景混杂高回声线）（图 2.27）
肌腱/筋膜	高回声（图 2.28）
骨骼	极高回声伴后方声影（图 2.29）
神经	锁骨下高回声/锁骨上低回声（图 2.28～图 2.31）
气泡	高回声（图 2.31）
胸膜	高回声线
局麻药	低回声，扩展的低回声区（图 2.32）

当超声波不被反射并且移行畅通，该结构表现为黑色或无回声。由于血液内声阻抗相对同质性，超声波穿过血液而不被反射，大血管表现为无回声。任何位于高反射表面后的组织也表现为无回声。像骨骼这样的高反射表面，不会让任何超声波穿透。因而位于高反射表面后的组织是不能看到的（表 2.5）。

- **动脉/静脉**：血液的同质性特性允许超声波通过而不反射，因而大动脉和静脉表现为无回声。小动脉和静脉为低回声显像。静脉因其壁薄及低压力而易于被压缩。动脉呈搏动性，大动脉不可被压缩（图 2.25 和图 2.26）。
- **脂肪**：低回声背景伴有高回声线。脂肪是可压缩的，而肌肉和神经是不可压缩的（图 2.27）。
- **肌肉**：低回声背景伴有高回声线。肌肉是不可压缩的，且可能被代表筋膜的明亮高回声线所包绕（图 2.27）。
- **肌腱**：高回声。沿神经纵断面扫描可能与肌腱相混淆。连接肌肉处的肌腱会变得大一些。沿肌腱走行追踪扫描可以看到肌肉，而神经形状和大小均不变。
- **筋膜**：明亮高回声线（图 2.28）。
- **骨骼**：骨骼显示为极明亮高回声白线。由于超声波不能穿透骨骼，所以骨骼后方会出现无回声影（图 2.29）。
- **神经**：神经可能显像为低回声或高回声。锁骨上神经为低回声（图 2.28、图 2.29、图 2.32），而锁骨下神经为高回

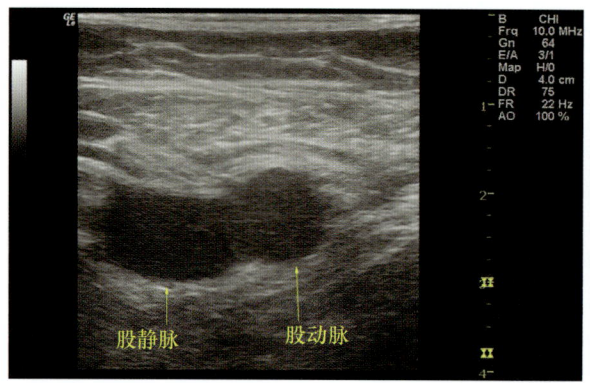

图 2.25　股动脉和股静脉

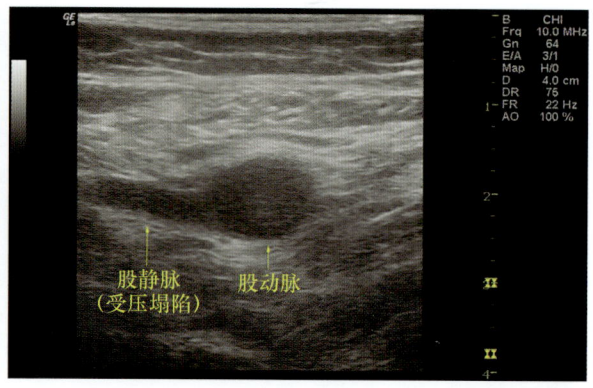

图 2.26　轻压探头股静脉受压塌陷

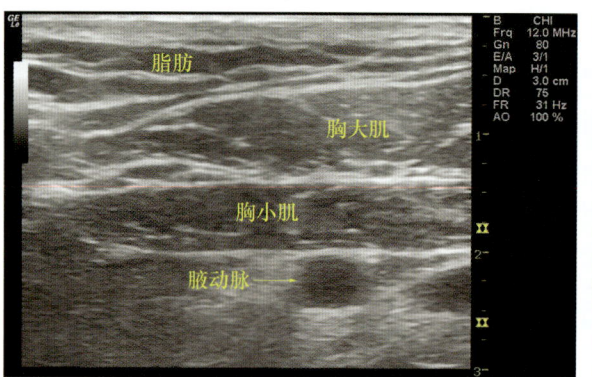

图 2.27　锁骨下区肌肉和脂肪

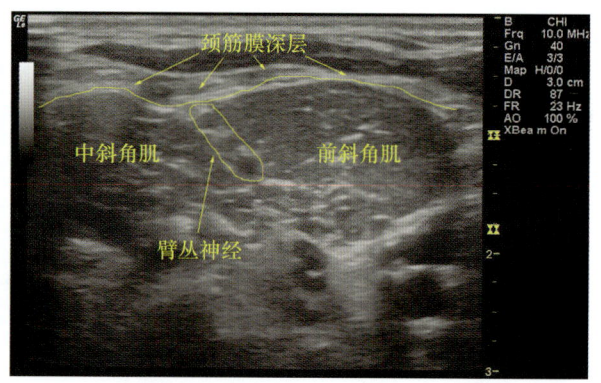

图 2.28　斜角肌间区颈筋膜深层显示为高回声线，臂丛神经干显示为低回声结构

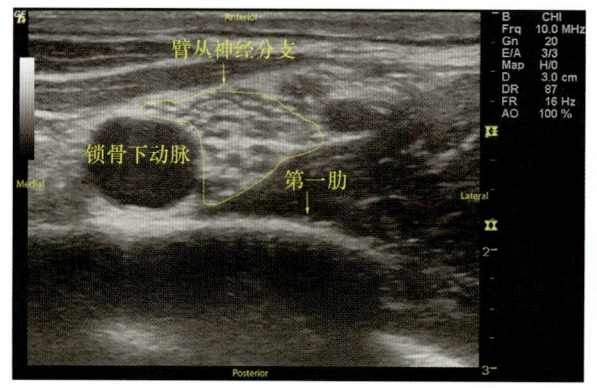

图 2.29　锁骨上区。第一肋显示为明亮高回声线，在其后方生成声影伪像，超声不能看到第一肋深部结构

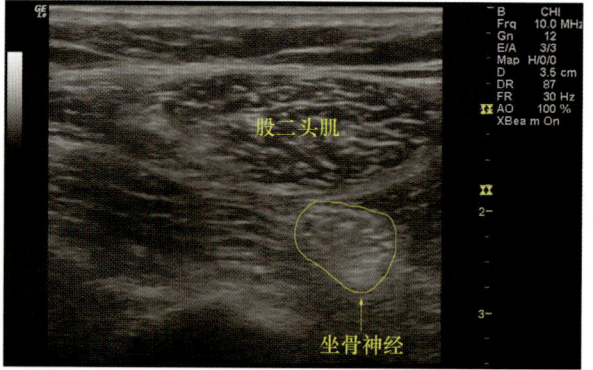

图 2.30　坐骨神经显示为内含低回声的高回声圆形结构

声（图 2.30 和图 2.31）。神经组织本身是低回声的。是由于神经周围的结缔组织使某些神经显示为高回声。像坐骨神经这样的大神经横轴位可能显示内部束状结构。某些神经会因超声束与神经的角度不同而呈高回声或低回声，我们称

2·超声概述

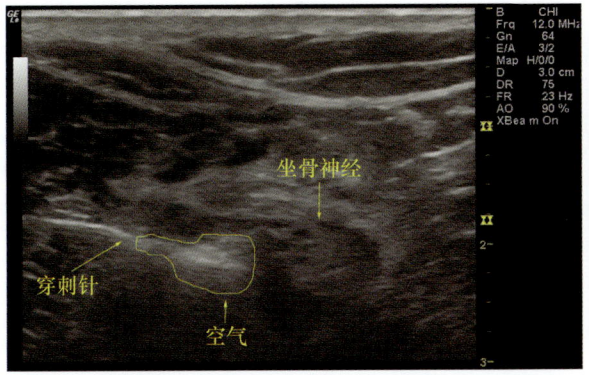

图2.31　在腘窝处实施坐骨神经阻滞时的气泡伪像

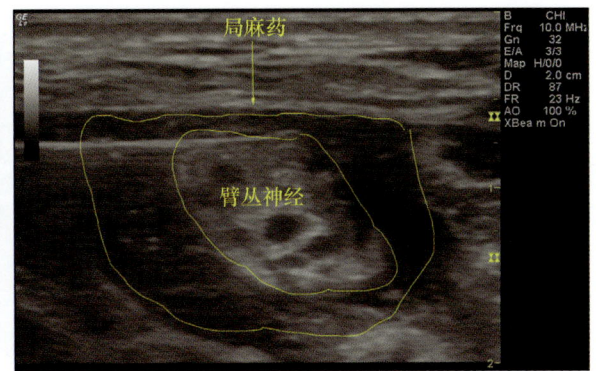

图2.32　肌间沟区臂丛神经干周围的低回声区

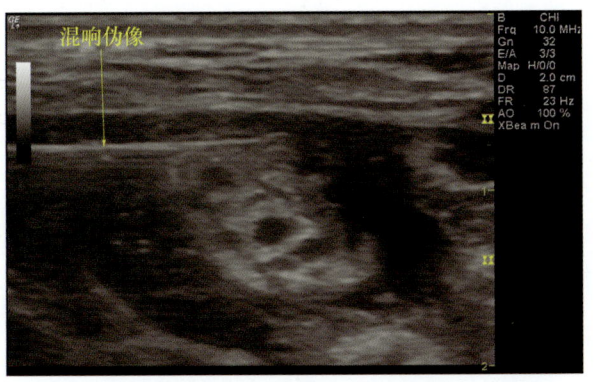

图2.33　肌间沟臂丛阻滞时22G穿刺针的混响伪像

该特性为各向异性。探头较小角度的改变有助于使坐骨神经成像。

- 气泡：注射进入组织的气泡表现为明显的高回声。空气与软组织的衰减系数差异巨大，导致大量超声波被反射，呈现为高回声图像。气泡造成的高回声区会影响图像质量。所以排空局麻药注射器内气泡非常重要（图2.31）。
- 局麻药：注射局麻药过程显示为扩展的低回声区（图2.32）。
- 胸膜：高回声。胸膜不像骨骼那样衰减超声波，所以与骨骼后方区域呈现为无回声相比，胸膜后方区域呈现为低回声。锁骨下周围神经阻滞时可能会看到胸膜。

伪像

混响伪像

超声仪内处理器单元默认回声直接从反射点回到处理器。用 $D=V \times T$ 计算深度，V 代表超声波在生物组织传播速度，默认为 1540m/s，T 代表时间。当超声波在两个界面（例如穿刺针的管腔）间来回反射后才回到处理器，形成了混响伪像。由于处理器假定速度恒定为 1540m/s，这部分延迟返回的声波就被解释为位于穿刺针深部的另外一个结构，因此在穿刺针下方出现了多条高回声线（图2.33）。

镜面伪像

镜面伪像是一种混响伪像。超声波在大血管（锁骨下动脉）腔内来回反射。回到处理器的返回波的延迟时间被超声仪解释为在真实血管远方有另一根血管（图2.34）。

刺刀伪像

处理器假定超声波以 1540m/s 的速度穿过生物学组织。然而众所周知超声波通过不同生物组织时的速度是有微小差异的。自

21

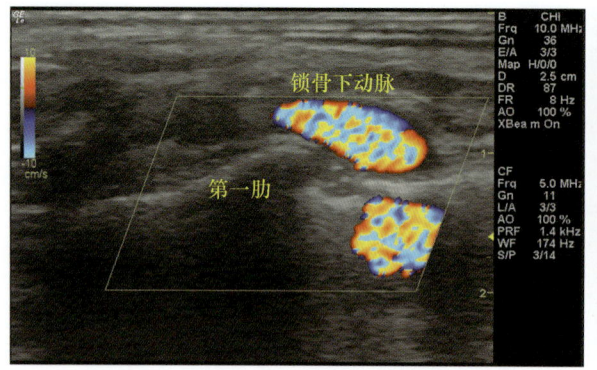

图 2.34 锁骨上神经阻滞时锁骨下动脉的镜面伪像

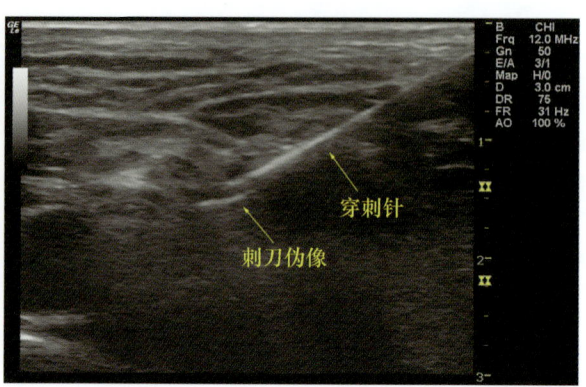

图 2.35 锁骨上置管时 Touhy 穿刺针的刺刀伪像

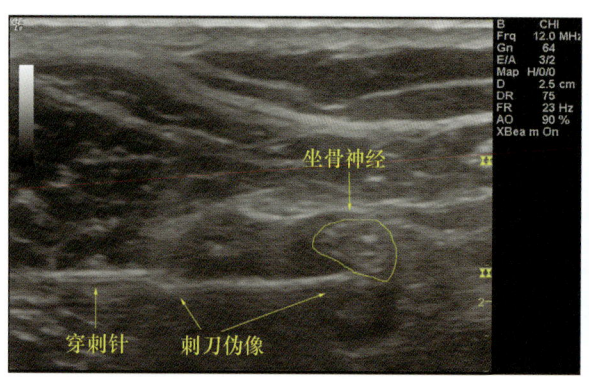

图 2.36 在腘窝处实施坐骨神经阻滞时 21G 穿刺针的刺刀伪像

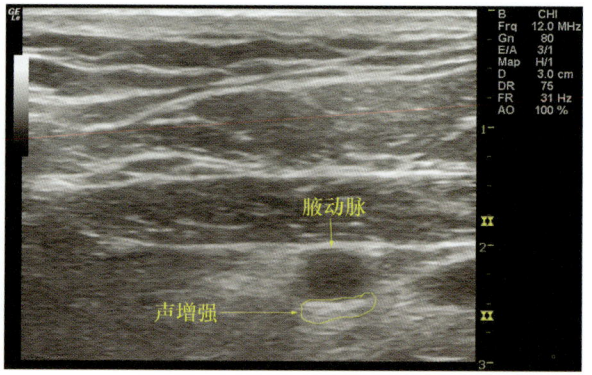

图 2.37 锁骨下神经阻滞时腋动脉远侧的声增强伪像，可能会与臂丛后束相混淆

传播速度较慢的组织返回的回声延迟，加上处理器假定超声波速度恒定，导致处理器把这些源自在组织内穿行的穿刺针针尖较晚返回的回声解释为来自于更深结构，这样就显像为刺刀状。如果针尖在传播速度快的组织内穿行，则刺刀状部分会靠近传感器侧（图 2.35 和图 2.36）。

声增强伪像

声增强伪像发生于超声波穿过像大血管这样的衰减较弱介质的远侧区域。增强伪像通常见于股动脉和腋动脉远侧（图 2.37 和图 2.38）。

无血流伪像

当超声探头与血流方向垂直时，彩色血流多普勒可能不能检测到血流。把探头轻微倾斜于垂直方向就会看到血流（图 2.20～图 2.22）。另外，深部血管结构信号由于衰减可能会丢失。在彩色血流多普勒模式下增大增益，会增加返回信号强度，可能会检测到之前没有看到的血流。

声影

像骨骼这样衰减系数大的组织，不允许超声波通过。因而位于衰减系数大的组织后

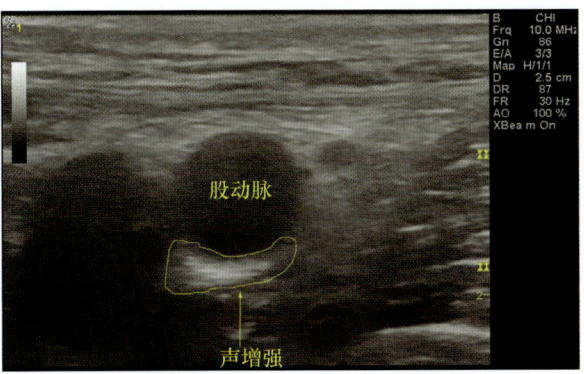

图 2.38 股神经阻滞时股动脉远侧的声增强伪像

面的结构不能被显像而显示为无回声区（图 2.29）。

推荐阅读

Bianchi S, Martinoli C. (2007). *Ultrasound of the Musculoskeletal System*. Springer.

McGahan J P, Goldberg B B. (2007). *Diagnostic Ultrasound*, Volume 1. Informa Healthcare USA.

Sites B D, Brull R, Chan V W S, *et al.* (2007). Artifacts and pitfall errors associated with ultrasound-guided regional anesthesia. Part I: Understanding the basic principles of ultrasound physics and machine operations. *Reg Anesth*, **32**(5):412–18.

Sites B D, Brull R, Chan V W S, *et al.* (2007). Artifacts and pitfall errors associated with ultrasound-guided regional anesthesia. Part II: A pictoral approach to understanding and avoidance. *Reg Anesth*, **32**(5):419–33.

Sprawls P. (1993). *Physical Principle of Medical Imaging*, 2nd edn. Medical Physics Publishing.

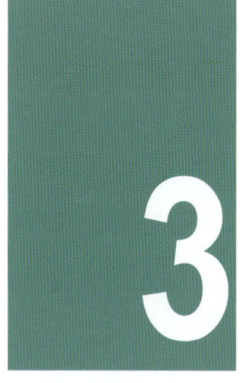

超声在区域阻滞中的应用

（郭培培 译 叶 靖 审校）

探头的准备

当使用超声引导区域阻滞时，超声的传感器应该覆盖上一层无菌敷料，保护机器和患者不被污染。既可以使用无菌透明贴膜（Tegaderm™；3M HealthCare，St Paul，MN，USA），也可以使用超声探头套（图3.1和图3.2）。

超声探头应该使用不含乙醇的清洁剂清洁。含有乙醇的清洁剂可导致探头的橡胶振动膜变干裂开。

将无菌超声耦合剂涂在探头的前端。在第2章超声简介里所说的，超声波的速度在空气中非常慢。在探头和患者之间任何一点空气都会导致获得的图像非常差和伪像（图3.3）。耦合剂可以消除探头和患者间空气。因耦合剂太多会使操作探头困难，所以涂少量即可。如果使用探头套，在套里面也涂耦合剂，以消除探头和保护套间的空气（图3.2）。

医生及患者体位的摆放

屏幕上获得稳定的超声图像对成功完成超声引导周围神经阻滞是非常重要的。患者合适的体位和探头的操作对于获得一个稳定的图像是非常重要的，而医生摆放体位常常被忽视。

扫描开始时，患者体位摆放于合适的高度，使操作者舒服地站立，不必过分地弯腰。操作时不舒服的操作姿势会导致背部疼痛和疲劳。操作者面向手术床一侧，而扫描的前臂、腕部或者手的某一部位可以用患者身体作为支撑，以便提供一个比较稳定的扫描平面（图3.4）。放在患者身上的手臂如果不能固定探头，当医生的手臂和肩部开始疲劳时（图3.5），会导致探头摇晃，图像变形。正确的姿势对初学者来说更为重要，因为初学者在进行超声引导周围神经阻滞操作时需要的时间更长。

扫描

方向标记

超声探头上的标记和屏幕上的标记相对应（图3.6a和b）。按照惯例，当探头以横向面置于患者的身上时，这个方向标记位于患者的右侧。而探头以纵向面置于患者身上时，方向标记指向头部。

横向扫描

当横向扫描时，超声的探头应垂直置于成像目标上从而获得图像（图3.7a和b）。

3 · 超声在区域阻滞中的应用

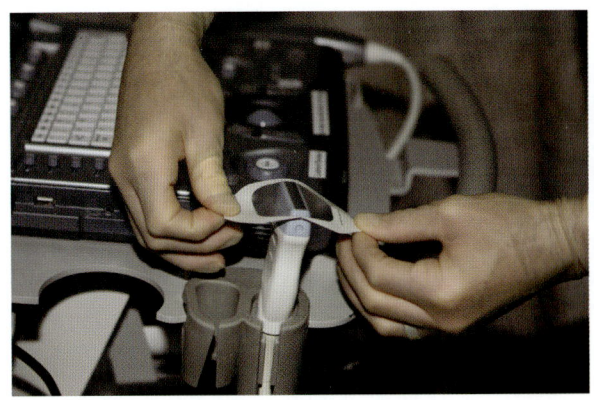

图 3.1 单次阻滞时使用无菌的 Tegaderm™ 贴膜：将 Tegaderm™ 贴膜和探测头紧紧贴住，防止中间有空气

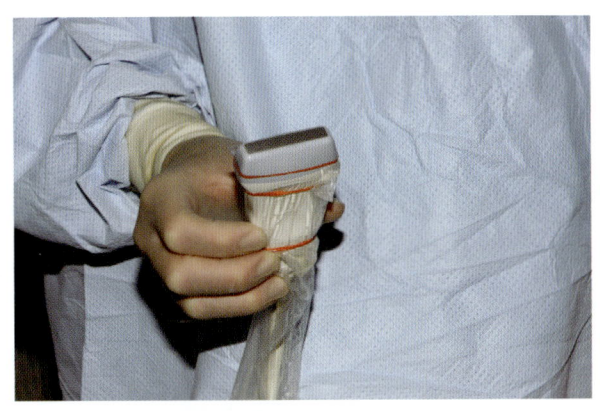

图 3.2 用于神经周围置管的无菌探头套：耦合剂涂在套内以消除防护套与探头之间的空气

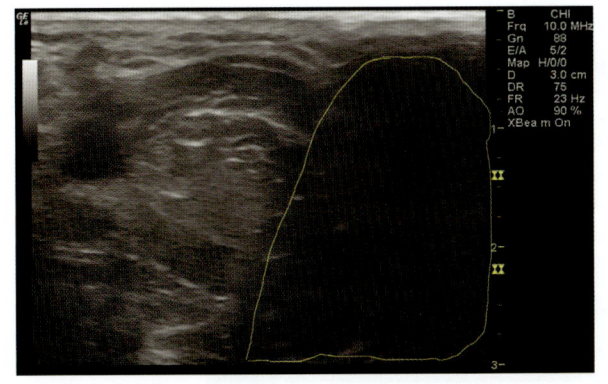

图 3.3 超声探头和患者间的空气所造成的无回声伪像

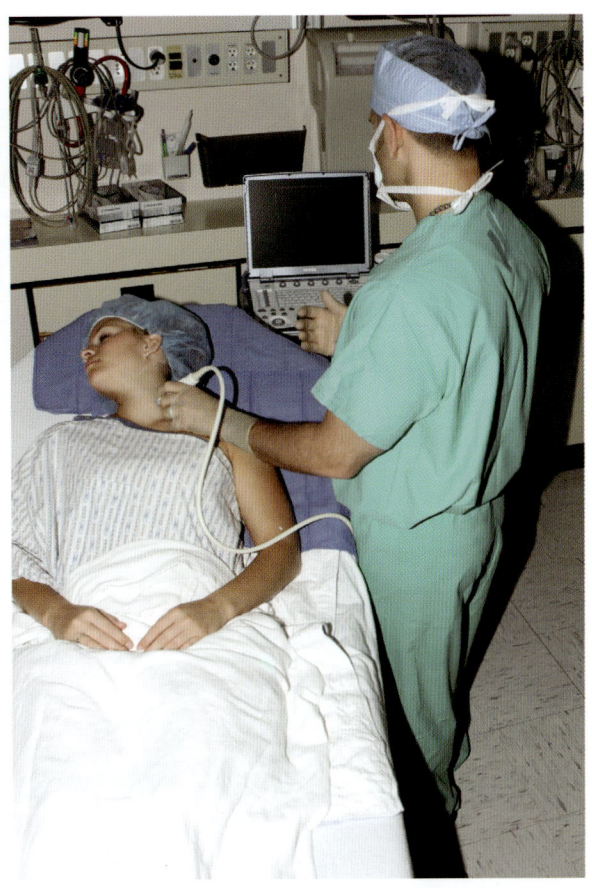

图 3.4 合适的体位：将床调到合适的高度使麻醉医生的身体可以面向手术床一侧，肘部朝向身体后方，手臂和手以患者身体为支撑，尽可能手持探头较低的位置以保持稳定，超声仪放在患者头部附近

屏幕上的图像是神经或者血管的横断面图像。因此横向扫描时，血管和神经在屏幕上显示是圆形的。横向、短轴和平面外（out-of-plane, OOP）这三个名词经常可互换使用。平面外（OOP）是指超声的传播方向所在平面与神经或者血管垂直。

纵向扫描

纵向扫描时，超声探头放置在与成像的目标处于同一平面。超声的波束沿着神经或血管的纵轴传播。在纵向扫描时，血管和神经表现为线性结构（图 3.8a 和 b）。纵向、长

第一篇 绪论

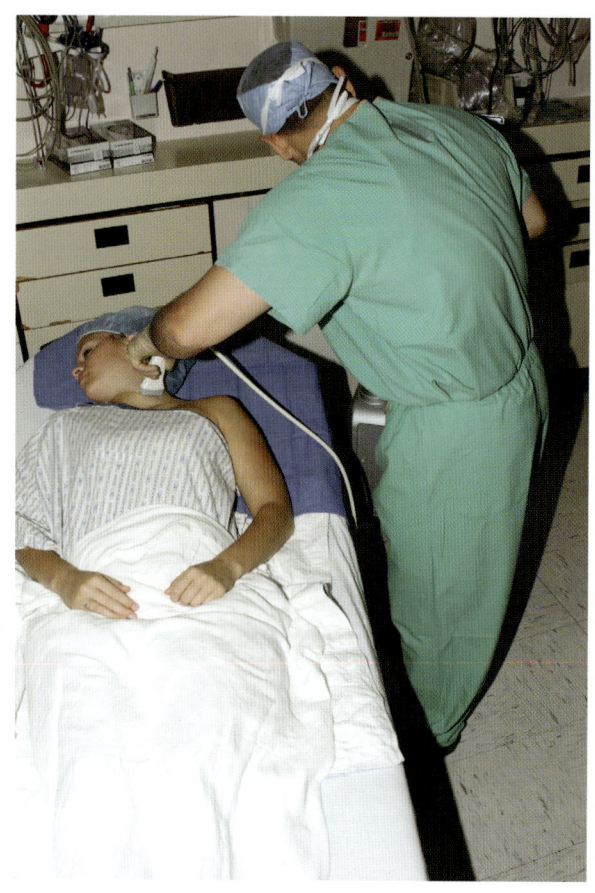

图3.5 错误的体位：床太低致使麻醉医生弓着背，麻醉医生身体没有靠近床沿，肘关节远离身体，手臂没有靠在患者身上，手持探头位置太高，超声仪位置令麻醉医生被迫转身以看到屏幕图像

轴和平面内（in-plane，IP）这些名词通常也可以互换使用。

探头移动

准确的扫描寻找目标结构可能需要探头较大或者较小范围的移动。**大范围移动**是指需要操作者移动他的肩膀或者肘部来移动探头。**小范围移动**是指腕部的移动来细调图像。神经对超声的反射呈现为各向异性，即根据超声探头和神经之间角度的变化，神经可以表现为高回声或低回声。某些情况下仅仅对探头进行适当的微调，就可以使原本与背景融合、不可见的低回声神经图像变成一个容易辨认的强回声神经图像。坐骨神经呈现出明显的各向异性，小小的角度变化就会导致坐骨神经显像与否。

全面扫描

当施行超声引导的神经阻滞时，在穿刺针置入前应进行目标区域的"全面扫描"。每次阻滞的全面扫描是指一组熟练的扫描动作，可以对即将阻滞的区域进行评估。制定一个良好的扫描训练和实践规范程序具有非常重要的意义，理由如下。全面扫描：

1. 对于初学者强化解剖结构关系具有重

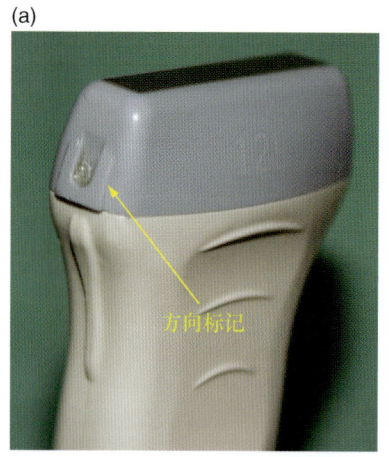
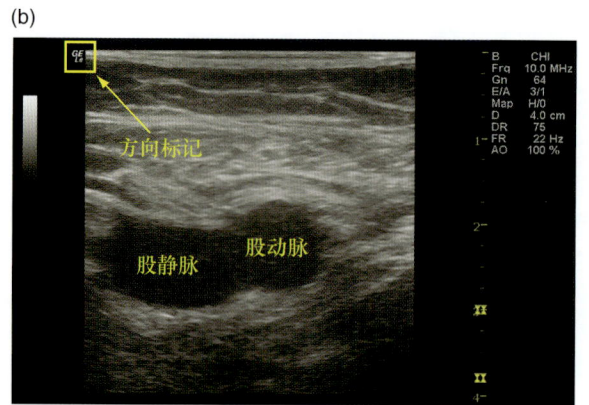

图3.6 （a）和（b）以股神经阻滞为例，超声探头上的方向标记和屏幕上的GE标记一致

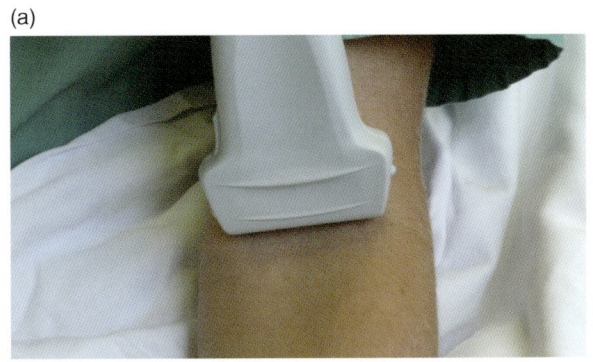
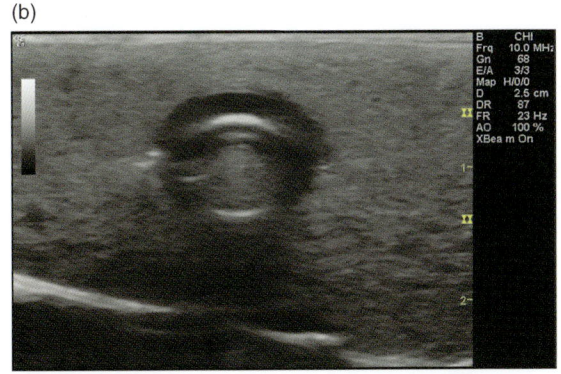

图 3.7 （a）和（b）横向扫描：探头位于垂直于待显像的血管和神经的平面上，在屏幕上产生一个圆形的血管图像

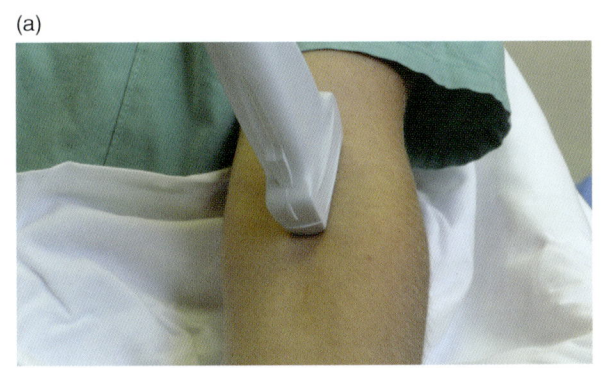
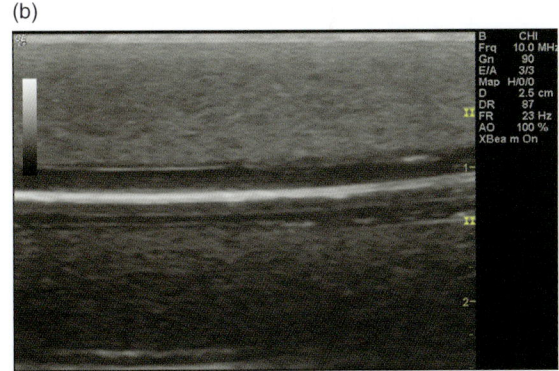

图 3.8 （a）和（b）纵向扫描：探头位于平行于待显像的血管和神经的平面上获得图像

要意义；

2. 对有较多经验的操作者来说，对于评估和发现阻滞区域的潜在风险（如血管等）和阻碍操作的情况具有重要意义；

3. 对解剖结构难以辨认或存在异常的患者具有重要意义。

定位结构

定位结构是指那些容易被辨认、且与需阻滞的目标神经有恒定解剖关系的结构。血管是最常用的定位结构，血管很容易被辨认，而且在解剖上与要阻滞的神经丛很邻近。那些缺少血管作为定位结构的周围神经阻滞，在开始学习时会比较困难。

通常定位结构的探查需要大范围移动。一旦找到定位结构，临近的目标神经也就很容易辨认，随后则通过腕部的小范围移动对图像进行微调，一旦获得图像，稳定探头就非常重要，因此就需要合适的姿势，这在前面章节已经讨论过。

穿刺针置入

平面内法（IP）

进针路径与超声束在相同的平面称之为平面内法，目的是为了使进针的路径完全在

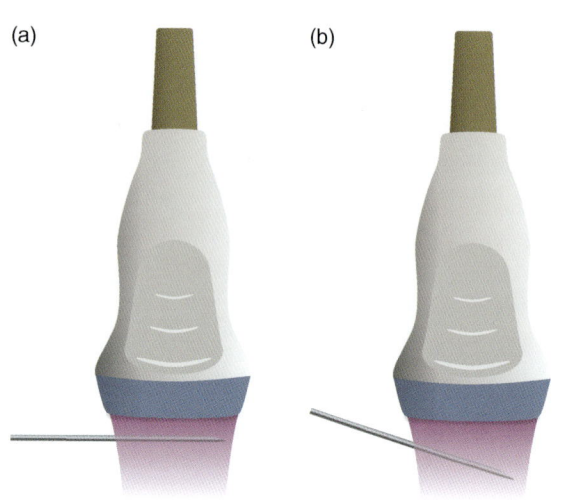

图3.9 （a）和（b）平面内进针：穿刺针置入的角度与探头越平行，针越容易被看到

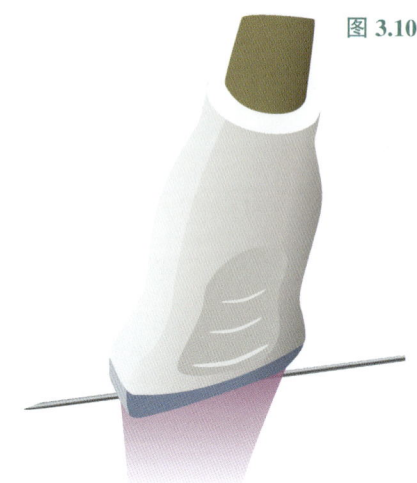

图3.10 部分平面内：针尖在超声束的外面。针尖的实际位置不明确。显示为针尖的部分其实是针的中间部分

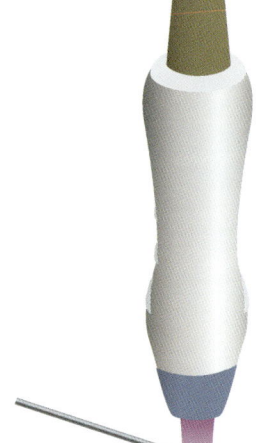

图3.11 平面外法穿刺针置入

超声束内。针和探头越平行（插入的角度越小），针越容易被看到（图3.9a和b）。当置入穿刺针时，尽可能使针与探头平行。由于多数神经阻滞时，穿刺针与探头平行是不可能实现的，因此在操作时的目标是使置入的角度尽可能地小。为了使穿刺针和探头之间的角度尽可能地小，某些情况需要穿刺针旁开探头一定的距离置入，而不是紧贴探头置入。紧贴探头置入穿刺针，会产生比较大的角度，导致针显像不佳。

部分平面内

超声波束的宽度是非常窄的，大约相当于信用卡的宽度。当试图以平面内法进针时，较小的偏差就会导致穿刺针离开超声束。由于只有穿过超声束的那部分穿刺针可以显像，而离开超声束的部分无法显像，因此会导致针尖无法显像。如果穿刺针的一部分在超声束内，一部分在超声束外，那么位于超声束边缘的穿刺针部分会被误认为是针的尖端（图3.10）。这就会导致潜在的危险，因为操作者不知道穿刺针实际的针尖位置，因此要尽可能地避免部分平面内操作。

平面外法（OOP）

进针路径与超声束垂直称之为平面外法（图3.11），穿刺针在屏幕上显示为一个高回声点。以平面外法进针时，穿刺针到达目标的距离短于平面内法进针。对于那些正在进行从神经刺激到超声转变的操作者而言，以OOP方法置入穿刺针的位置与传统的神经刺激器的进针点相似。对初学者来说寻找以OOP方法置入的针尖是个挑战。置入针的角度越陡，在OOP方法中越容易看到针的位置。

> 为了避免混乱，对于扫描的方向我们使用名词纵向和横向，对于穿刺针置入则使用平面内法（IP）和平面外法（OPP）这两个名词。

注射局部麻醉药

一旦针尖处于合适的位置且与目标的关系明确后，就可以开始注入局部麻醉药。注入的局部麻醉药在超声下显示为逐渐扩张的低回声影（第 2 章）。局部麻醉药应缓慢注入以避免产生较高的注射压力，从而引起神经损害，目前已有商业化的仪器可用来监测注射压。如果注射时阻力很大，就应该重新调整针尖的位置。

在超声引导下进行神经阻滞时，监测局麻药的扩散是非常重要的，同时其他局麻药注射时的安全措施也不可忽视。例如，在注射局麻药之前和每一次移动穿刺针位置后，都应轻柔地回抽，观察是否有血液回流到注射器内。然而，还是有文献报道在超声引导区域阻滞时，回抽实验阴性者发生惊厥。因此，负压回抽实验阴性不能完全排除局麻药误注入血管或者随后发生的局麻药中毒的可能。虽然目前仍未证实，但理论上超声可视下监测局麻药的扩散可以提供一个额外的安全指征。不管怎样，如果仅看到穿刺针而看不到局麻药的扩散，就应警惕血管内注射的可能。局麻药误注入大血管时，超声图像会产生薄雾状/烟雾状的表现。

在超声引导的区域阻滞中，局麻药扩散方式的重要性等同于应用神经刺激器引导的区域阻滞中神经刺激的方式。局麻药在神经周围的扩散必须明确。即使穿刺针非常接近神经，神经周围的筋膜层和/或组织也会阻止局麻药到达神经。如果局麻药不能到达目标神经，必须通过微调以使局麻药包围神经。

本书始终强调观察药物扩散的模式，而不是像传统神经阻滞那样规定一定的注射次数，例如行锁骨下臂丛神经阻滞时，三次 *vs.* 单次注射。完善的阻滞一条神经或神经丛，可能需要单次或者多次注射，因此在获得局麻药良好扩散的同时，必须尽可能减少穿刺针的穿刺次数，以达到尽可能减少穿刺所致损伤而引起的并发症，如气胸或神经损伤。如果需要多次穿刺，应尽量减少穿刺针穿刺次数和针的移动幅度（图 3.12）。

虽然我们主张使局麻药围绕在神经周围，但是没有研究显示这会有助于加快起效时间，延长持续时间，或者增加成功率。我们的建议是结合实践中的经验，并在解剖和神经电生理学的基础上提出的。

> **要点**
>
> 在超声引导的区域阻滞中，局麻药扩散方式的重要性等同于应用神经刺激器引导的区域阻滞中神经刺激的方式。

水定位

水定位是一种利用注射小剂量（0.5～1ml）的局麻药来观察针尖的技术。通过注入小剂量的局麻药产生的扩大的低回声区域有助于明确针尖的位置。虽然对于某些患者而言该技术具有一定的辅助价值，但是我们不提倡常规使用水定位来确定针尖位置。初学者应该专注于身体姿势、扫描和严格地按平面内法置入穿刺针以尽可能使针尖显像，而不是多次盲目注射（如水定位）。虽然水定位在明确置入导管的尖端位置中非常有效，下文也会在置入导管持续阻滞的章节进行讨论，但水定位不应作为正规操作技术的替代。

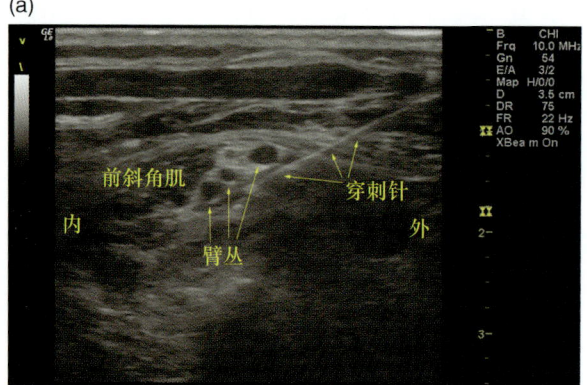
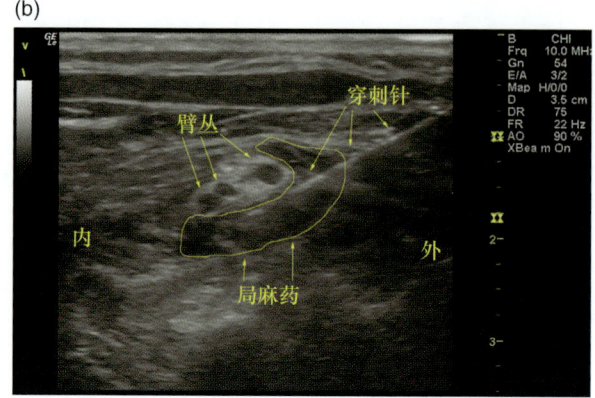
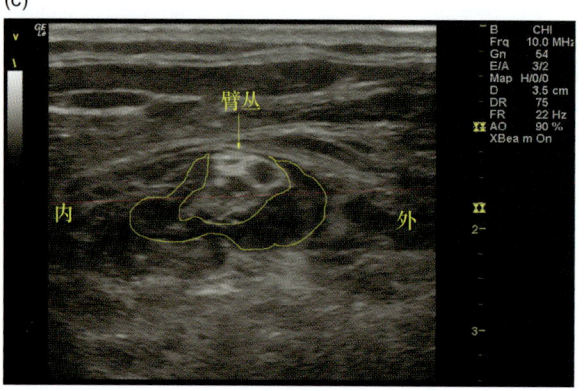

图3.12 （a）肌间沟臂丛阻滞时，在注射药物前先将穿刺针置于神经周围。（b）局麻药注射开始，如本文中所述表现为不断扩大的低回声团区。（c）局麻药注射结束后，局麻药环绕臂丛

神经刺激

使用超声引导下区域阻滞的初学者可以应用神经刺激作为确定的一种辅助手段。当尝试进行未实践过的神经阻滞时，可以联合使用超声引导和神经刺激仪。超声引导的相关研究表明即便神经刺激针已非常接近神经，仍有可能无法通过刺激引出运动反应。因此，当操作者已具备足够的自信完成超声引导区域阻滞时，可以放弃使用神经刺激仪而仅单独应用超声引导技术。联合使用神经刺激和超声引导技术与单独使用超声引导技术相比，对于加快阻滞的起效时间和成功率似乎并没有显著的影响。

推荐阅读

Beach M L, Sites B D, Gallagher J D. (2006). Use of a nerve stimulator does not improve the efficacy of ultrasound-guided supraclavicular nerve blocks. *J Clin Anesth*, 18(8):580–4.

Neal J M, Gerancher J C, Hebl J R, *et al.* (2009). Upper extremity regional anesthesia: essentials of our current understanding, 2008. *Reg Anesth*, 34(2):134–70.

Sinha S K, Abrams J H, Weller R S. (2007). Ultrasound-guided interscalene needle placement produces successful anesthesia regardless of motor stimulation above or below 0.5 mA. *Anesth Analg*, 105(3):848–52.

第二篇　上肢周围神经阻滞

4　上肢区域阻滞解剖学

（陈晔明 译　赵振龙 审校）

实施局部麻醉需要对解剖有充分的理解。在解剖知识的运用当中，更重要的是认识到个体之间在总体相似的基础上又存在一些不一致的地方。深入透彻地理解应用解剖学及相应解剖关系是成功实施局部麻醉的基础。后续一些章节将讲述如何成功实施上肢局部麻醉，本节则先介绍与之相对应的解剖学基础。要安全且成功地实施上肢局部麻醉，对臂丛的基本了解是必不可少的。

臂丛

臂丛（表4.1）支配除腋窝、上臂内侧及上臂后侧部分区域以外的整个上肢的皮肤及皮下组织（皮支）、肌肉（肌支）和骨骼（骨支）（图4.1和图4.2）。主要起源于C_5至T_1的脊神经腹侧支，有时C_4和/或T_2节段也有参与，但主要还是由C_5至T_1构成主体。臂丛5个根在由近及远的走行过程中逐渐转变为3个干、6个股、3个束，最终转变成构成臂丛主要终末支的5个分支（图4.3）。

C_5至T_1的5个根由椎间孔发出后向尾侧、外侧行经第一肋，在这个行程中臂丛前面被前斜角肌的后方筋膜包裹而臂丛后面被中斜角肌的前方筋膜所包裹，前、中斜角肌近端附着于C_3至C_6的椎体，远端则附着于第一肋骨。

臂丛在此段筋膜包裹着的行程中形成了臂丛颈段的3个干：C_5和C_6脊神经根合成为上干，C_7延续为中干，C_8和T_1组成为下干。这3个神经干在前、中斜角肌之间的筋膜包裹中行向第一肋骨。在干的水平有肩胛上神经发出，这是一条重要的臂丛分支，它起源于上干，经肩胛舌骨肌下方行向肩胛部，行经肩胛上切迹并支配冈上肌和冈下肌，兼司盂肱关节后方的感觉。

当臂丛3个干到达第一肋外侧缘处即分别分支为前、后股，形成臂丛的6个股。在此区域，锁骨下动脉伴行于臂丛前方。自此开始，臂丛始终围绕锁骨下动脉走行直至延续为5个终末神经支。

臂丛继续行向胸小肌外侧缘处的腋窝顶部，此处6个股组成为3个束。上、中干（C_5～C_7）的前股合成为外侧束；下干（C_8、T_1）的前股延续为中间束；所有干（C_5～T_1）的后股合成为后侧束。这些束的命名源于它们与腋动脉之间的位置关系。在这个水平有一些重要的神经发出：臂内侧皮神经和前臂内侧皮神经由中间束发出并支配臂内侧的大部分区域的皮肤；肌皮神经则由外侧束的末端部分发出。

3个束经过胸小肌进入腋窝后即形成臂丛的5个主要终末支。后束形成腋神经（C_5和C_6）和桡神经（C_5～T_1）两个主要分支。

表 4.1 臂丛终支功能总结

臂丛终支	皮肤感觉	关节感觉	运动功能
腋神经（C_5，C_6）	覆盖三角肌区皮肤	盂肱关节	上臂外展
		肩锁关节	上臂屈曲
			上臂伸展
			上臂外旋
桡神经（$C_5 \sim T_1$）	后臂和前臂	肘	上臂伸展
	手背	桡尺关节	前臂伸展与旋后
	桡侧3个半手指至远端指间关节指背皮肤	腕关节	伸腕、伸拇、伸指 拇外展
正中神经（$C_5 \sim T_1$）	大鱼际	肘	前臂旋前和屈曲
	桡侧3个半手指掌面	桡尺关节	屈腕、屈拇、屈指
	桡侧3个半手指远端指间关节以远指背皮肤	腕关节 指关节	拇外展 对掌
肌皮神经（$C_5 \sim C_7$）	前臂侧面	肘	屈臂
		桡尺关节近端	前臂屈曲、旋后
尺神经（$C_8 \sim T_1$）	小鱼际	除拇指关节和尺腕关节以外的所有手关节	腕、指关节屈曲，尤其是环指、小指关节屈曲
	手背尺侧		拇指内收、屈曲
	环指尺侧半和小指掌面、背面皮肤		第五指对掌
			手指屈伸

外侧束和中间束共同发出分支组成正中神经（$C_5 \sim T_1$）。外侧束在正中神经发出部位之前会发出肌皮神经（$C_5 \sim C_7$），中间束则在正中神经发出分支以后延续为尺神经。除了这5个主要分支外，臂丛还有一些值得注意的分支神经：包括发于后侧束的胸背神经和肩胛下神经；发于外侧束的胸外侧神经和发于中间束的胸内侧神经。

- 腋神经起源于C_5和C_6，与旋肱后动脉伴行，于大圆肌和小圆肌之间穿过，绕经肱骨颈后方入肩，支配小圆肌和三角肌，司上臂的外展、屈曲、伸展和外旋，它支配覆盖三角肌的皮肤感觉，并负责盂肱关节和肩锁关节的感觉。
- 桡神经起源于C_5至T_1，与肱深动脉伴行，在三角肌长头深面行经螺旋形的桡神经沟转至外上髁的前方，于肱肌和肱桡肌之间穿过肘部。越过肘关节后分为深浅两支，深支沿骨间膜下行，浅支则沿肱桡肌深面下行。在腕部以上数英寸

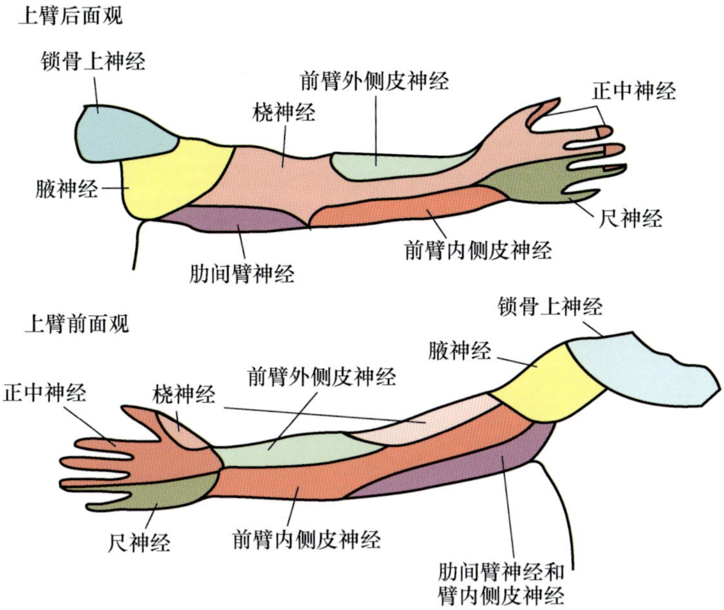

4 · 上肢区域阻滞解剖学

图 4.1　上肢感觉神经分布

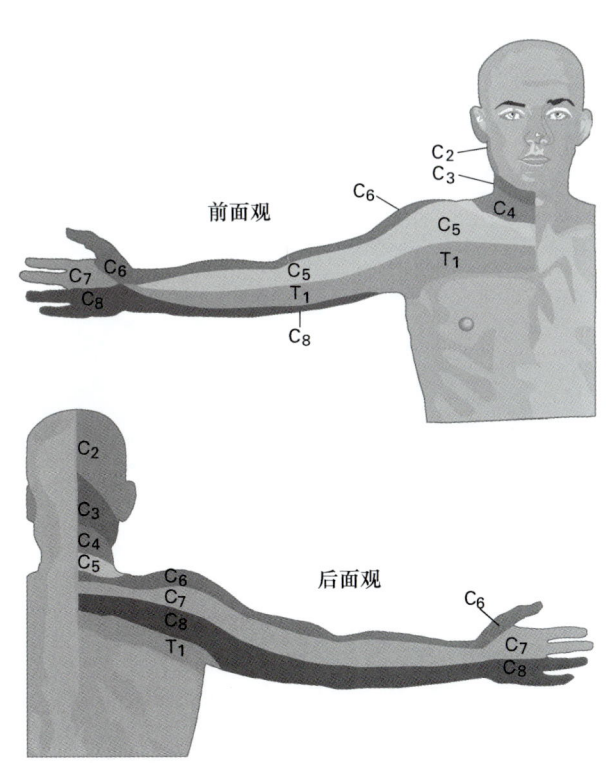

图 4.2　脊神经皮区分布

处桡神经浅支离开桡动脉，以多支细小皮神经的形式从桡骨茎突和解剖学上"鼻烟窝"的位置经腕部入手掌。桡神经支配肱三头肌的三个头以及其他许多包括上臂伸展、前臂伸展或旋后、伸腕、伸指、伸拇、拇外展等肌肉。桡神经通过臂外侧下皮神经负责上臂远端外侧皮区感觉支配，桡神经还负责上臂和前臂后部、桡侧三个手指背部、第四个手指桡侧半到远端指间关节区域的皮肤感觉，也提供肘关节、尺桡关节和腕关节的感觉支配。

- 正中神经起源于 C_5 至 T_1，在上臂伴肱动脉下行经肘窝越过肘部，位于肱动脉的内侧，于指深屈肌群与指浅屈肌群之间下行前臂。在腕部，经掌长肌腱（外侧）和指屈肌腱群（内侧）之间穿过，在屈肌支持带深面经腕管入手掌。正中神经支配包括司前臂旋前和屈曲、腕屈、指屈、拇屈、拇外展和拇对掌功能

33

第二篇 上肢周围神经阻滞

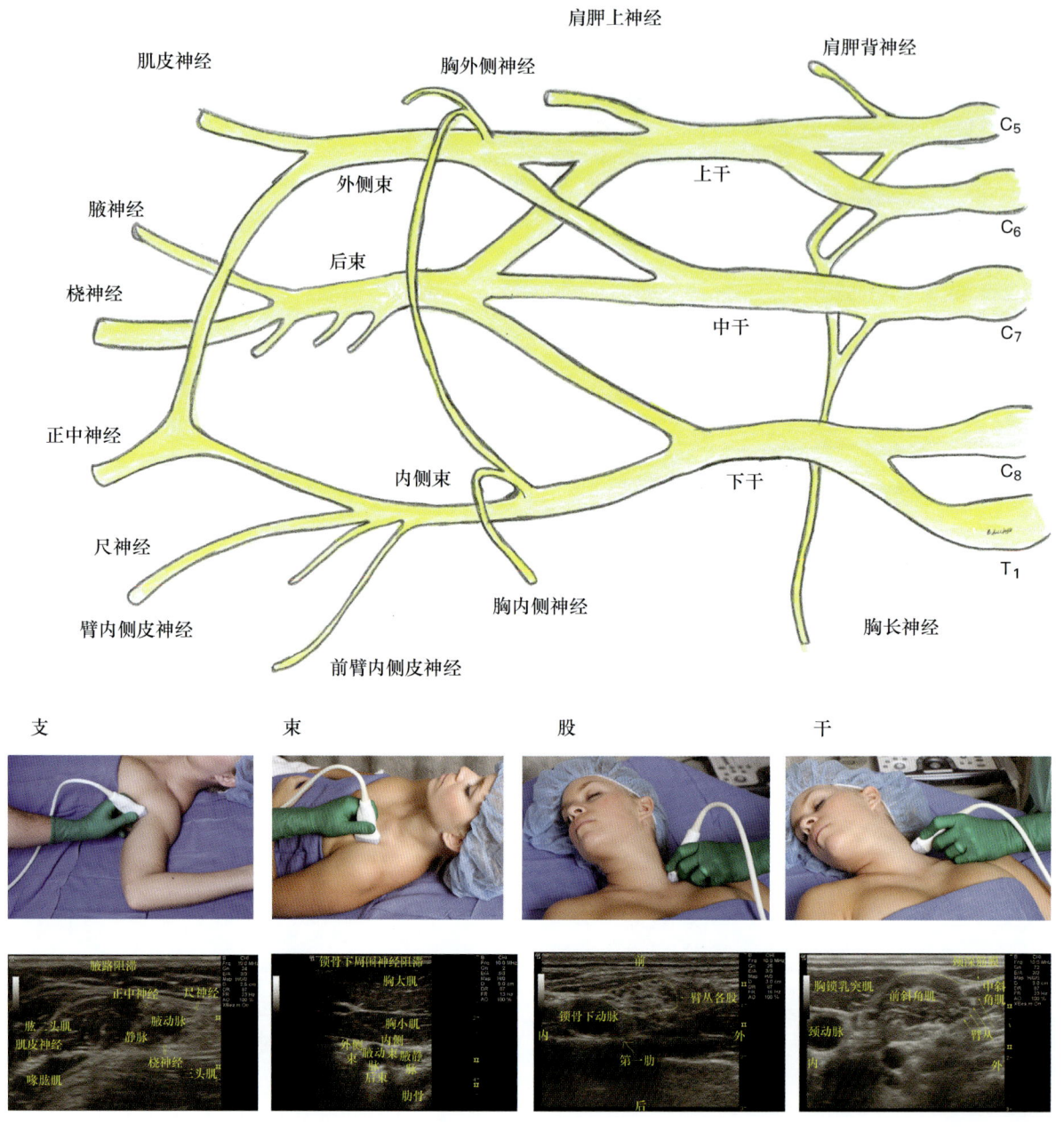

图 4.3 臂丛及到上肢的不同周围神经

的肌肉。正中神经发皮支至鱼际和桡侧三个半手指掌侧及其中、远节背侧，另外还支配肘关节、桡尺关节、腕关节和指间关节的感觉。

- 肌皮神经起源于 C_5 至 C_7，穿过喙肱肌后于肱二头肌与肱桡肌间下行，在肘部移行为前臂外侧皮神经。肌皮神经支配三块肌肉，参与上臂屈曲、前臂屈曲和旋后，感觉支配区域为前臂外侧、肘关节和近端桡尺关节。

- 尺神经起源于 C_8 和 T_1，于上臂伴肱动脉下行，近肘部时离开肱动脉从内侧髁后方越过肘关节，在尺侧腕屈肌和指深屈肌之间下行，于尺骨茎突浅面尺动脉旁越过腕部进入手掌。尺神经支配的肌肉参与屈腕和屈指（着重第四、五指）、小指对掌、拇指内收与屈曲，通过支配所有骨间肌完成手指的张合。尺神经发皮支支配小鱼际、手掌背侧和内侧、尺侧一个半手指的背侧和掌侧、除拇指和尺腕关节以外的所有手部关节。

颈丛

颈丛起源于 C_2 至 C_4 脊神经腹侧支，支配颈前部大部分的皮肤、肌肉和骨骼。颈丛行经胸锁乳突肌深面，发出一些表浅支形成颈浅丛，在深面则形成颈深丛。

颈浅丛沿胸锁乳突肌后缘穿过颈筋膜，形成四个主要分支，支配头、颈和肩前部大部分的皮肤（图 4.4）。

- 枕小神经起源于 C_2 和 C_3，向上走行并分支支配颈部上外侧的皮肤和枕区头皮。
- 耳大神经起源于 C_2 和 C_3，向前向上走行并分支支配耳部和乳突大部分皮肤以及面部后下方皮肤。
- 颈横神经起源于 C_2 和 C_3，向前走行并支配颈前部的皮肤感觉。
- 锁骨上神经起源于 C_3 和 C_4，向下外侧走行，支配锁骨表面和至第二肋骨水平的胸前区皮肤，并支配胸锁关节和肩锁

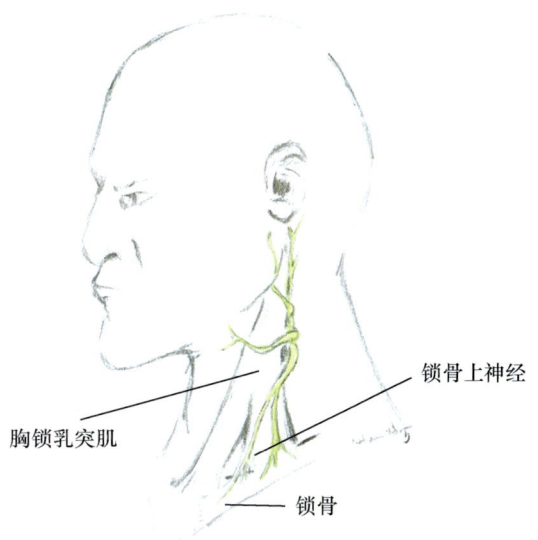

图 4.4　颈浅丛自胸锁乳突肌胸骨头外缘穿出

关节的感觉。

颈深丛支配颈深部结构，包括颈前区的吸气促进肌如舌骨下肌和斜角肌。颈深丛发分支膈神经至膈，不但支配膈肌运动，而且司膈上、下表面的感觉。膈神经起源于 C_3 至 C_5，沿前斜角肌表面下行至纵隔并到达膈。

推荐阅读

Netter F H. (2006). *Atlas of Human Anatomy*, 4th edn. Philadelphia: Saunders Elsevier.

Rohen J W, Yokochi C, Lutjen-Drecoll E. (2002). *Color Atlas of Anatomy: A Photographic Study of the Human Body*, 5th edn. Philadelphia: Lippincott Williams & Wilkins.

Sauerland E K. (1999). *Grant's Dissector*, 12th edn. Philadelphia: Lippincott Williams & Wilkins.

肌间沟臂丛阻滞

（陈晔明 译 赵振龙 审校）

简介和解剖

肌间沟入路是指阻滞臂丛的根和/或干，此入路通常用于肩部和上臂直至肘部手术的术后镇痛。

臂丛

C_5 至 T_1 的脊神经腹侧根聚集并组合成臂丛的三个干：上干、中干及下干。上干由 C_5 和 C_6 神经根组成，中干由 C_7 神经根延续而来，下干则由 C_8 和 T_1 神经根组成。有些个体有 C_4 部分参与到上干，有些个体 T_2 会参与到下干（图 5.2）。臂丛各干走行在前、中斜角肌之间（图 5.1）。前斜角肌起于第四（或第三）颈椎至第六颈椎，行向外侧附着于第一肋骨。中斜角肌起于（除外第一或第一、二）所有的颈椎，是三条斜角肌中最大的，同样附着于第一肋骨。个体间存在解剖变异，在有些个体，臂丛根和/或干会穿过前斜角肌而不走行在斜角肌间隙中（图 5.12）。膈神经在前斜角肌表面筋膜的下方走行，从锁骨下静脉的后方入胸腔。

肩胛上神经

肩胛上神经较早由臂丛上干发出，包含了由 C_5 和 C_6 神经根发出的神经纤维，向后经肩胛切迹行于冈上肌和冈下肌之间并支配该肌，兼司后、上肩关节囊、盂肱关节及肩锁关节的感觉（图 5.5 和图 5.6）。冈上肌由肩胛上神经支配，是肩袖中最易撕裂的肌肉。

颈浅丛

颈丛主要由 C_2 至 C_4 的脊神经腹侧支组成，位于胸锁乳突肌深面并发出深支和浅支。由胸锁乳突肌外缘浅出的神经组成四个终末支：枕小神经，耳大神经，颈横神经，锁骨上神经。锁骨上神经支配肩部和锁骨区域的皮肤感觉（图 5.4）。注入斜角肌间隙的局麻药绝大部分情况下会扩散到颈浅丛，但有些患者需要行单独的颈浅丛阻滞。

> **补充注意事项**
>
> 由于局麻药向头侧扩散或结构毗邻太近的关系，肌间沟注药一般 100% 会引起同侧膈神经阻滞。
>
> 肌间沟阻滞后局麻药向近侧扩散到 C_2 至 C_4 神经根，这样会同时阻滞颈浅丛。
>
> 支配锁骨的神经主要有两个来源：①锁骨上中间神经，属颈浅丛的一个分支；②支配锁骨下肌的神经，属于臂丛上干的一个

5·肌间沟臂丛阻滞

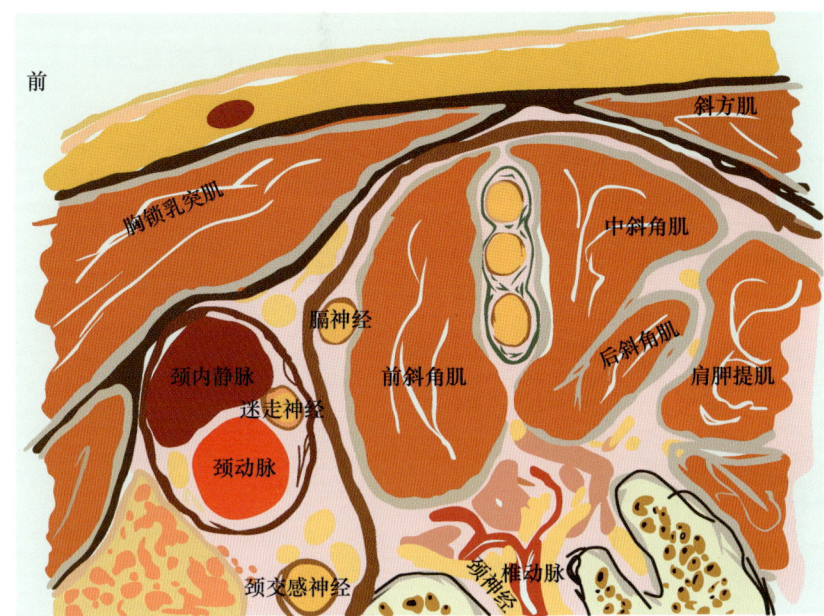

图 5.1　肌间沟臂丛阻滞用颈部横切面示意图。已获 Jack Vander Beek 允许复制
www.neuraxiom.com

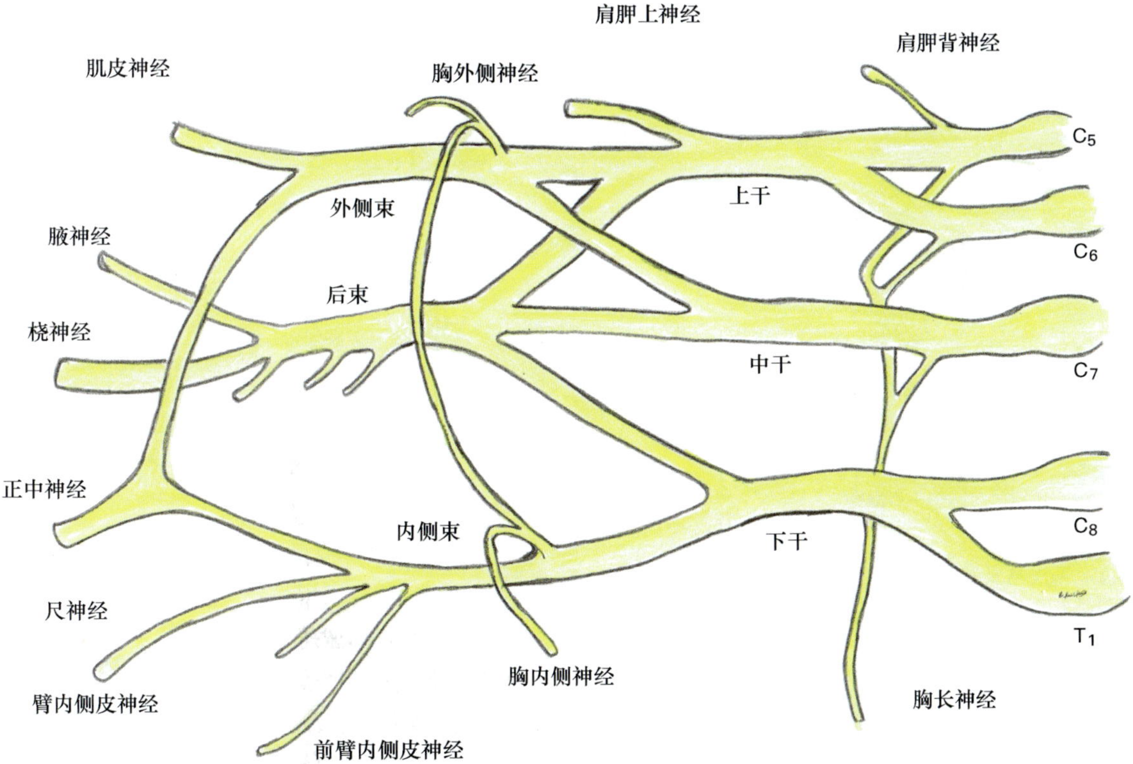

图 5.2　臂丛及到上肢的不同周围神经

37

第二篇　上肢周围神经阻滞

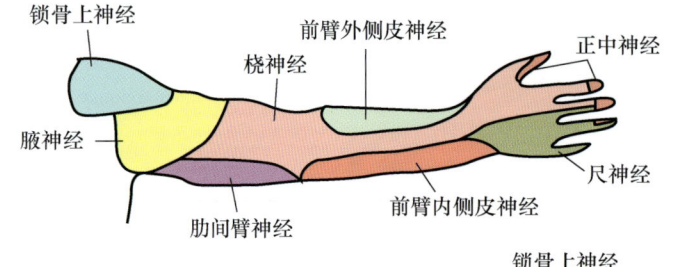

图 5.3　上臂感觉神经分布

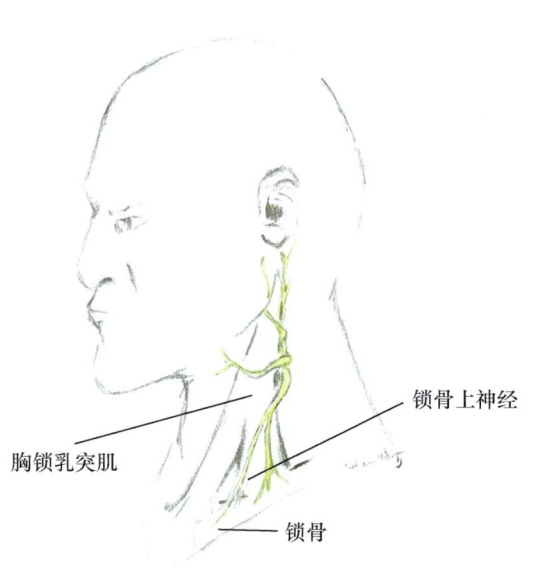

图 5.4　颈浅丛及其分支

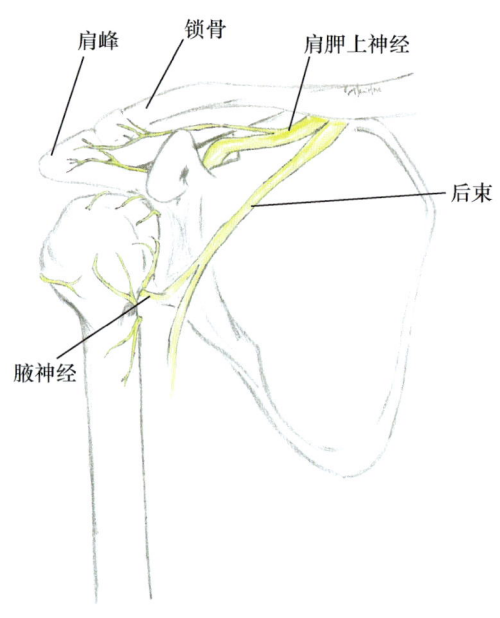

图 5.5　肩关节前面神经支配

细小分支。

因为肩胛上神经较早于上干发出，若行肌间沟阻滞时进针太偏尾侧可能会错过该神经。

超声解剖

肌间沟区域

定位结构：颈动脉

颈动脉显示为无回声、具有搏动性的不

5·肌间沟臂丛阻滞

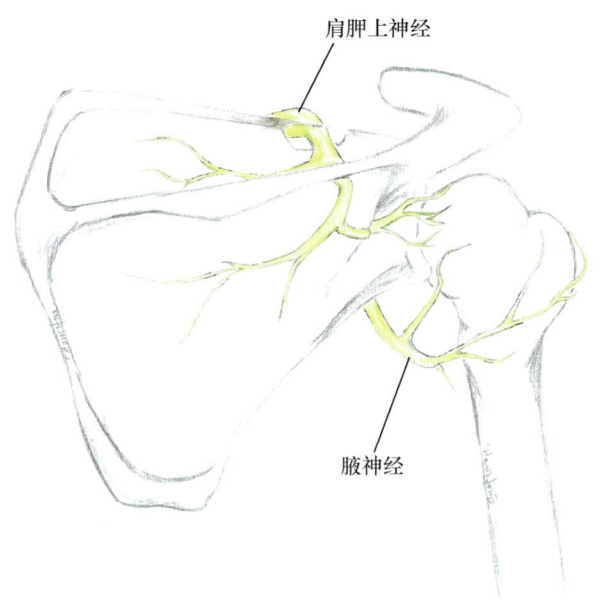

图 5.6　肩关节后面神经支配

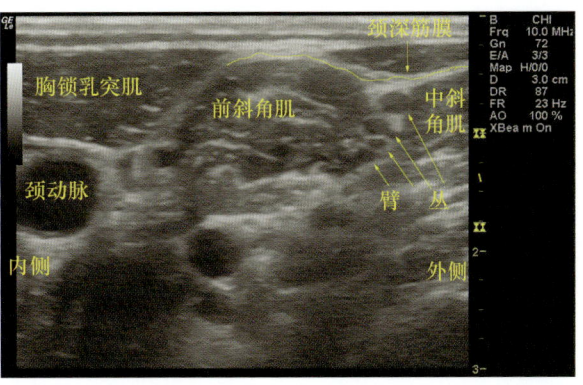

图 5.7　以颈动脉为定位结构实施左侧肌间沟阻滞的超声解剖学

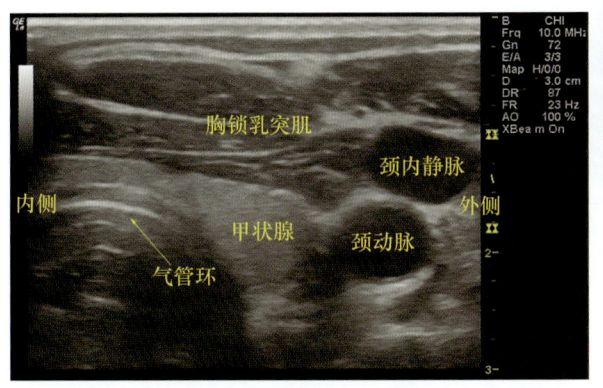

图 5.8　向内侧扫描可见气管环和甲状腺

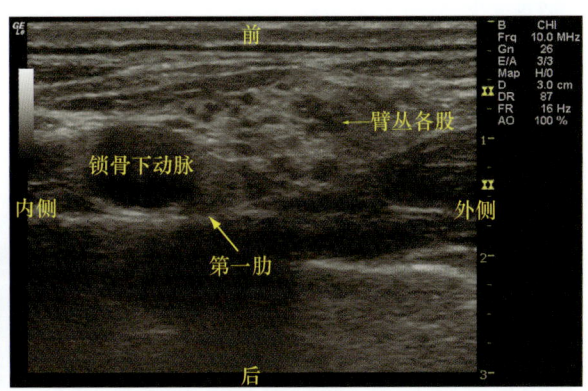

图 5.9　左侧锁骨上臂丛阻滞超声解剖学，臂丛各股位于锁骨下动脉外侧

可压瘪的圆形结构。颈内静脉则显示为无回声、无搏动可压瘪结构，位于颈动脉浅面。臂丛在超声下显示为走行于前、中斜角肌之间的一串小圆形或椭圆形低回声结构。斜角肌间隙一般处于颈深筋膜形成的微小凹陷处（图5.7）。有些个体中可见到颈椎横突和椎动脉，再向内侧扫描则可见甲状腺和气管环（图5.8）。

锁骨上区域

定位结构：锁骨下动脉

锁骨下动脉显示为很大的、不可压瘪的、圆形无回声结构。臂丛各股显示为"蜂窝样"低回声结构。在二维超声下，臂丛位于锁骨下动脉的浅面及外侧，可以描述成位于锁骨下动脉的"1到3点"或"9到11点"位置，取决于是行左侧还是右侧臂丛阻滞。锁骨下动脉下方的高回声线是第一肋骨（图5.9）。熟悉以下列出的各结构的超声影像对于成功实施肌间沟阻滞是必要的。

表 5.1　可考虑采用肌间沟阻滞的手术示例

手术		需补充的阻滞
肩关节镜手术	R	颈浅丛
肩部开放手术	R	颈浅丛
涉及锁骨的手术	R	颈浅丛
肱骨近端手术	R	肋间臂神经
肱二头肌远端修复手术	M	肋间臂神经
肘部开放/关节镜手术	M	肋间臂神经
尺神经转位手术	M	肋间臂神经
血透造瘘手术（肘部以上[1]）	M	肋间臂神经
前臂手术[2]	NR	
手部手术[2]	NR	

R= 推荐；M= 也许可用；NR= 不推荐。
[1] 有些内瘘横跨肘窝。
[2] 肋间臂神经阻滞可以兼顾到臂内侧皮神经和前臂内侧皮神经。

表 5.1 中列举了可考虑采用肌间沟阻滞的相应的手术。

需要准确认定的结构	可能见到的结构
颈总动脉	横突
颈内静脉	甲状腺
胸锁乳突肌	气管
前斜角肌	椎动脉
中斜角肌	
臂丛的各干/股	
颈深筋膜	
锁骨下动脉	
第一肋骨/胸膜	

禁忌证

肌间沟臂丛阻滞的禁忌证见表 5.2。

表 5.2　肌间沟臂丛阻滞的禁忌证

绝对禁忌证	相对禁忌证
患者拒绝	严重肺疾患
进针部位感染	同侧膈神经疾患/损伤
局麻药过敏	对侧膈神经/膈肌损伤
	对侧喉返神经损伤
	服用抗凝药或伴有出血性疾患
	败血症或未控制的菌血症
	颈椎有内固定植入
	对侧气胸

表 5.3　肌间沟阻滞的副作用和并发症

副作用	并发症[1]
霍纳综合征	蛛网膜下腔/硬膜外腔扩散
膈神经阻滞	气胸
喉返神经阻滞	
臂的运动和感觉阻滞	

注：[1] 所有神经阻滞常见潜在并发症有感染、神经损伤、血管损伤、局麻药中毒及大出血

副作用和并发症

肌间沟阻滞的相关副作用和并发症见表 5.3。

霍纳综合征

霍纳综合征是局麻药扩散至颈神经节引起的（图 5.1），表现为同侧上睑下垂、瞳孔缩小及面部无汗。要告知患者可能发生霍纳综合征，因为这些体征和症状可能被误以为是卒中。使用小容量的局麻药似乎并不能减少霍纳综合征的发生。

膈神经阻滞

因为臂丛神经与膈神经位置紧邻，以及局麻药向根部扩散，所以行肌间沟阻滞会导致几乎100%的膈神经阻滞。在健康个体，膈神经阻滞可通过加快呼吸频率和加强肋间肌收缩得以代偿，通常主观不会感到呼吸困难；如果在锁骨上水平实施外周神经阻滞后患者主观感觉到呼吸困难，一定要考虑到发生气胸的可能。

喉返神经阻滞

单侧喉返神经阻滞可引起声嘶，患者觉得很不舒服，不过并无大碍。

操作

物品准备

超声仪
高频线阵探头
皮肤清洁消毒剂
5cm长穿刺针
超声探头覆盖膜
无菌耦合剂
浸润穿刺部位用局麻药
无菌手套
20ml注射器抽好局麻药

扫描

因为在此区域臂丛位置浅在，采用高频线阵探头可获得最佳的超声臂丛图像，一般体型的人图像深度置于2～3cm就够了。患者仰卧，手术床升高到平麻醉医生腰部，床头抬高30°～45°，超声仪置于头侧。患者头转向对侧（图5.10），颈部消毒范围从耳朵至锁骨以下。超声探头贴上无菌膜，涂上少量无菌耦合剂。麻醉医生面向患者，使

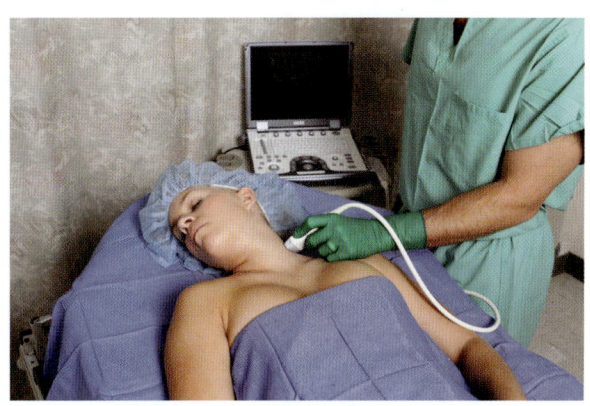

图5.10 使用与患者被阻滞侧同侧手持探头扫描，超声仪置于床头

用与患者被阻滞侧同侧手持探头扫描，实际上就是患者做左侧手术则医生左手持探头，患者若是手术在右侧，则医生右手持探头。超声探头的方向标记朝向患者右侧，横向扫描臂丛（图5.11）。探头于颈部首先辨认出颈动脉，这是此入路的定位标志。颈动脉显示为大而圆的、有搏动性的、不可压瘪的无回声结构。一旦定位了颈总动脉，慢慢向外侧扫描寻找前斜角肌。臂丛的干部表现为三个低回声结构，按从头到脚的方向在前中斜角肌间沟中排列（图5.7）。有些个体的臂丛干不在肌间沟中，而直接在前斜角肌内穿行（图5.12）。此区域臂丛根/干呈现低回声，易与血管混淆，可以应用彩色多普勒和/或脉冲多普勒确定血管所在。颈横动脉、肩胛上动脉或颈升动脉可能在此区域横过臂丛，应予确认，避免误注局麻药（图5.13～图5.16）。

> **补充注意事项**
>
> 颈深筋膜的一处小的"凹陷"常常代表肌间沟所在，肌间沟位于前、中斜角肌之间，中间有臂丛神经通过。

第二篇　上肢周围神经阻滞

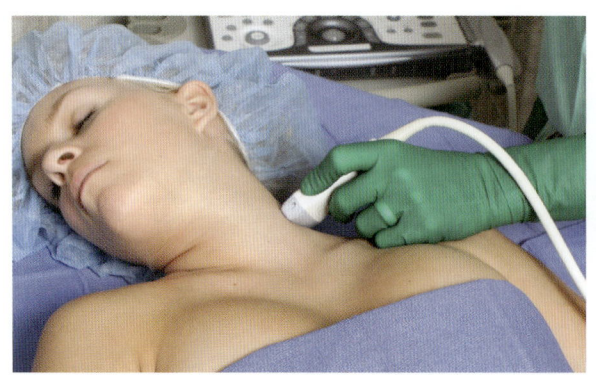

图 5.11　手靠于患者身上以获得稳定扫描图像

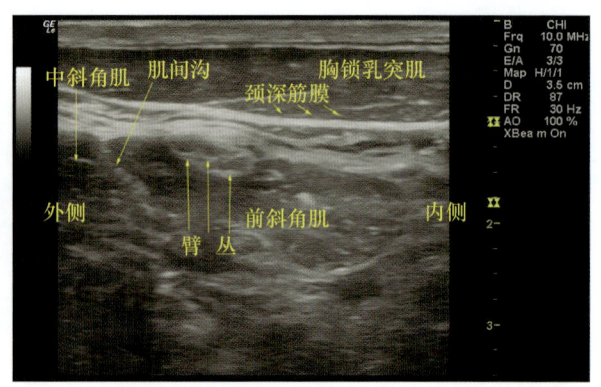

图 5.12　臂丛不在前中斜角肌间的肌间沟中走行，而是在前斜角肌内穿行

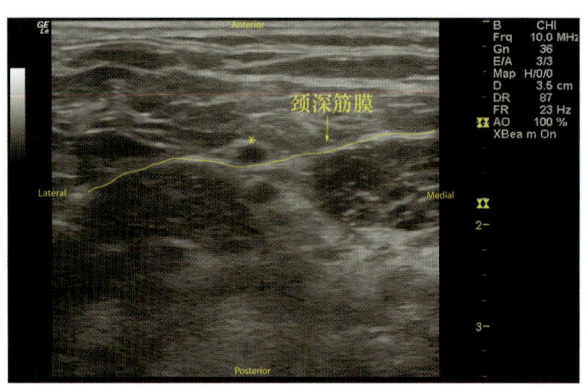

图 5.13　注意颈深筋膜上方圆形低回声结构

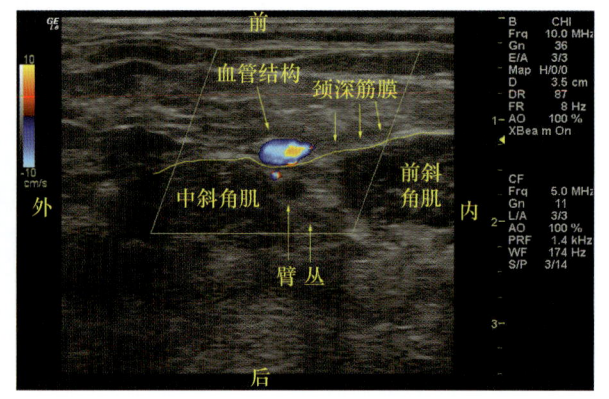

图 5.14　彩色血流多普勒鉴别该结构为血管

替代扫描

有些个体中，辨认臂丛和斜角肌可能会很困难。动脉结构在超声下容易辨认，故与动脉毗邻的神经也比较容易辨认。靠近易于辨认的结构可使得搜索范围缩小、更快更准确地定位目标神经。肌间沟区域内的臂丛远离动脉，在有些患者的确比较难定位。有一种替代的方法就是从锁骨上窝开始扫描，类似于行锁骨上入路的扫描方法。在锁骨上窝臂丛与锁骨下动脉的解剖关系紧邻且恒定，超声易于辨识（请参阅第 6 章相关内容）。

超声探头在锁骨上冠状面放置，探头标记点朝向患者右侧，以便得到锁骨下动脉的横断面影像（图 5.17）。锁骨下动脉显示为很大的、不可压瘪的无回声结构，臂丛各股在超声下表现为位于锁骨下动脉的头侧及外侧的一簇低回声结构，好像是"蜂窝"外形（图 5.18）。

当从尾侧向头侧移动扫描时，臂丛各股逐渐移行为臂丛干部。在尾侧，斜角肌和肌间沟更为显著，易于辨认。辨认出臂丛的股部后，缓慢向头侧移动扫描，臂丛逐渐离开锁骨下动脉，在此过程中，要仔

5·肌间沟臂丛阻滞

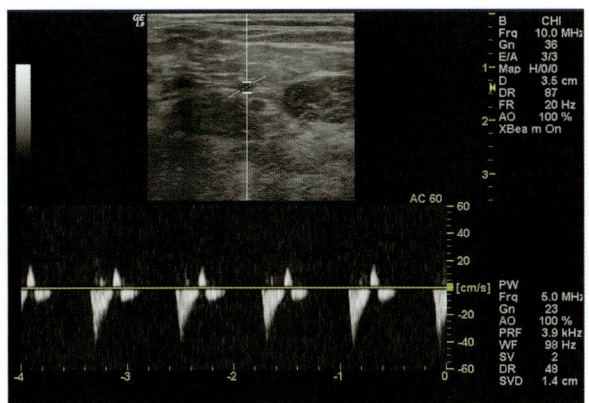

图 5.15　使用脉冲多普勒鉴别该结构为动脉

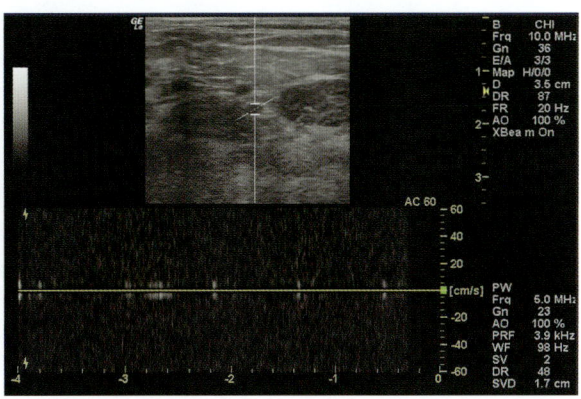

图 5.16　经鉴别颈深筋膜下的圆形低回声结构不是血管

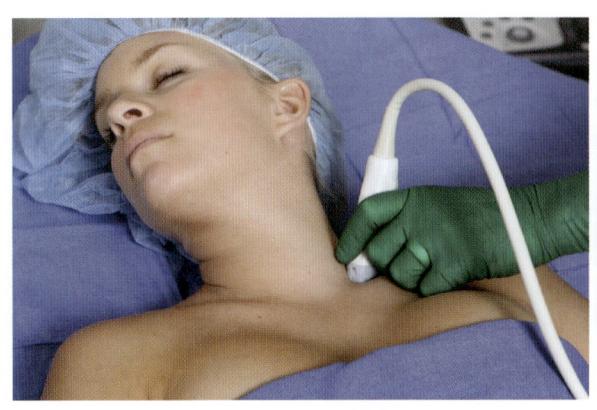

图 5.17　扫描开始：超声探头在锁骨上方锁骨上窝处冠状位放置

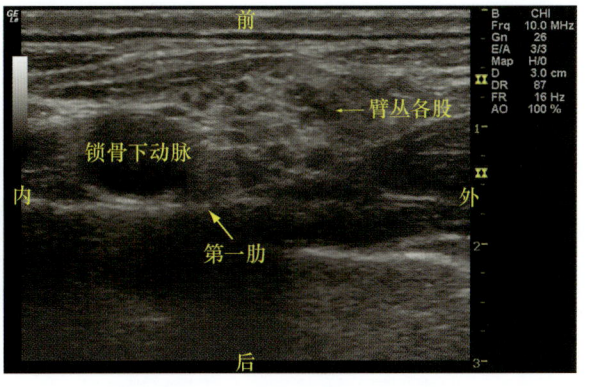

图 5.18　由低回声小结构组成的"蜂窝"位于低回声的锁骨下动脉 2 点钟方向

细保持可见臂丛各股部的影像（图 5.19～图 5.24）。

> **补充注意事项**
>
> 我们建议对所有的患者均采用从尾侧向头侧的扫描方向，一方面可以获得更多这种技术的经验，另一方面也可用于确认。

进针

图像满意后，用局麻药在探头边缘皮肤注射一皮丘，一尖端较钝的针以平面内技术由外向内侧方向朝着臂丛进针（图 5.25）。进针角度越平则回声越好，易于观察到进针的过程。注意观察屏幕右上方针的轨迹或组织的微动，一旦针进入探头下方，即可显示为一高回声亮线，不要盲目进针。如果一开始没有观察到针和组织的微动，应该确定针有没有通过探头发出的狭窄的声束，有时需要轻微倾斜或旋转探头以设法看到针体。调整的动作要非常精细以保证目标影像的质量优良。如果在寻找针的过程中原先的影像破坏严重，说明进针偏离目标太远，应该重新进针。移动探头来寻找针要比不断地调整针使

43

第二篇 上肢周围神经阻滞

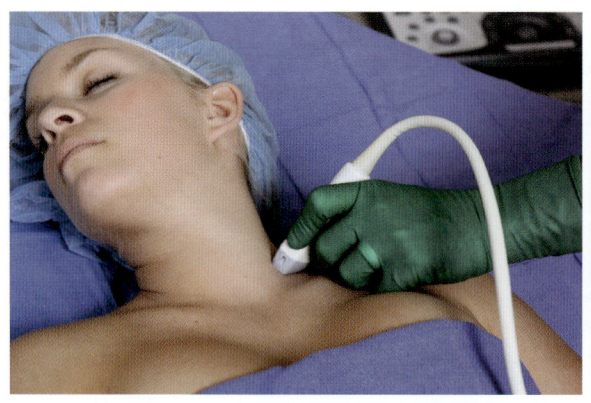

图 5.19 向头侧扫描：探头比图 5.17 位置向头侧轻微移动

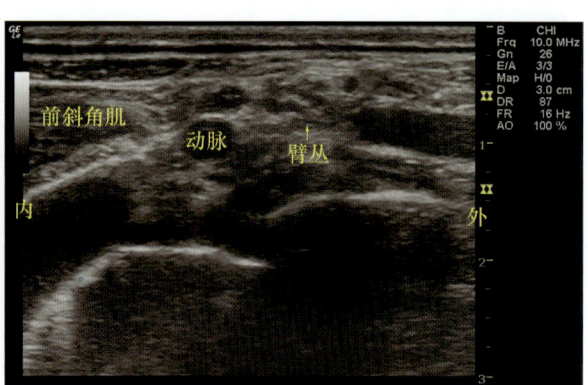

图 5.20 前斜角肌开始在锁骨下动脉 9 点钟方向出现，仍然可见臂丛位于动脉 2 点钟方向

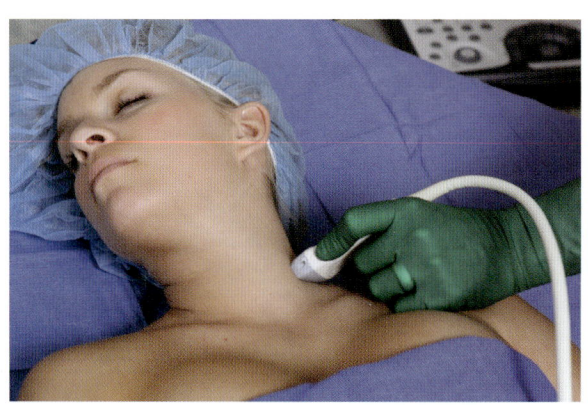

图 5.21 探头比图 5.19 位置再向头侧轻微移动

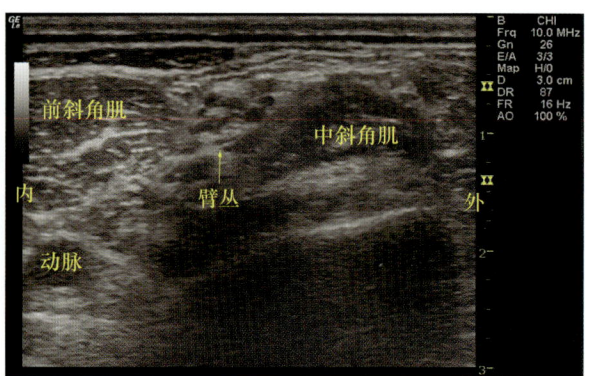

图 5.22 前斜角肌现在已经很清楚，开始看见中斜角肌。注意臂丛已经远离定位血管结构。应尽力维持臂丛显像于屏幕中央

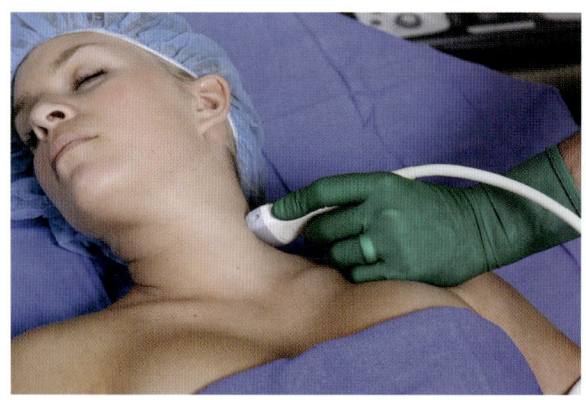

图 5.23 探头比图 5.21 位置再向头侧移动，已位于肌间沟臂丛阻滞位置

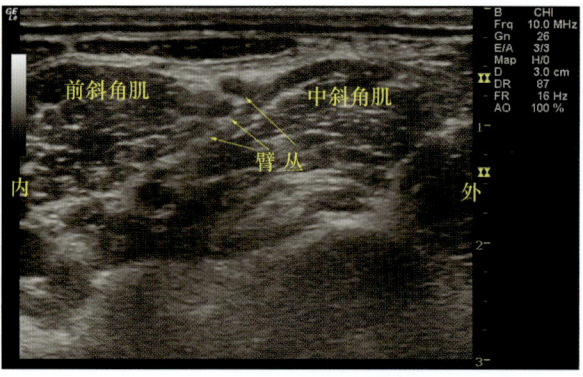

图 5.24 股已经变为干：前中斜角肌清晰可见，也可见臂丛的 2 个干，微调探头使第三干显像

5·肌间沟臂丛阻滞

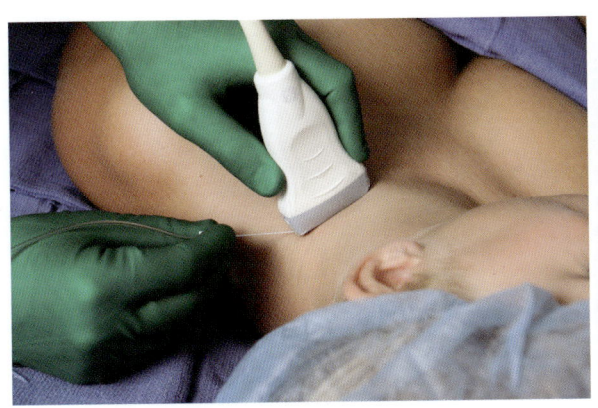

图 5.25　左侧臂丛阻滞时医生左手持探头，在超声声束"平面内"由外向内方向进针

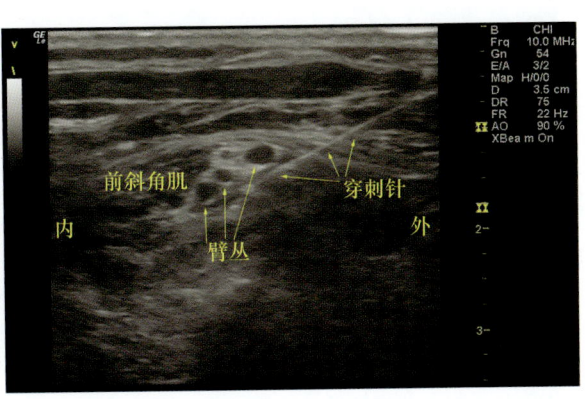

图 5.26　穿刺针自屏幕右上角进入，针尖已位于臂丛附近而不与臂丛接触。该患者中斜角肌较小

之处于探头声束内更安全，患者也更舒适。应该用超声束去寻找穿刺针而不是以穿刺针去寻找超声束。针穿过中斜角肌直至肌间沟，靠近臂丛而不接触到穿刺神经（图 5.26）。当针由中斜角肌进入肌间沟时会有突破感，小心不要接触到神经，以最大程度减少神经损伤。

补充注意事项

进针角度浅平有利于超声波反射到探头，因而更易于观察到针体，所以应尽可能采取最小的进针角度。

注射局麻药

一旦针尖处于臂丛附近就可以开始缓慢注射局麻药，每隔 3～5ml 需回抽确认一次。注射中如果出现疼痛、异感和/或注射阻力增加，提示针尖可能位于神经内，应该停止注射并调整针的位置。局麻药的扩散应该能监测到，在影像上表现为不停膨胀的低回声区域（图 5.27）。局麻药应该是包绕浸泡臂丛，如果没有监视到局麻药围绕臂丛的扩散，则针尖的位置可能有误，需要重新调整。因

为此区域的筋膜层较多，有时针尖很靠近臂丛但局麻药却未必能扩散得满意。相反，有时针尖虽然距臂丛较远，但只要在正确的筋膜层中，仍可能见到局麻药很充分地扩散包绕臂丛。阻滞的目的其实是用局麻药包绕臂丛，而并不在于将针尖贴近臂丛后再注射（图 5.28）。

注射局麻药可以造成部分神经结构产生位移，为了局麻药能完全包绕臂丛，中途需要调整针尖的位置。但是目标是采用最少的进针次数以最大程度地减少针尖与臂丛的接触。其实通常可以不必中途调整就能一次实现满意的局麻药扩散。每次调整针尖位置后都要先回抽，再注射。因为局麻药、组织和针体的声阻抗是不同的，一旦有一些局麻药注入后，针体往往显示更清楚。

采用此入路容易犯的一个错误是：误将药物注射到前或中斜角肌内而不是肌间沟内，所以当进针从中斜角肌筋膜进入肌间沟时要留意有没有"突破感"。应确保局麻药注射到了颈深筋膜的深面，因为如果注射到了浅面将不能阻滞臂丛。局麻药误注入大血管内可以看到"冒烟"似的影像。

第二篇　上肢周围神经阻滞

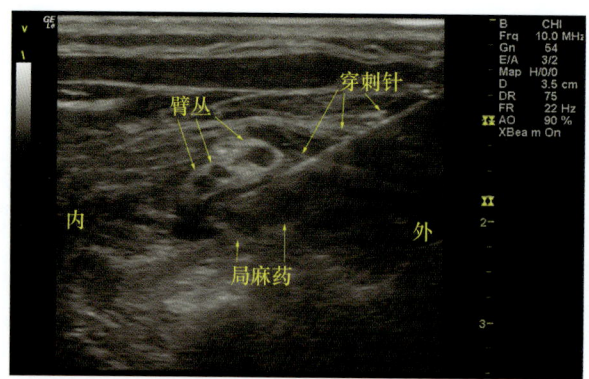

图 5.27　局麻药开始在臂丛周围扩散

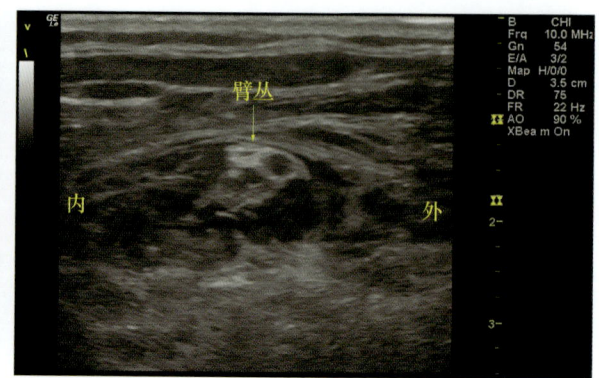

图 5.28　完成阻滞时局麻药在臂丛周围扩散情况

补充注意事项

　　回抽无血并不能完全排除血管内注射。

　　如果没有看到局麻药扩散，要警惕血管内注射的可能性，因为这种情况往往提示局麻药注入了血管内而不是神经旁。

　　少量的局麻药注入颈总动脉或椎动脉就可引起抽搐，药物注入这些动脉可使脑组织迅速暴露于高浓度局麻药中而造成抽搐。

　　要确保将局麻药注射到颈深筋膜的深面，因为注射到颈深筋膜的浅面阻滞不了臂丛。

作者的临床经验

- 剂量：我们一般采用 30～40ml 的 0.5% 或 0.75% 的罗哌卡因用于提供肩部手术的术后镇痛。所使用局麻药的容量和剂量受患者、患者病史、相关合并症和局麻药扩散情况的影响。
- 因为腋神经（C_5～C_6）和肩胛上神经（C_5～C_6）支配肩部，所以上干应该被完全阻滞。
- 对于采取"沙滩椅体位"的肩关节手术，我们一般不单纯采用局部阻滞技术。很多患者无法忍受消毒铺巾、头托、手术部位如此接近头部而无镇静等带来的不适。我们认为沙滩椅体位合并大面积的铺巾，一旦气道需要管理将很难入手，而且，很大一部分的肩关节镜手术的患者在肌间沟阻滞后摆成沙滩椅体位会造成严重的低血压和/或心动过缓。
- 有些研究试图采用小容量的局麻药以避免膈神经被阻滞，但是结果不理想，所以，如果一定强调要避免膈神经被同时阻滞，则不能采用肌间沟入路臂丛阻滞。
- 有些伴有严重肺疾患的患者不能耐受膈神经被阻滞，我们会考虑采用锁骨上入路合并颈浅丛及肩胛上神经阻滞。虽然锁骨上臂丛神经阻滞仍有造成同侧膈肌麻痹的危险，不过危险性相对较小且对肺功能的影响不大。如果要完全避免同侧膈肌麻痹，建议采用颈浅丛合并肩胛上神经阻滞实施肩部手术。
- 肌间沟臂丛阻滞中局麻药有时可以扩散到 C_2～C_4 节段，造成颈浅丛阻滞，但是这种向近端扩散造成的颈浅丛阻滞消退得比较快，颈浅丛阻滞能够早期恢复。因此，对于锁骨手术或是肩部开放手术，我们会加用颈浅丛阻滞。
- 成功的肌间沟阻滞可满足肩关节镜手

术或肩部开放手术，肩关节后部和/或前部痛可能是肩胛上神经支配的肩关节囊痛以及颈浅丛区域的皮肤痛。
- 虽然我们提倡要尽量将局麻药包绕住神经，但实际上还没有相关的研究证实这样做起效更快、阻滞时间更长或者成功率更高。我们提倡这种做法主要还是基于一些自己零散的经验以及根据解剖学和生理学做出的猜测。
- 传统上，肌间沟臂丛阻滞适用于肘部以上的手术。单独采用神经刺激器的一些研究证实：相当比例的臂丛下干不能被肌间沟入路阻滞所覆盖，造成下干被遗漏，尺神经、前臂内侧皮神经、臂内侧皮神经都会被遗漏，所以臂内侧的部分、前臂和手部阻滞不全。应用超声，有可能观察到这些神经并实施阻滞。我们不把肌间沟阻滞用于手部和前臂的手术，因为会有它所特有的风险以及相关的并发症，选择更远端一些的入路就不存在这些问题了。

推荐阅读

Borgeat A, Blumenthal S. (2007). Unintended destinations of local anesthetics. In: Neal J M, Rathmell J P (eds). *Complications in Regional Anesthesia and Pain Medicine*. Philadelphia: Saunders Elsevier, pp. 157–63.

Harry W G, Bennet J D C, Guha S C. (1997). Scalene muscles and the brachial plexus: anatomical variations and their clinical significance. *Clin Anat*, **10**(4):250–2.

Lanz E, Theiss D, Jankovic D. (1983). The extent of blockade following various techniques of brachial plexus block. *Anesth Analg*, **62**(1):55–8.

Neal J M, Gerancher J C, Hebl J R, *et al.* (2009). Upper extremity regional anesthesia: essentials of our current understanding, 2008. *Reg Anesth*, **34**(2):134–70.

Sinha S, Abrams J, Weller R S. (2008). Low vs. high volume ultrasound-guided interscalene block: pulmonary function and diaphragmatic motion. *Reg Anesth Pain Med*, **33**:A3.

Urmey W F, Gloeggler P J. (1993). Pulmonary function changes during interscalene brachial plexus block: effects of decreasing local anesthetic injection volume. *Reg Anesth*, **18**(4):244–9.

Urmey W F, McDonald M. (1992). Hemidiaphragmatic paresis during interscalene brachial plexus block: effects on pulmonary function and chest wall mechanics. *Anesth Analg*, **74**(3):352–7.

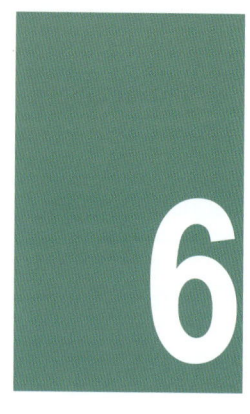

锁骨上臂丛阻滞

（陈晔明 译　赵振龙 审校）

简介和解剖

锁骨上臂丛阻滞部位在干、股的远端，可提供整个上肢的麻醉或镇痛。在锁骨上阻滞的部位臂丛最集中，便于快速、完善地实现麻醉或镇痛，所以锁骨上臂丛曾被称作"上肢的脊髓"。

臂丛

三个干行向远端过程中分别分为前、后股，股则将臂丛的神经纤维分为支配上肢前、后部分的两类，上干和中干的前股合并形成外侧束，上干和中干的后股合并形成后束的主体部分（图6.3）。下干在远至第一肋骨处发出小部分分支加入后束后主体延续成为内侧束。

锁骨下动脉位于第一肋骨和胸膜的上面，臂丛则位于该动脉的后上方（图6.2）。肺和臂丛之间的这种位置关系特别重要。臂丛在到达第一肋和锁骨下动脉之前先横过胸膜表面，肺尖部的胸膜延伸到颈底部，在锁骨内侧1/3上方高出锁骨上缘3cm，平第一胸椎体。臂丛与肺尖胸膜如此接近便是患者易于发生气胸的危险因素。

膈神经起源于第三至第五颈神经，行经前斜角肌前面并深至该肌筋膜，从锁骨下

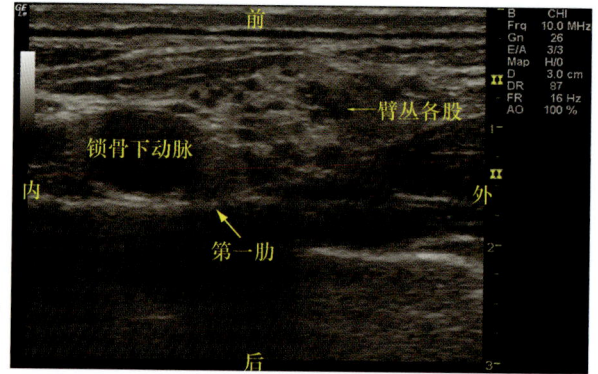

图6.1　左侧锁骨上臂丛阻滞：臂丛位于锁骨下动脉1点钟方向

需要辨认的结构	可能看到的结构
锁骨下动脉	前斜角肌[1]
第一肋骨	中斜角肌[1]
臂丛各股	锁骨下静脉
	刺刀伪像
	镜面伪像
	胸膜

注：[1] 自尾侧向头侧扫描确认时可能见到

静脉的后方进入胸腔，但偶尔也会从锁骨下静脉的前方经过。行锁骨上臂丛阻滞时膈神经可能被同时阻滞，但是发生率低于肌间沟阻滞。

6 · 锁骨上臂丛阻滞

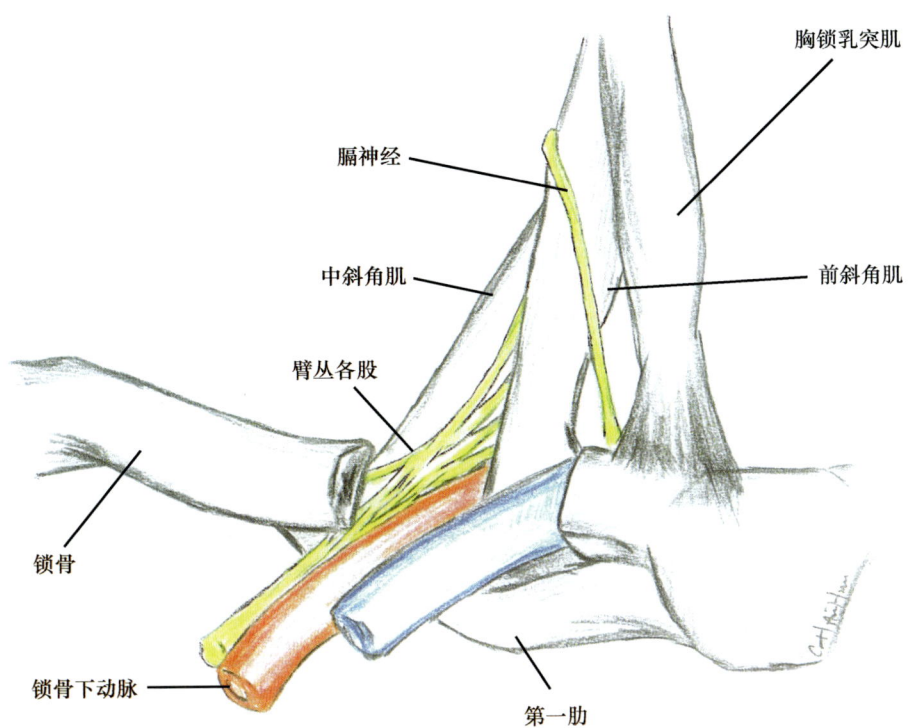

图 6.2 锁骨上窝解剖。臂丛和锁骨下动脉跨过肺胸膜到达第一肋，臂丛各股位于锁骨下动脉的头侧后方

超声解剖

锁骨下动脉显示为很大的、不可压瘪的、圆形无回声结构（图 6.1 和表 6.1）。臂丛各股显示为"蜂窝样"小圆形或卵圆形低回声结构。在二维超声下，臂丛位于锁骨下动脉的浅面及外侧，可以描述成"1 点钟到 3 点钟"或"9 点钟到 11 点钟"位置，取决于是行左侧还是右侧臂丛阻滞。锁骨下动脉下方的高回声线是第一肋骨或胸膜，第一肋骨下方的结构因为声影的干扰是不可见的。向后倾斜探头可以看到锁骨下动脉和臂丛位于肺胸膜的表面而不再是第一肋骨表面。向头侧扫描则可以看到前、中斜角肌。在图 6.1 中可以看到臂丛非常表浅，该患者的臂丛位于皮下不足 1cm，距离第一肋骨也不足 1cm。

定位结构：锁骨下动脉（图 6.1）

表 6.1 提供了适用锁骨上臂丛阻滞的手术范例。

禁忌证

表 6.2 列出了锁骨上臂丛阻滞的禁忌证。

副作用和并发症

表 6.3 列出了锁骨上臂丛阻滞的相关副作用和并发症。

霍纳综合征

霍纳综合征是由局麻药扩散波及到颈神经节引起的，表现为同侧上睑下垂、瞳孔缩

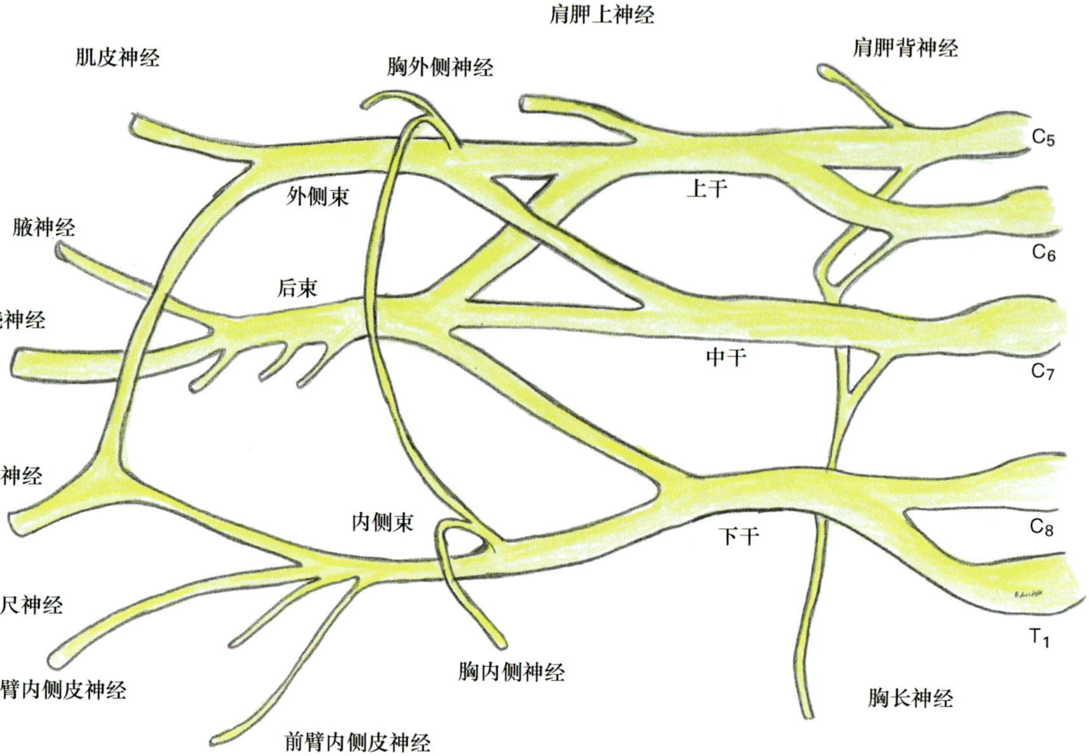

图 6.3 臂丛及到上肢的不同周围神经

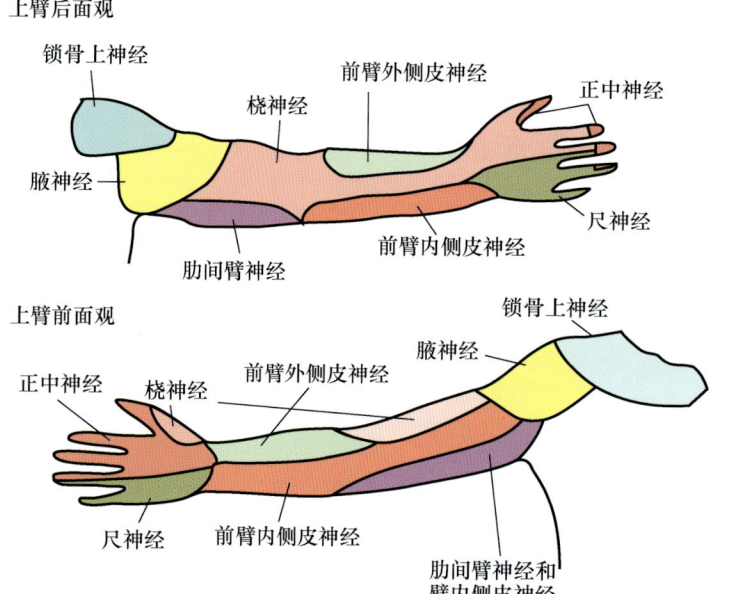

图 6.4 上肢皮肤感觉神经支配

表 6.1 锁骨上臂丛阻滞手术举例

手术		需补充的阻滞
手部手术	R	—
前臂手术	R	—
肘部手术	R	肋间臂神经
肱二头肌远端	R	肋间臂神经
血透内瘘手术[1]	R	肋间臂神经
尺神经移位手术	R	肋间臂神经
肩关节开放手术/肩关节镜手术	M	肩胛上神经，颈浅丛阻滞
肱二头肌近端修补术	M	肋间臂神经

注：R=推荐，M=可能，NR=不推荐。
[1] 某些内瘘手术可能跨越肘窝

表 6.3 锁骨上臂丛阻滞的相关副作用和并发症

副作用	并发症[1]
霍纳综合征	气胸
膈神经阻滞	乳糜胸
上臂运动或感觉阻滞	

注：[1] 所有神经阻滞常见可能并发症包括感染、神经损伤、局麻药中毒和大出血

小、面部无汗，该体征和症状易与卒中混淆，所以应该事前告知患者发生霍纳综合征的可能性。

膈神经阻滞

尽管锁骨上臂丛阻滞相比肌间沟阻滞导致半侧膈肌麻痹的发生率要低，但仍要警惕这种可能性。在健康个体，半侧膈肌麻痹可以被呼吸频率加快和肋间肌的吸气运动加强所代偿。有些研究已经发现锁骨上臂丛阻滞所导致的半侧膈肌麻痹引起呼吸参数的微小改变。健康患者通常不会有呼吸困难的主观感受，如果锁骨上臂丛阻滞后患者感觉到了

表 6.2 锁骨上臂丛阻滞的禁忌证

绝对禁忌证	相对禁忌证
患者拒绝	严重肺疾患
进针点感染	同侧神经肌肉疾病/损伤
局麻药过敏	对侧膈神经/膈肌损伤
	对侧气胸
	抗凝或凝血功能障碍
	脓毒血症或未经处理的菌血症

呼吸困难，要考虑到发生气胸的可能。

气胸

因为臂丛与胸膜位置很接近，所以锁骨上臂丛阻滞就存在发生气胸的危险。超声引导下的锁骨上臂丛阻滞后气胸的发生率尚待研究，在应用超声之前，关于锁骨上臂丛阻滞引起气胸的发生率报道不一。尽管对于文献中判定气胸发生的可信性存在一些分歧，但是由于在锁骨上窝内臂丛与肺的解剖关系，人们一致认为锁骨上臂丛阻滞比其他入路更易导致气胸。气胸甚至可延迟到 12h 后才有症状，尤其是未行正压通气的患者。

物品准备

- 高频线阵探头
- 皮肤清洁消毒剂
- 5cm 穿刺针
- 超声探头覆盖膜
- 无菌耦合剂
- 穿刺部位浸润用 1% 利多卡因
- 无菌手套
- 20ml 注射器抽好局麻药
- 参见图 6.5 示例

第二篇　上肢周围神经阻滞

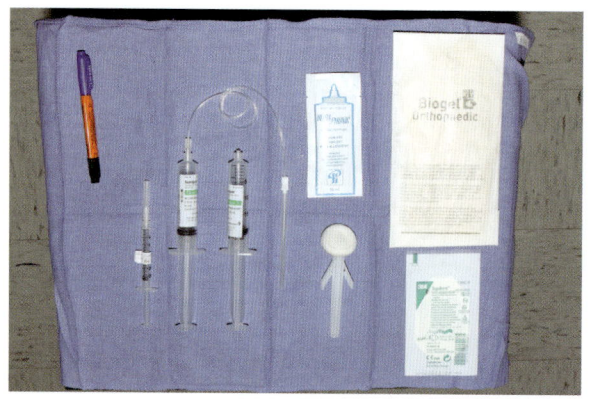

图 6.5　锁骨上臂丛阻滞用器械

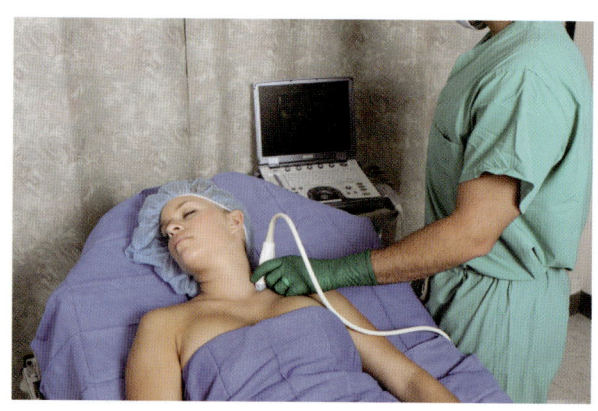

图 6.6　锁骨上臂丛阻滞患者与超声仪位置摆放

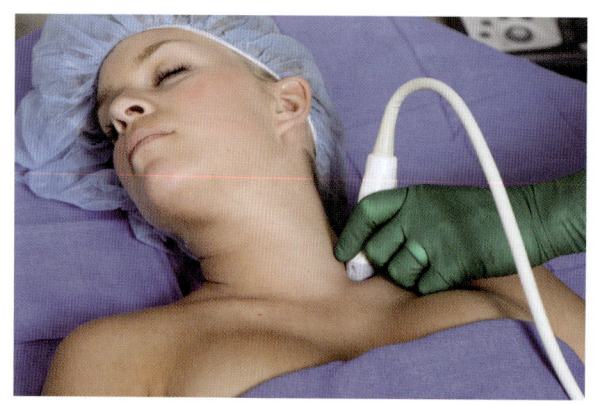

图 6.7　探头置于冠状位臂丛横断面方向，探头方向标记朝向患者右侧

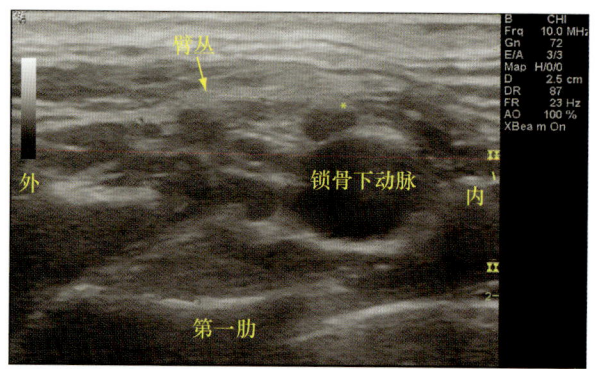

图 6.8　图示臂丛附近小圆形低回声波动性结构

操作

扫描

因为臂丛位置浅在，最好采用高频线阵探头，一般体型的人图像深度置于 2～3cm 就够了。患者仰卧，床头抬高 30°～45°，头转向对侧（图 6.6 和图 6.7）。颈部消毒范围从耳朵至锁骨以下。超声探头贴上无菌膜，涂上少量无菌耦合剂。超声仪摆在患者头侧，操作者面向患者，使用与患者被阻滞侧同侧手持探头扫描，实际上就是患者做左侧手术则医生左手持探头，患者若是手术在右侧，则医生右手持探头。探头先冠状位置于锁骨上方，探头方向标记朝向患者右侧，获得锁骨下动脉的横切面影像（图 6.1 和图 6.8）。锁骨下动脉呈现为大的、不可压瘪的无回声结构，臂丛神经的各股表现为圆形或椭圆形的低回声结构，好像是"蜂窝"外形。在二维超声下，此处臂丛位于锁骨下动脉的浅面及外侧，可以描述成"1 到 3 点"或"9 到 11 点"位置，取决于是行左侧还是右侧臂丛阻滞。一旦定位了锁骨下动脉及臂丛，探头应沿着肌间沟向头侧缓慢移动扫描，可以看到臂丛的各股部逐渐移行为三个干，以此作为验证，同时也可以借此练习扫描肌间沟臂丛（请参见第 5 章中关于肌间沟阻滞从头侧向脚

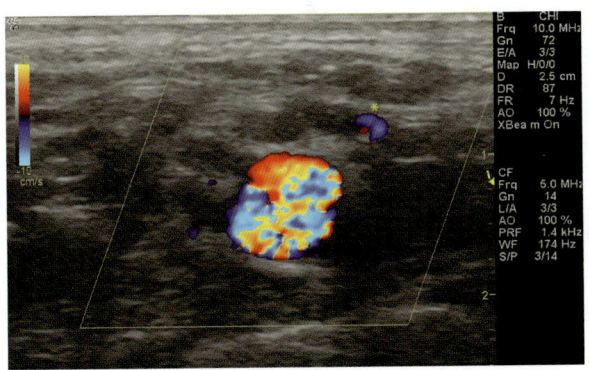

图 6.9 应用彩色血流多普勒确认该结构为血管

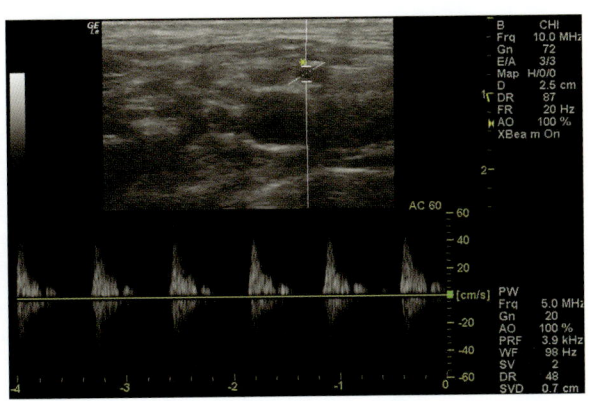

图 6.10 应用脉冲多普勒显示该结构为动脉

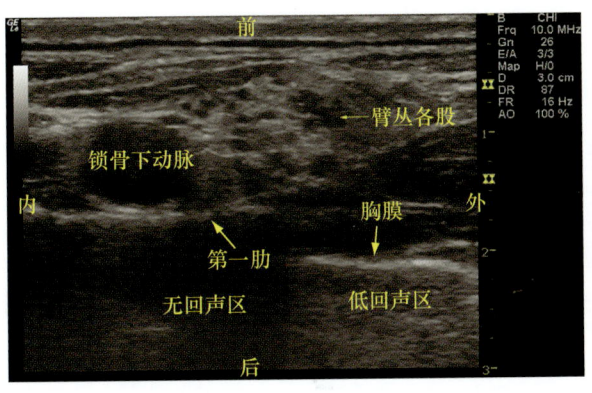

图 6.11 锁骨下动脉下方两条高回声线代表胸膜和第一肋

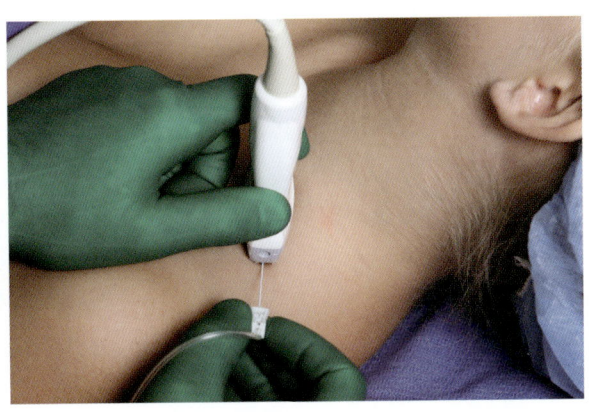

图 6.12 穿刺针在超声束平面内由外向内刺入

侧扫描的讨论部分）。因为此区域臂丛各股呈现低回声，易与血管混淆，可以应用彩色多普勒和/或脉冲多普勒确定血管所在（图 6.9 和图 6.10）。**颈横动脉**和**肩胛背动脉**可能在锁骨上窝横过臂丛，应予确认，避免误注局麻药。

探头向后倾斜可以显示锁骨下动脉和臂丛位于肺胸膜和第一肋骨上，初学者往往难以区分第一肋骨和胸膜。骨回声衰减强，第一肋后方区域无回声；胸膜则可以允许声波穿过，故其后方呈现为低回声区（图 6.11）。不管锁骨下动脉下方是第一肋骨还是胸膜，此处都是危险区域，穿刺针不可触及。

进针

图像满意后，用局麻药在探头外侧缘皮肤注射一皮丘，一尖端较钝的穿刺针以平面内技术由外向内侧方向朝着臂丛进针（图 6.12）。进针角度越平则回声越好，易于观察到探头下进针的过程。注意观察屏幕右上方针的轨迹或组织的微动，一旦针进入探头下方，即可显示为一高回声亮线，不要盲目进针。如果一开始没有观察到针和组织的微动，应该确定针有没有通过探头发出的狭窄的声束，有时需要轻微倾斜或旋转探头以设法看到针体。调整的动作要非常精细以保证目标影像的质量优良。如果在寻找针的过程中原先的影像破坏严重，说明进针偏离目标太远，应该重新进针。移动探头来寻找针要比不断地调整针使之处于探头声束内更安全，患者也更舒适。应该用超声束去寻找穿刺针而不是以穿刺针去寻找超声束。行此径路阻滞时，易于显露与臂丛相邻的第一肋骨图像，但会造成一种安全的假象。因为臂丛与第一肋骨和胸膜非常邻近，很小的偏差就会造成失误（图6.1）；所以任何时候都要保证针尖始终处于视野中，这点非常重要。要注意真正地保持"平面内"视野而非"部分平面内"视野。"部分平面内"视野相对于真正地看到针尖来说会造成安全的错觉从而导致进针过深。进针至针尖位于臂丛下方第一肋骨上方（图6.14）。应该注意避免针尖直接接触到臂丛以减少潜在神经损伤的风险。

补充注意事项

进针角度浅平有利于超声波反射到探头，因而更易于观察到针体，所以应尽可能采取最小的进针角度。

始终保持针体处于声束之中，避免"部分平面内"方式进针。

设法采用移动探头来寻找针，而不是不断地调整针使之处于探头声束内。

注射局麻药

一旦针尖处于臂丛与第一肋骨之间就可以开始缓慢注射局麻药，每隔 3~5ml 需回抽确认一次。注射中如果出现疼痛、异感和/或注射阻力增加，提示针尖可能位于神经内，应该停止注射并调整针的位置。应该将局麻药注入正确的筋膜间隙使之包绕浸泡臂丛。局麻药的扩散在影像上表现为不停膨胀的低回声区域，如果没有监视到局麻药围绕臂丛的扩散，则针尖的位置可能有误，需要重新

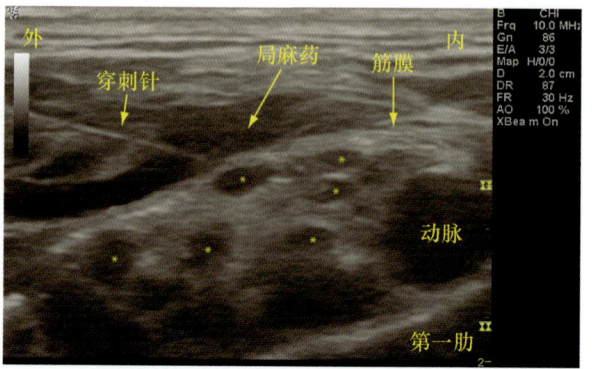

图 6.13 尽管穿刺针尖与臂丛非常接近，注入的局麻药位于筋膜层上方而不能浸润臂丛

调整。由于锁骨上窝筋膜层的存在，可能出现穿刺针非常接近臂丛却不能令局麻药充分扩散的情况（图6.13）；相反，有时针尖虽然距臂丛较远，但只要在正确的筋膜层中，仍可能见到局麻药很充分地扩散包绕臂丛。阻滞的目的是用局麻药包绕臂丛，而并不在于将针尖贴近臂丛后再注射。

注射局麻药可以造成部分神经结构产生位移（图6.15）。为了局麻药能完全包绕臂丛，中途需要调整针尖的位置。但是目标是采用最少的进针次数以最大程度地减少针尖与臂丛、胸膜及血管的接触。其实通常可以不必中途调整就能一次实现满意的局麻药扩散。每次调整针尖位置后都要先回抽，再注射。局麻药误注入大血管内可以看到"冒烟"似的影像。

补充注意事项

因为局麻药、组织和针体的声阻抗是不同的，一旦有一些局麻药注入后，针体往往显示更清楚。

回抽无血并不能完全排除血管内注射。

如果没有看到局麻药扩散，要警惕血管内注射的可能性，因为这种情况往往提示局麻药注入了血管内而不是神经旁。

6 · 锁骨上臂丛阻滞

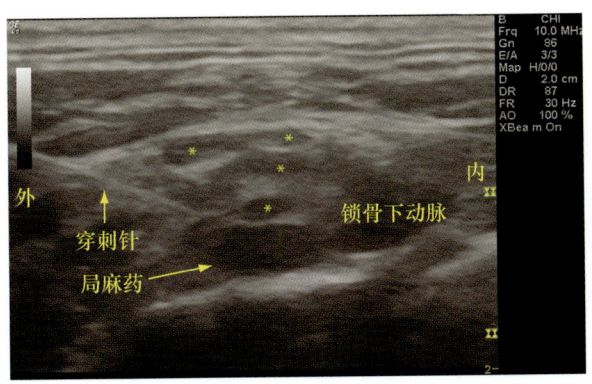

图 6.14 调整穿刺针位置到筋膜深面,在臂丛与第一肋之间注射局麻药

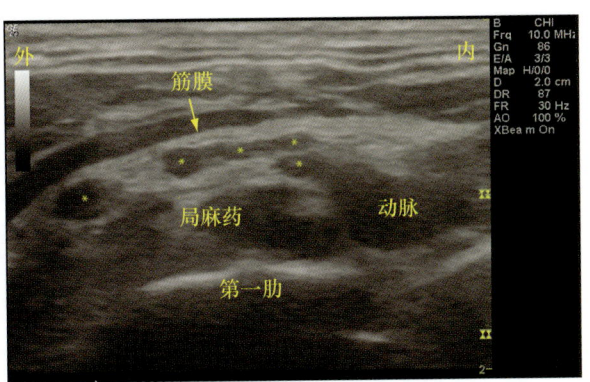

图 6.15 阻滞结束后局麻药扩散将臂丛挤向筋膜

作者的临床经验

- 剂量:我们一般采用30～40ml的0.75%的罗哌卡因用于矫形外科手术的术中麻醉。所使用局麻药的容量和剂量受患者、患者病史、相关合并症和局麻药扩散情况的影响。
- 如果手术后不要求术后镇痛,比如动静脉造瘘手术;或者需要术后尽早评估神经功能;或者患者本人希望术后尽早恢复手术上肢的知觉和功能,则应使用短时效局麻药,例如卡波卡因或利多卡因来代替罗哌卡因。
- 对于手部或前臂手术,我们并不常规采用锁骨上臂丛神经阻滞,因为担心膈神经阻滞和气胸的风险。这种情况下,如有可能,我们采用锁骨下臂丛阻滞。对于门诊患者采用锁骨上臂丛阻滞,一定要考虑到迟发气胸的可能性。
- 对于肩部手术,如果选用了锁骨上臂丛阻滞,我们一般会加用颈浅丛阻滞和肩胛上神经阻滞。肩关节后部和/或前部痛可能是肩胛上神经支配的肩关节囊痛以及颈浅丛区域的皮肤痛。

- 虽然我们提倡要尽量将局麻药包绕住神经,但实际上还没有相关的研究证实这样做起效更快、阻滞时间更长或者成功率更高。我们提倡这种做法主要还是基于一些自己零散的经验以及根据解剖学和生理学做出的猜测。
- 我们不采取由内向外进针的方法,虽然这样针体会渐行远离肺尖,但是会指向锁骨下动脉,锁骨下动脉会阻碍针尖向臂丛接近。而且,患者头部和颈部也会造成由内向外进针的不方便。
- 对于培训中的住院医生,我们强调一定要取非常小的进针角度,因为初学者开始难以看到他们的进针,还是宁浅勿深为好。因为采取小角度进针,即使开始针体不清楚并且同时又进针了一段距离,针尖碰到胸膜和锁骨下动脉的可能性还是要小。
- 肋间臂神经阻滞可以缓解止血带造成的皮区不适。真正的止血带痛机制很复杂,部分是由于肌肉缺血,阻滞皮神经对此是无效的。尽管如此,采用单纯局麻技术的患者加用皮神经阻滞对于术中管理仍然是有益的。

推荐阅读

Borgeat A, Blumenthal S. (2007). Unintended destinations of local anesthetics. In: Neal J M, Rathmell J P (eds). *Complications in Regional Anesthesia and Pain Medicine*. Philadelphia: Saunders Elsevier, pp. 157–63.

Neal J M, Gerancher J C, Hebl J R, *et al.* (2009). Upper extremity regional anesthesia: essentials of our current understanding, 2008. *Reg Anesth*, **34**(2):134–70.

Neal J M, Moore J M, Kopacz D J, *et al.* (1998). Quantitative analysis of respiratory, motor, and sensory function after supraclavicular block. *Anesth Analg*, **86**(6):1239–44.

Perlas A, Lobo G, Lo N, *et al.* (2009). Ultrasound-guided supraclavicular block: outcome of 510 consecutive cases. *Reg Anesth*, **34**(2):171–6.

Urmey W F. (2007). Pulmonary complications. In: Neal J M, Rathmell J P (eds). *Complications in Regional Anesthesia and Pain Medicine*. Philadelphia: Saunders Elsevier, pp. 147–56.

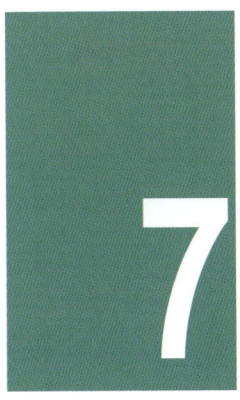

锁骨下臂丛阻滞

（赵振龙 译　陶　涛 审校）

简介及应用解剖学

臂丛

超声引导锁骨下臂丛阻滞是在神经轴索水平实施的，可以为上肢远端手术操作提供满意的外科麻醉及术后镇痛（图7.2和图7.3）。通常在肩关节与胸壁前方三角肌胸大肌间沟处实施该阻滞操作，在此区域臂丛的三个束支紧邻腋动脉，自锁骨下方穿出后向腋窝走行（图7.4）。人们根据这些束支与腋动脉的相对位置关系将其分别命名为外侧束、后束和内侧束。这三束随后分支、合并形成了臂丛的5个主要终支。后束在近腋窝处分为腋神经和桡神经两个主神经支。外侧束于腋窝顶（有时在神经束水平）分出分支形成肌皮神经，余下部分形成正中神经。内侧束发出分支形成尺神经，然后继续走行加入外侧束终支形成正中神经。内侧束在近端腋窝顶处（位于外侧束发出肌皮神经水平）发出两个小分支形成臂内侧皮神经和前臂内侧皮神经，主要负责上臂内侧感觉神经支配。

> **补充注意事项**
>
> 由于肌皮神经、臂内侧皮神经和前臂内侧皮神经是在腋窝顶水平分支出来的，所以在实施锁骨下臂丛阻滞时，部分或所有这些神经不能被阻滞。

肋间臂神经

肋间臂神经始发于T_2肋间神经，偶尔源于T_1或T_3，它不是臂丛的组成成分，所以臂丛麻醉时不会被阻滞。肋间臂神经与臂内侧皮神经一起支配腋窝及上臂内侧和后侧的皮肤感觉（图7.2）。

> **补充注意事项**
>
> 切口延伸到上臂上内侧区的手术操作需要实施肋间臂神经阻滞。

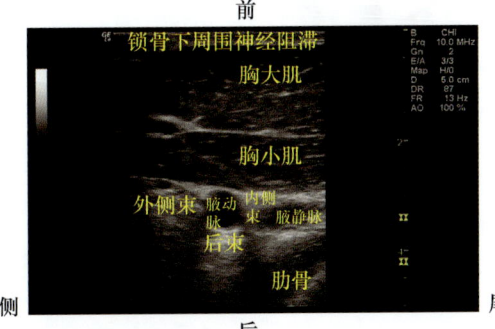

图7.1　三角肌胸大肌间沟处正常锁骨下超声解剖学

需要辨认的结构	可能看到的结构
腋动脉	胸大肌
腋静脉	胸小肌
臂丛各神经束	肋骨/肺
	不规则血管

第二篇 上肢周围神经阻滞

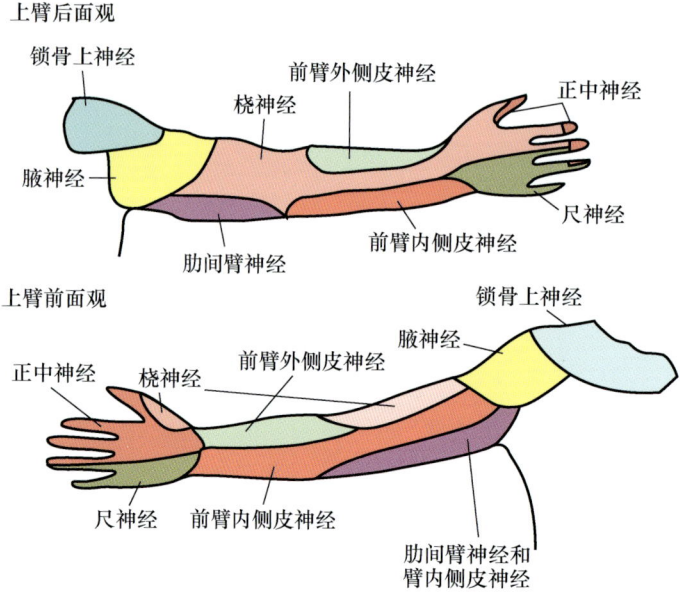

图 7.2 上肢皮肤感觉神经支配

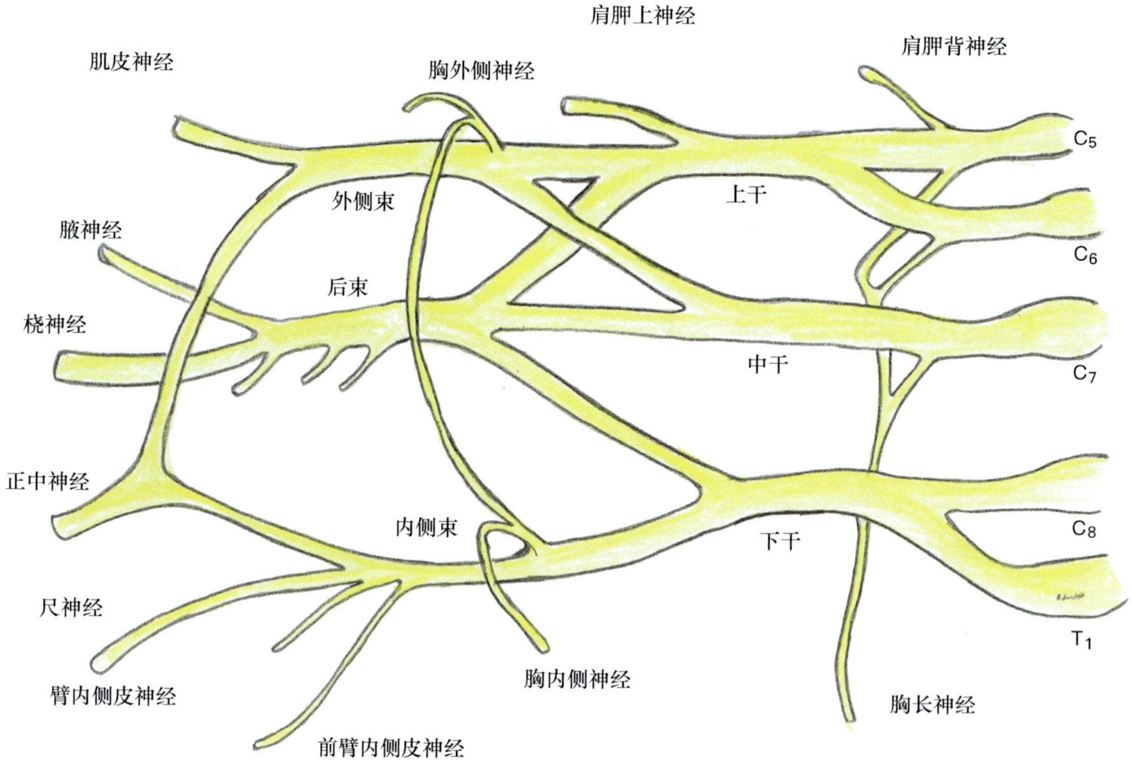

图 7.3 臂丛及上肢各支周围神经

7·锁骨下臂丛阻滞

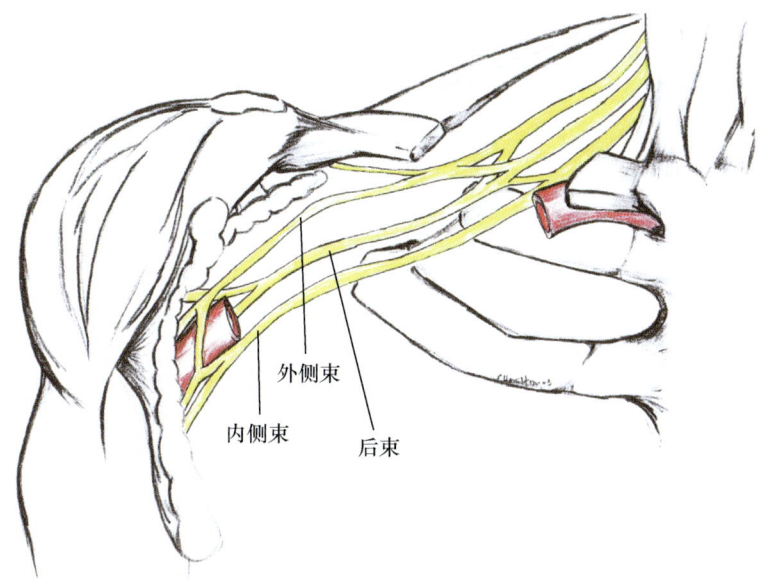

图 7.4 臂丛解剖,示三角肌胸大肌间沟处神经束位置

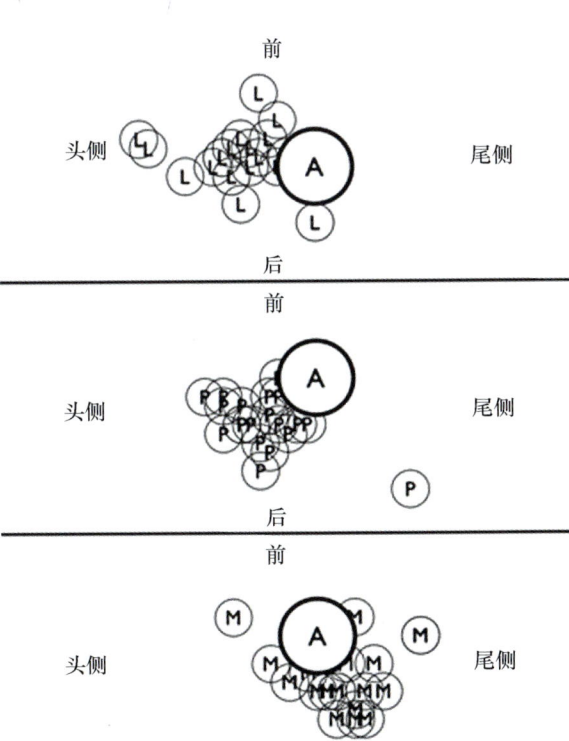

图 7.5 喙突区锁骨下解剖学变异。Reproduced with permission from Sauter A R, Smith H-J, Stubhaug A, Dodgson M S and Klaastad Ø (2006). Use of magnetic resonance imaging to define the anatomical location closest to all three cords of the infraclavicular brachial plexus. Anesth Analg. 103(6):1574–6.

超声解剖学

定位标志:腋动脉

实施该阻滞的定位标志是腋动脉(图 7.1)。在超声扫描实施阻滞操作处,超声图像显示外侧束位于腋动脉头侧,后束位于腋动脉后方,内侧束位于腋动脉尾侧。解剖关系正常的患者内侧束通常位于腋动脉与腋静脉之间的狭小空间处。这些结构在腋动脉周围的确切位置虽然可能有变异(图 7.5),但这 3 束神经通常位于腋动脉周围大致 3 点钟、6 点钟及 9 点钟方向。正确的超声扫描方法及熟悉阻滞目标周围相关的解剖知识非常重要。腋动脉、腋静脉等附近血管结构都能显像,也经常可见邻近肋骨及胸膜等标志。

> **补充注意事项**
>
> 通常扫描平面越靠近内侧,臂丛越贴近头侧胸膜。
>
> 锁骨下区不规则血管不是不常见,所以要密切注意以辨别任何不清楚的低回声结构,尤其是这些结构与阻滞目标结构很近或在预计进针路径上。

表 7.1　适合锁骨下臂丛阻滞手术举例

手术		需补加阻滞的神经
手及手指手术[1]	R	—
腕及桡骨远端手术[1]	R	—
前臂手术[1]	R	—
肘以下血液透析内瘘手术[1]	R	—
肱二头肌远端修复术	M	肋间臂神经
肘关节切开/肘关节镜手术	M	肋间臂神经
尺神经移位术	M	肋间臂神经
肱骨远端手术	M	肋间臂神经
血液透析内瘘手术（肘关节以上）[2]	NR	—
肱骨近端/肩关节手术	NR	—

注：R=推荐；M=可能；NR=不推荐。
[1] 该阻滞适合于肘关节以下任何手术或急性疼痛。
[2] 有时血液透析内瘘可能跨越肘窝

表 7.2　锁骨下臂丛阻滞禁忌证

绝对禁忌证	相对禁忌证
患者拒绝	同侧神经肌肉疾病/损伤
进针点感染	抗凝或凝血功能异常
局麻药过敏	脓毒症或未处理的菌血症

表 7.1 为适合锁骨下臂丛阻滞手术举例。

禁忌证

表 7.2 列出了锁骨下臂丛阻滞禁忌证。

不良反应与并发症

表 7.3 列出了一些锁骨下臂丛阻滞相关不良反应与并发症。

表 7.3　锁骨下臂丛阻滞相关不良反应与并发症

不良反应	并发症[1]
局麻药药效作用期间手臂运动阻滞	气胸[2]

注：[1] 所有神经阻滞常见潜在并发症有感染、神经损伤、局麻药中毒、血管损伤及大出血或血肿。
[2] 阻滞目标结构与肋骨和胸膜极近，尤其是在超声扫描或进针较靠内侧时会导致意外刺破胸膜，可能发生气胸

物品准备

- 超声仪
- 高频线性矩阵超声探头[1]
- 皮肤消毒剂
- 8～10cm 长钝尖穿刺针（体型小患者 5cm 穿刺针可能足够）
- 超声探头贴膜
- 无菌超声耦合剂
- 阻滞穿刺针进针点皮肤浸润所需局麻药
- 无菌手套
- 装于 20ml 注射器内的局麻药适量
- 图示见图 7.6

注：[1] 根据患者体型（肌肉质量和皮下组织）大小不同，阻滞目标结构可能相当表浅（约 2cm）或者极深（6～8cm）。对于目标结构较深的患者，应用低频探头可能更佳，但高频探头适用于大多数患者

操作

技术小结

1. 常规监护，患者适当镇静
2. 操作区域应用无菌制剂消毒
3. 超声探头上覆贴无菌 3M 透明贴膜
4. 全面超声扫描以找到实施神经阻滞的理想位置
5. 打局麻皮丘
6. 刺入神经穿刺针，超声引导指向阻滞目标结构
7. 注射局麻药

7·锁骨下臂丛阻滞

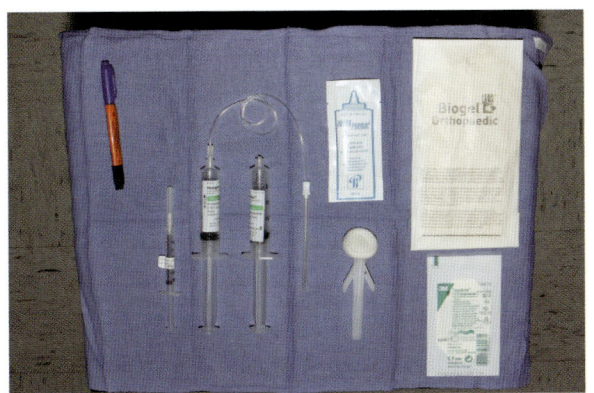

图7.6 超声引导锁骨下臂丛阻滞所需物品准备

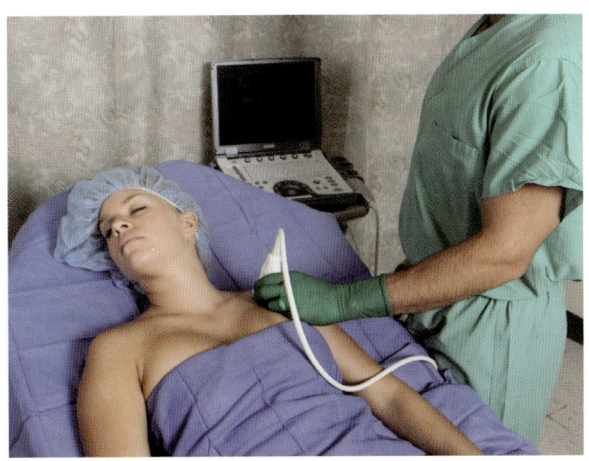

图7.7 锁骨下区超声扫描正确体位

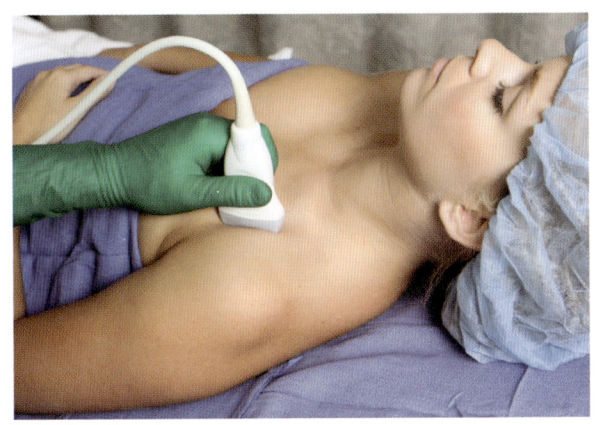

图7.8 锁骨下区超声扫描超声探头正确位置

8. 必要时调整穿刺针位置

扫描

患者平躺仰卧位，或者床头轻度抬高。患者手臂贴于身侧，头偏向被阻滞肢体对侧。超声仪放于近患者床头处以便医生观看显示屏及操作超声仪控制面板。操作医生位于患者被阻滞侧，身体正对患者，头转向超声显示屏。调节床的高度，使患者三角肌胸大肌间沟位于医生中腹部水平。医生近患者侧的手控制超声探头（图7.7）。三角肌胸大肌间沟处充分消毒，将足量超声耦合剂涂于该区或探头上以使显像清晰。

超声探头沿矢状面放于三角肌胸大肌间沟上（图7.7，图7.8），探头一端指向头侧（与超声仪屏幕上方向标志相对应），另一端指向尾侧。这样会获得一个可引导到达目标结构的横断面超声图像。根据需要调整扫描深度和超声探头位置（粗调）以确定搏动的腋动脉位置。腋动脉是"定位结构"，因此实施该阻滞扫描时应首先辨认出它。一旦辨认出腋动脉，则小幅度倾斜、旋转探头（微调），以显像清晰的腋动脉环状横切面。然后辨认出位于腋动脉尾侧的腋静脉。当腋动静脉都显像后，寻找通常位于腋动脉周围3点、6点及9点钟方向的三条高回声神经束（图7.1，图7.5）。后束通常位于腋动脉后方大致6点钟方向，由于腋动脉回声增强伪像可能使后束显像模糊。内侧束或外侧束通常位于3点钟或9点钟方向，依被扫描肢体为哪一侧而异。外侧束通常位于腋动脉头侧而内侧束则位于腋动脉尾侧，且通常位于腋动静脉之间。一旦辨认清楚这些结构，建议对这些神经束附近全面扫描以找到邻近的高回声肋骨和胸膜（图7.9）。同时扫描阻滞针可能经过路径（从头侧）的周围组织，以判断沿其路径是否有重要血管结构（图7.10）。

第二篇 上肢周围神经阻滞

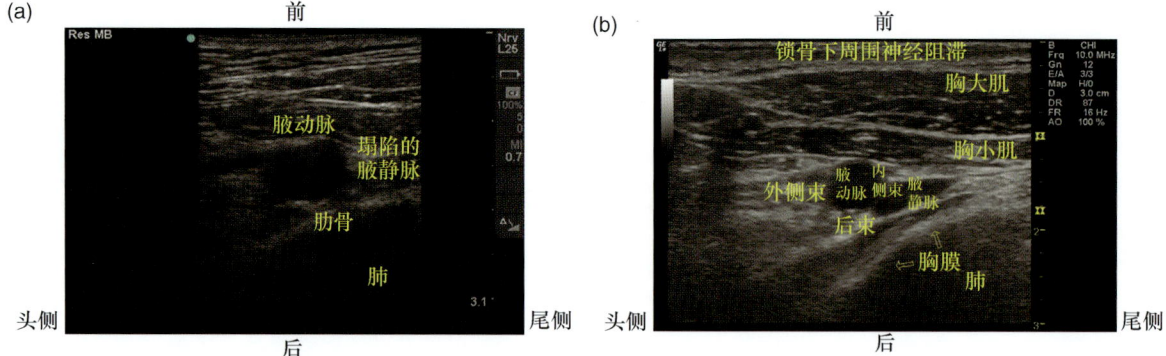

图 7.9 a 和 b 示锁骨下区神经束与第一肋骨、胸膜可能很贴近

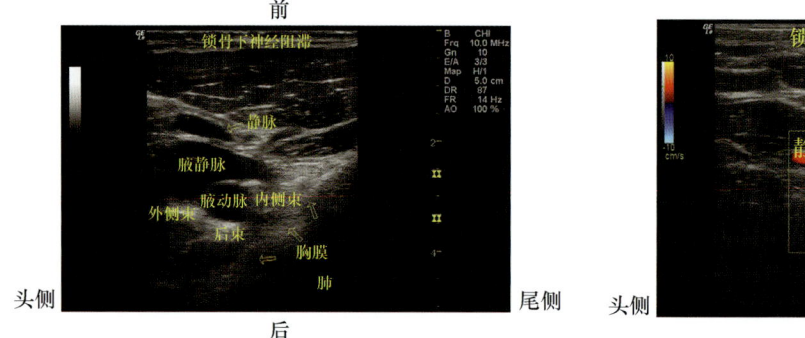

图 7.10 在锁骨下区沿穿刺针可能路径上的不规则血管

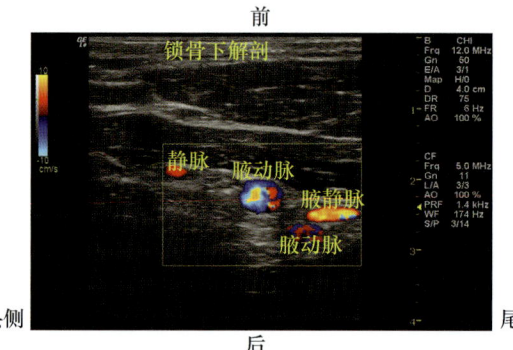

图 7.11 锁骨下区彩色血流多普勒辨认不规则血管结构

补充注意事项

在摆体位时患者手臂也可以外展约 90 度，使臂丛远离胸腔从而远离肺。对于体型瘦患者或者初扫描时发现臂丛与胸腔十分邻近者，该法可能有益。

若初扫描时辨认腋静脉困难，可能是由于操作者将探头压向皮肤力度太大，导致腋静脉塌陷，扭曲了整体解剖结构。

若不确定一个高回声结构是否血管，可使用超声仪的彩色血流多普勒（图7.11）和/或脉冲多普勒（图7.12）功能来分辨有疑问的结构。

进针

在获得足够清晰图像并确认实施阻滞安全后，于超声探头头侧端皮肤打一局麻药皮丘。用钝尖穿刺针经此皮丘在超声束平面内（in plane，IP）从头侧向尾、向后朝臂丛方向进针（图 7.13）。在显示屏上角（头侧前方）寻找穿刺针或穿刺运动的影像。当穿刺针在传感器下时，超声显像为一条高回声线。不能盲目进针，如果开始看不到穿刺针显像，停止进针并检查双手位置以确定阻穿刺恰恰穿过超声探头发出的超声束。若穿刺针所在位置合适而显示屏上仍不显像，可能需将探头轻微倾斜或旋转以使穿刺针显像。目标结构初扫描的图像就算有变化也应很小，若因确定穿刺针的位置而致初扫描图像明显改变，退出穿刺针，从初扫描步骤开始重新操作。进针路径应该指向腋动脉正后方。注射药物前针尖的理想位置应该在腋动脉后方贴

7 · 锁骨下臂丛阻滞

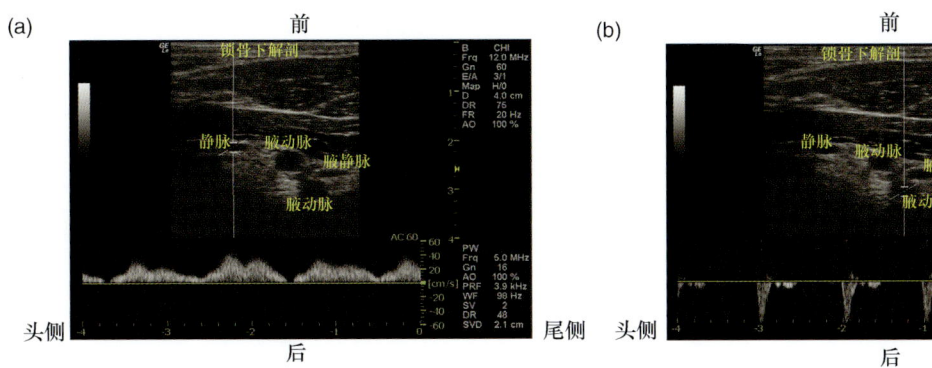

图 7.12　a 和 b 均为锁骨下区，使用脉冲多普勒辨认不规则血管结构

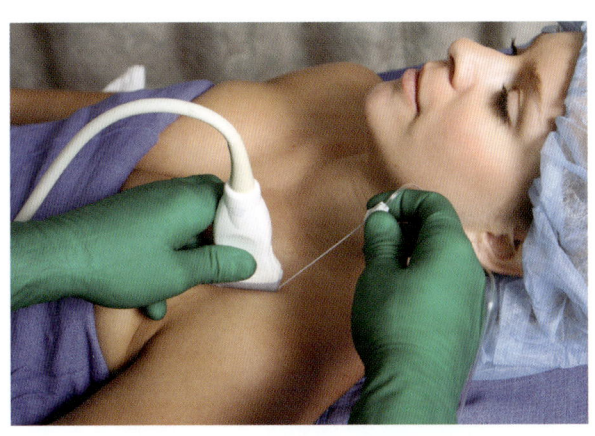

图 7.13　实施锁骨下臂丛神经阻滞的超声探头和平面内进针的位置

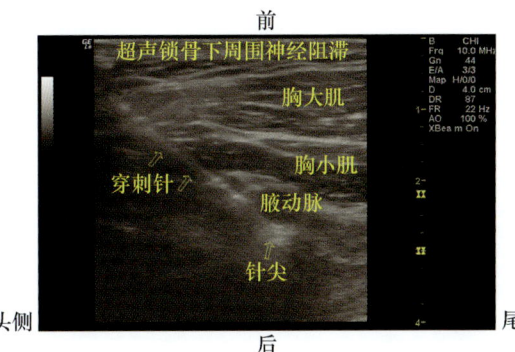

图 7.14　锁骨下臂丛神经阻滞开始穿刺针放于邻近后束的理想位置

近后侧束处（图 7.14）。应该特别注意避免穿刺针接触臂丛各束以减少可能发生的神经损伤。

补充注意事项

需要超声保持时刻监视穿刺针最重要的部分是针尖，若不能时刻监视针尖，很难确定它位于何处，可能刺到何物，我们只能监视到穿刺针在狭窄的超声束内穿行的部分。

局麻药注入及调整穿刺针位置

由于臂丛各束支被腋动脉分隔开了，所以可能需要多点穿刺阻滞才能使局麻药充分扩散至三大束支。当针尖邻近后束时就可以开始注入局麻药，在开始注射局麻药及每注入 3～5ml 药液后都应多次负压回抽确认。每注入 3～5ml 药液后停下来回抽可以减慢注射速度，从而可能降低注射压力。若注射阻力大，停止注射并调整穿刺针的位置。需特别注意局麻药的扩散情况，它表现为一个低回声膨胀区，注药后局部会形成一个很好的包裹区，局麻药向腋动脉头侧和尾侧扩散，呈一个新月形包绕外侧束和内侧束（图 7.15）。这通常会导致腋动脉受压，但这样的结果实际上与更高的阻滞成功率一致（图 7.16）。如果局麻药从后束向内侧束、外侧束扩散并包绕它们，只要没有可疑的血管内或

63

第二篇　上肢周围神经阻滞

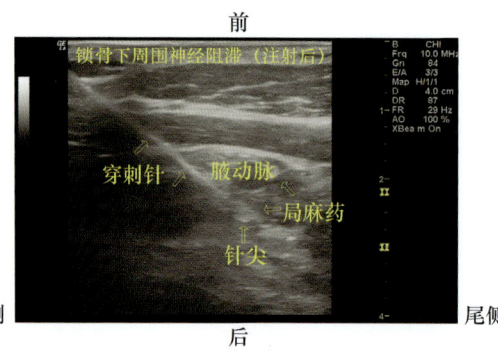

图 7.15　锁骨下臂丛阻滞时适量局麻药在腋动脉周围扩散

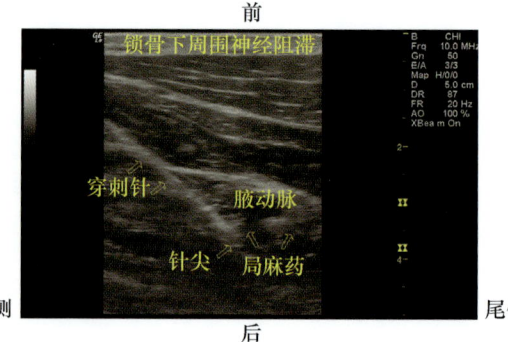

图 7.16　锁骨下臂丛阻滞时适量局麻药在腋动脉周围扩散且压向腋动脉

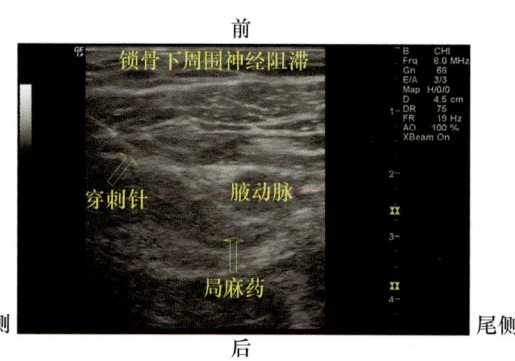

图 7.17　在后束旁注射后局麻药向外侧束和后束扩散

神经内注射，则注射药物过程中不需要调整针尖位置。若药物扩散非如上所述，需调整穿刺针位置（图 7.17）。如果局麻药没有扩散至外侧束，则穿刺针沿原路径缓慢退出至针尖邻近外侧束处，回抽试验阴性后按每次 3～5ml 为剂量单位再注射一些局麻药，继续留意局麻药在合适的筋膜层面内的扩散情况。若局麻药没有很好地包绕内侧束，则将穿刺针沿原进针路径稍后退令针尖至外侧束和胸小肌筋膜之间，在这里注射局麻药可以通过向腋动脉浅表扩散而到达内侧束。或者可以将穿刺针撤出更多一些至胸小筋膜表面，然后放平穿刺针角度（将穿刺针尾端向患者压低）以更钝角度方向进针，这会使穿刺针刚好经腋动脉前方/浅表处穿过胸小肌筋膜，

令针尖到达近内侧束位置（图 7.18）。应特别小心以避免刺到腋静脉。在负压回抽无血后，以每次 3～5ml 为剂量单位注射剩余的局麻药，仍需特别注意观察局麻药在正确筋膜层面内的扩散情况。至此已完成锁骨下臂丛阻滞。经验丰富者完成该阻滞仅需一至两个穿刺路径。

> **补充注意事项**
>
> 回抽试验阴性并不能完全排除血管内注射药物。
>
> 若未见局麻药扩散的影像则应保持警惕血管内注射药物的可能性，因为这可能提示局麻药积于血管而不在神经周围。
>
> 每注射药物 3～5ml 后暂停注射以再确定负压回抽无血有助于减慢注射速度，可以潜在地降低注射压力。

肋间臂神经阻滞

肋间臂神经阻滞应在腋窝高处实施，首先患者手臂外展约 90 度，上臂区常规消毒，然后将装于 10ml 注射器内的局麻药经 3cm 长 25G 针头注射到皮下，沿腋皱襞自三角肌前头至三头肌长头打一个线状皮丘（图 7.19）。

7 · 锁骨下臂丛阻滞

> **补充注意事项**
>
> 由于部分患者外展手臂会疼痛，建议在臂丛阻滞后实施肋间臂神经阻滞。
>
> 需要使用上肢止血带的手术操作，若以锁骨下臂丛阻滞为主要麻醉手段，则补加肋间臂神经阻滞是有益的，这可以令患者更易耐受止血带压迫的不适感。

作者的临床经验

- 剂量方案：为了延长阻滞时间以控制术后疼痛，同时加快外科麻醉起效时间，我们通常应用 30～40ml 的 0.75% 罗哌卡因实施锁骨下臂丛阻滞。麻醉药的剂量和容量大小受患者及其病史、相关并发疾病情况及局麻药扩散等因素的影响。

- 使用甲哌卡因、利多卡因等短效药代替罗哌卡因更适用于以下情况：仅需手术时麻醉而不用术后镇痛者（例，动-静脉瘘，神经节囊肿切除术），术后需尽早评价神经功能者，患者希望被阻滞肢体尽早恢复感觉或功能者。

- 在锁骨下区开始消毒时，建议也同时消毒锁骨上区，如果锁骨下区结构因位置太深而不能很好显像，或者有不规则血管妨碍安全实施阻滞，这样我们就可以将超声探头立即滑向更表浅且解剖结构更满意的锁骨上区实施阻滞。

- 虽然我们提倡试图令局麻药包绕神经周围，但没有研究支持这样做会使起效更快、作用时间更长或者成功率更高。我们的倡议是基于自己的临床经验和基于解剖学与生理学的推断。

- 我们实施肋间臂神经阻滞作为锁骨下臂丛阻滞下实施手术的补充措施，虽然肋间臂神经阻滞不是"真正"地阻断止血带疼痛，但它确实阻断了与止血带充气相关的皮肤不适感。其补充功能可以

图 7.18 调整穿刺针位置使针尖到内侧束旁

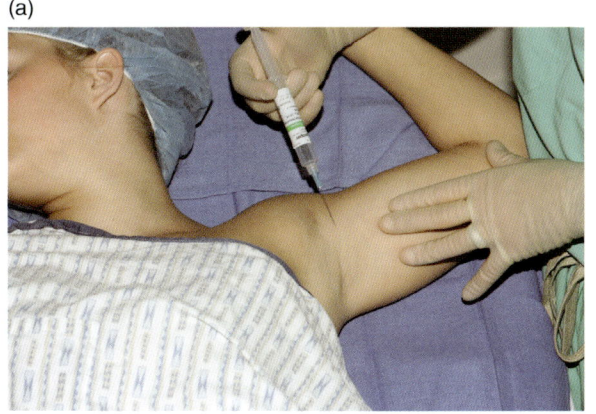
(a)

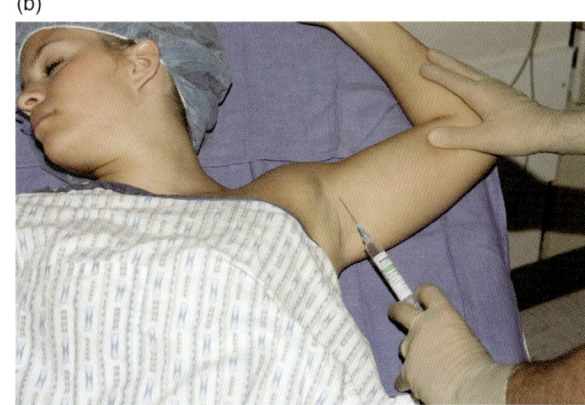
(b)

图 7.19 实施肋间臂神经阻滞

增加患者舒适度，令术中患者镇静易于控制。

推荐阅读

Bloc S, Garnier T, Komly B, *et al.* (2007). Spread of injectate associated with radial or median nerve-type motor response during infraclavicular brachial-plexus block. *Reg Anesth Pain Med*, **32**(2):130–5.

Neal J M, Gerancher J C, Hebl J R, *et al.* (2009). Upper extremity regional anesthesia: essentials of our current understanding, 2008. *Reg Anesth Pain Med*, **34**(2):134–70.

Porter J M, McCartney C J, Chan V W. (2005). Needle placement and injection posterior to the axillary artery may predict successful infraclavicular brachial plexus block: a report of three cases. *Can J Anaesth*, **52**(1):69–73.

Ruiz A, Sala X, Bargallo X, *et al.* (2009). The influence of arm abduction on the anatomic relations of infraclavicular brachial plexus: an ultrasound study. *Anesth Analg*, **108**(1):364–6.

Sauter A R, Smith H-J, Stubhaug A, Dodgson M S, Klaastad O. (2006). Use of magnetic resonance imaging to define the anatomical location closest to all three cords of the infraclavicular brachial plexus. *Anesth Analg*, **103**(6):1574–6.

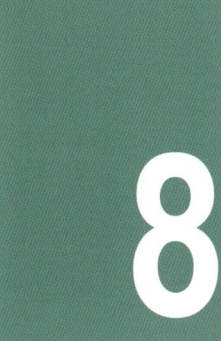

8 腋路周围神经阻滞

（赵振龙 译　陶　涛 审校）

简介及应用解剖学

超声引导腋路臂丛阻滞是前臂和手外科操作常用区域麻醉方法。该技术在腋窝水平实施，在此处可以阻滞臂丛五个主要终支中的四支（图8.1和表8.1～表8.3）。

臂丛

臂丛由 C_5 ～ T_1 颈神经前支发出，在腋窝处形成5条主要终支（图8.1）。其中三支（正中神经、桡神经和尺神经）仍然位于腋动脉周围，以神经血管束的形式穿过腋窝到

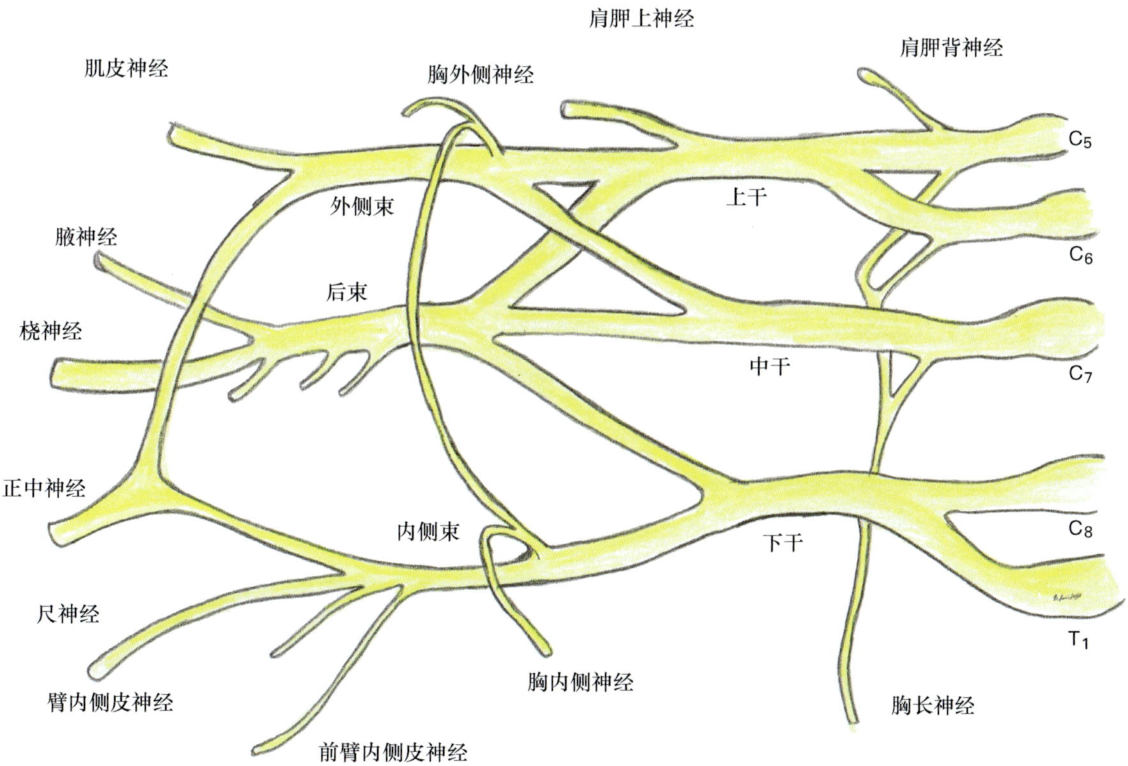

图 8.1　臂丛及到上肢的不同周围神经

表 8.1 适合超声引导腋路臂丛阻滞的手术操作举例

手术操作		需补加阻滞的神经
手及手指手术	R	—
腕及桡骨远端手术	R	—
前臂手术	R	肋间臂神经[1]
肘窝内或肘窝下血液透析瘘手术	R	肋间臂神经[1]
二头肌远端修复术	M	肋间臂神经[1]
肘关节切开/肘关节关节镜手术	M	肋间臂神经[1]
尺神经移位术	M	肋间臂神经[1]
肱骨远端手术	M	肋间臂神经[1]
血液透析瘘手术（肘关节以上）	NR	—
肱骨近端/肩关节手术	NR	—

注：R= 推荐；M= 可能；NR= 不推荐。
[1] 肋间臂神经补充阻滞也覆盖臂内侧皮神经和前臂内侧皮神经

表 8.2 腋路臂丛阻滞的禁忌证

绝对禁忌证	相对禁忌证
患者拒绝	同侧神经肌肉疾病/损伤
阻滞针穿刺点感染	抗凝或凝血功能异常
局麻药过敏	脓毒症或未处理的菌血症

达手臂。正中神经（$C_5 \sim T_1$）由内侧束和外侧束分支组成。桡神经（$C_5 \sim T_1$）和腋神经（$C_5 \sim C_6$）是后束的延伸支，腋神经在腋窝较高部位形成。尺神经（C_8，T_1）由内侧束发出，肌皮神经（$C_5 \sim C_7$）是外侧束延伸的终支。肌皮神经与腋神经一样在腋窝近端形成。支配上臂和前臂内侧感觉的臂内侧皮神经和前臂内侧皮神经也于腋窝顶处由内侧束发出（图 8.2）（也见第 4 章：上肢区域阻滞解剖学）。

> **补充注意事项**
>
> 由于腋神经、臂内侧皮神经和前臂内侧皮神经于腋窝较高处发出，所以在腋路臂丛阻滞时，部分或所有这些神经可能不会被阻滞。
>
> 虽然肌皮神经在腋窝更高处由外侧束发出，且通常不与腋动脉伴行，但在超声引导下能够很容易找到它。

肋间臂神经

肋间臂神经最初自 T_2 肋间神经发出，偶尔也有源自 T_1 或 T_3 的分支加入。它不是臂丛的组成部分，实施臂丛阻滞时不被阻滞。它负责支配腋区感觉神经，也支配上臂内侧和后侧感觉（与臂内侧皮神经一起）。

表 8.1 列出了适合腋路臂丛阻滞的手术操作。

禁忌证

表 8.2 列出了腋路臂丛阻滞的禁忌证。

不良反应和并发症

表 8.3 示腋路臂丛阻滞相关不良反应和并发症。

> **补充注意事项**
>
> 涉及到上臂内侧的手术需要补加实施肋间臂神经阻滞。

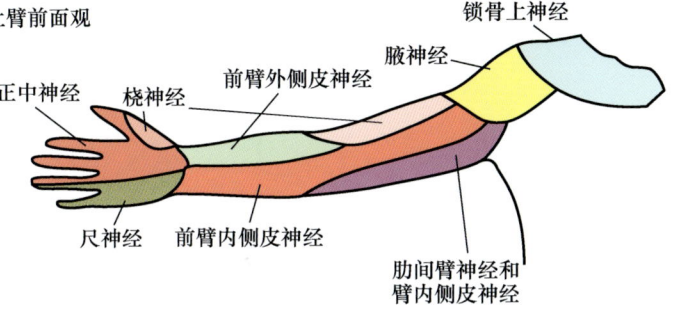

图 8.2　支配上肢感觉神经分布

表 8.3　腋路臂丛阻滞相关不良反应和并发症

不良反应	并发症[1]
局麻药持续效应部分期间肢体运动阻滞	
短暂腋区疼痛/不适	

注：[1] 所有神经阻滞常见潜在并发症有感染、神经损伤、局麻药中毒、血管损伤及大出血或血肿

超声解剖学

定位标志：腋动脉

超声引导下实施该阻滞的定位标志是腋动脉（图 8.3）。需要注意目标神经位于腋动脉周围的位置在个体间有相当大的变异。

把超声探头与患者胸大肌在腋窝内形成的前腋襞平行放置，探头方向标记朝向头端，可以获得腋区神经血管结构横断面图像（图 8.4）。

大多数患者的腋动脉和腋静脉都比较表浅，通常不超过 1cm 到 2cm 深。尽管臂丛的位置变异很大，但以腋动脉为标志，通常可在其上方找到正中神经，在其下方找到尺神经，在其后方（深面）可找到桡神经（图

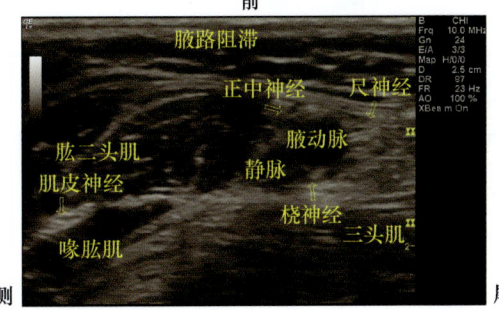

图 8.3　腋区超声解剖学

需要辨认的结构	可能看到的结构
腋动脉	肱二头肌
腋静脉	喙肱肌
臂丛神经终支：正中神经、尺神经和桡神经	三头肌
肌皮神经	肱骨

8.5）。肌皮神经由外侧束较早发出，因阻滞所处的腋窝高度而通常远离腋动脉鞘。在腋皱襞下，肌皮神经通常位于肱二头肌（短头）和喙肱肌之间（图 8.3）。

第二篇　上肢周围神经阻滞

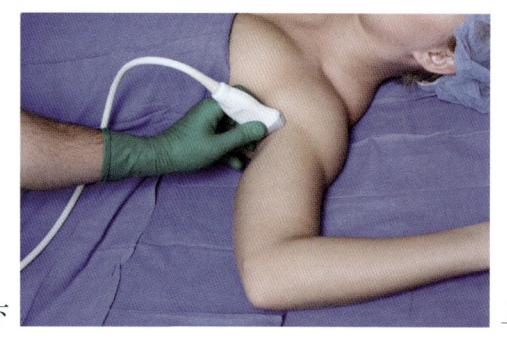

图 8.4　超声探头在患者腋区的位置和方向

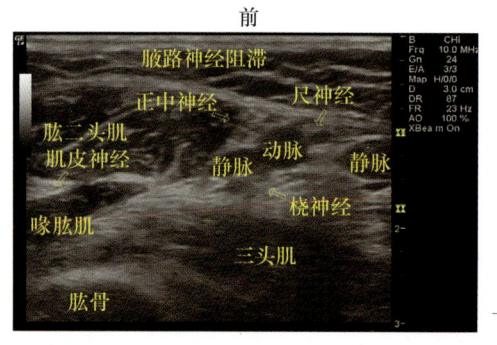

图 8.6　轻压探头状态下腋区超声解剖，注意阻滞目标神经附近的丰富静脉

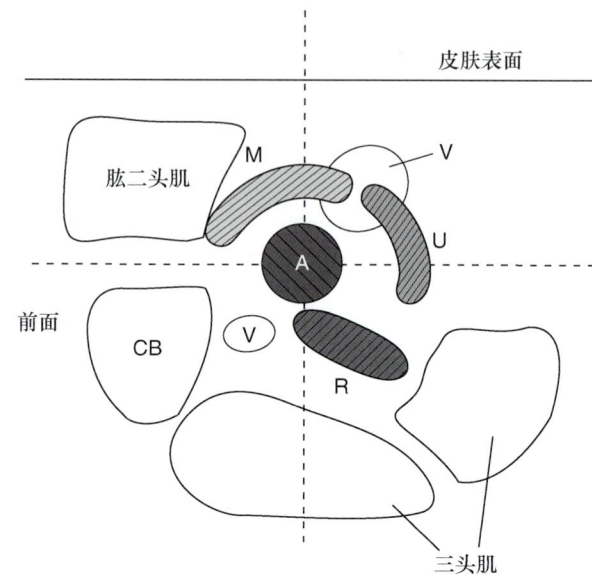

图 8.5　腋窝水平横断面解剖示神经大致位置及其与腋动脉间的关系

A＝腋动脉；CB＝喙肱肌；M＝正中神经大致位置；R＝桡神经大致位置；U＝尺神经大致位置；V＝静脉

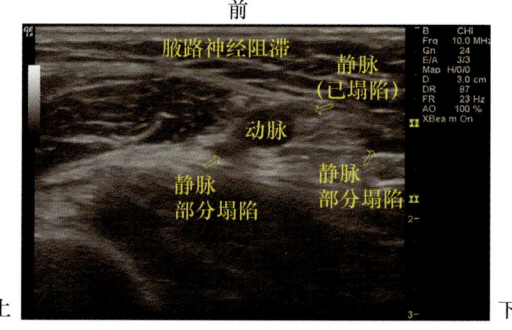

图 8.7　探头压力增加状态下静脉均已塌陷

考虑到阻滞目标神经附近静脉丰富，故实施该阻滞时正确的扫描方法和掌握血管结构相关知识极其重要。腋区静脉比动脉丰富得多且其位置多变。腋静脉形成于大圆肌下界，向第一肋骨外侧缘走行，汇入锁骨下静脉。在腋区内可能存在很多静脉吻合，然而在横断面成像给人以腋区很多静脉的感觉（图 8.6 和图 8.7）。

补充注意事项

由于腋区血管丰富的特性，实施该入路神经阻滞时应提高对静脉妨碍的警惕，扫描时对超声探头的压力轻时，易于显像静脉，然而增大压力则静脉显像消失。

物品准备

- 带有高频线阵超声探头的超声仪
- 皮肤消毒剂
- 5cm 钝尖穿刺针
- 超声探头套
- 无菌超声耦合剂
- 穿刺点皮肤浸润用局麻药
- 无菌手套
- 装于 20ml 注射器内的局麻药适量

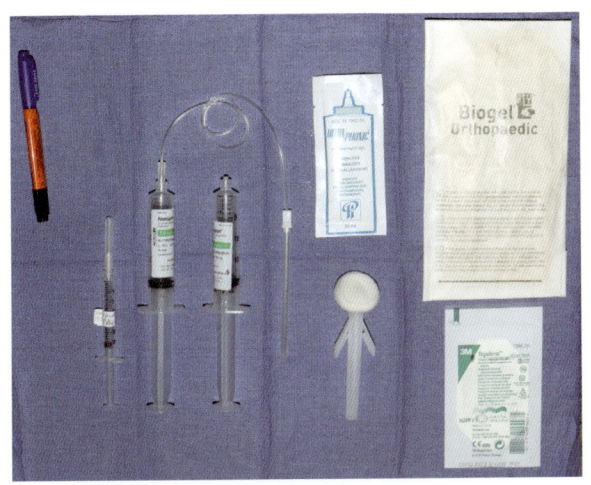

图 8.8　用于超声引导腋路臂丛阻滞的准备物品盘

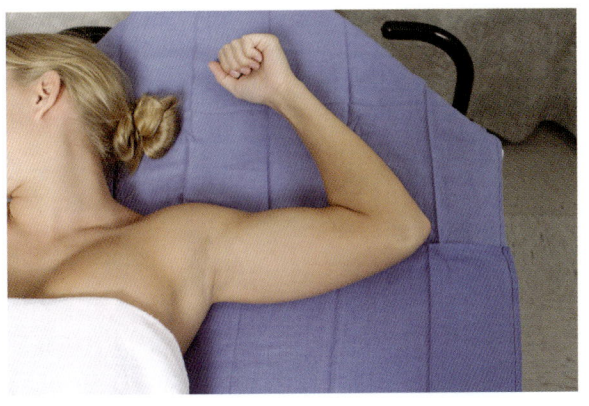

图 8.9　患者上肢舒适地外展、屈肘以显露腋区

- 适当镇静、合适的监护并吸氧
- 图示见图 8.8

操作

技术小结

1. 监护患者，予以适当镇静
2. 操作区使用消毒剂消毒
3. 用透明无菌贴膜贴覆超声探头
4. 全面超声扫描以找到穿刺针理想进针点
5. 打局麻皮丘
6. 置入阻滞穿刺针并引导向目标结构
7. 注射局麻药
8. 必要时调整穿刺针位置以完成阻滞

扫描

实施该特殊入路神经阻滞时患者仰卧位，令床头仅轻微抬高。被阻滞侧上肢外展、屈肘，令患者手臂舒适地放于床上以最大显露腋区（图 8.9）。摆体位时应注意若床头升得太高会导致手臂向躯干内收受阻，尤其是在患者被镇静后更会如此。

超声仪置于被阻滞侧床头，操作者面对超声仪，靠近患者一侧的手控制超声探头。例如实施左侧腋路臂丛阻滞操作医师左手进行超声扫描，右手操作穿刺针。

先用无菌消毒液消毒患者腋区，超声探头贴覆无菌膜（Tegaderm™，3M，St Paul，MN，USA），少量超声耦合剂涂于探头上，将探头平行放于患者腋窝内胸大肌形成的前腋襞处开始扫描（图 8.10）。该探头方向可以获得探头下目标神经和血管标志的横断面图像。

注意将超声探头上的方向标识朝向头侧，与超声显示屏上的方向标识相对应。显示屏方向标识在超声仪屏幕左上角，大多数表浅结构会显示于屏幕上方。

在置入穿刺针前，重要的是获得对患者神经血管解剖结构的全面了解，注意阻滞目标神经邻近的血管。超声探头应与患者皮肤轻轻接触以获得清晰的腋区横断面图像。开始需用力足够以使探头与患者全面接触，但压力不能太大否则导致表浅静脉被压塌陷。在定位后改变施加于探头上的压力可以有利于辨认开始不易显示的静脉结构。利用彩色血流或多普勒图像也有助于辨别阻滞区域内需要避开的血管（图 8.11、图 8.12 和图 8.13）。

腋区神经通常呈混合回声：低回声中心（束）外被高回声环（结缔组织）所包绕。在该横断面图上神经通常呈圆形，环绕于低回

第二篇　上肢周围神经阻滞

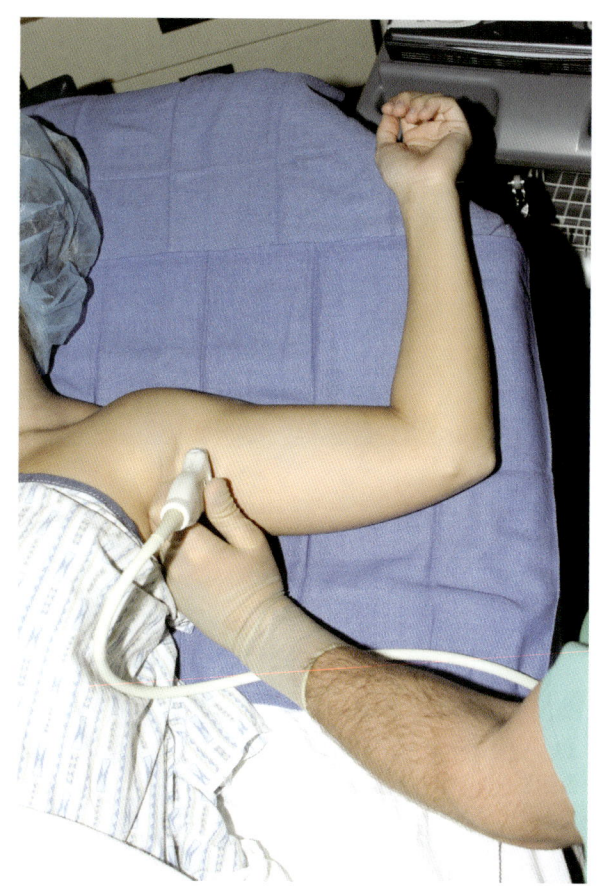

图 8.10　腋路臂丛阻滞前对患者超声检查

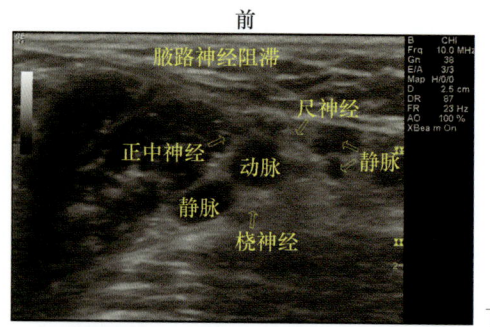

图 8.11　腋区超声解剖学

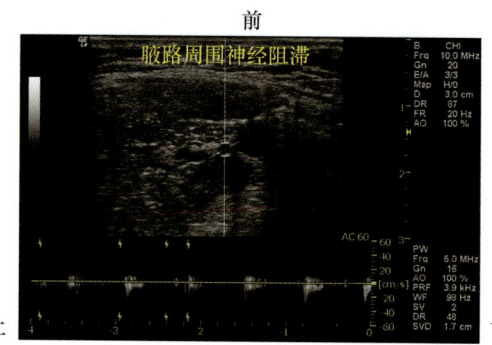

图 8.13　多普勒图像辅助检查腋区血管结构

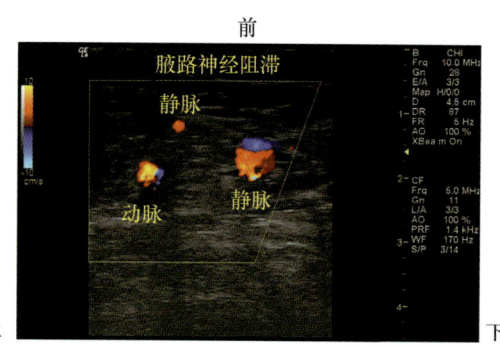

图 8.12　彩色血流图像辅助检查腋区血管结构

声的血管周围。

进针

最好的穿刺针进针入路就是到达每个阻滞目标且最好地避开血管阻碍而进针路径数最少的那个入路。我们的目标是尽可能减少进针路径且覆盖必需神经分布。

> **补充注意事项**
>
> 大多数情况下，该入路阻滞最初目标神经是桡神经，因为通常它的位置最深。其他较表浅的神经可通过监视局麻药向其扩散或调整穿刺针而实现阻滞。

在探头上方（头侧）注射一局麻药皮丘，将钝尖穿刺针经此皮丘置入，在超声扫描声束平面内，自头侧向尾后侧朝向臂丛神经进针（图 8.14 和图 8.15）。在超声显示屏上角近屏幕标识处寻找穿刺针显像，一旦穿刺针位于探头下方，图像上应显示为一条高回声

8 · 腋路周围神经阻滞

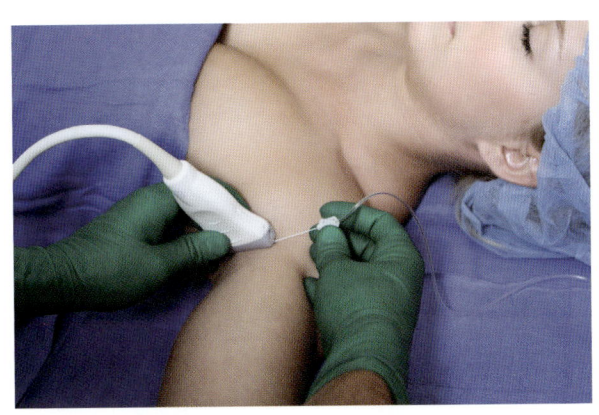

图 8.14　腋路臂丛阻滞时平面内穿刺针进针

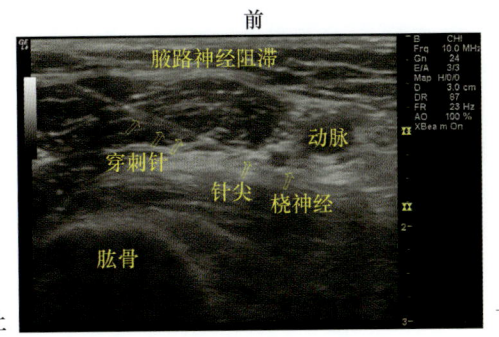

图 8.15　腋窝平面内穿刺针到达桡神经

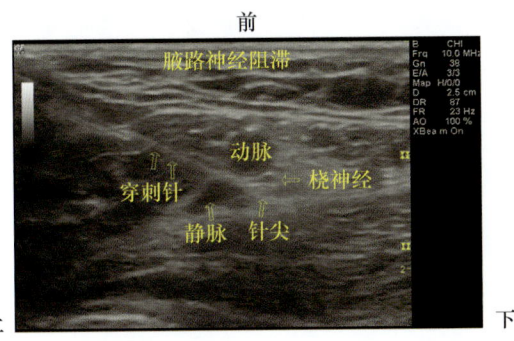

图 8.16　目标指向桡神经，注意阻滞目标神经附近有一根大静脉

线，该区目标结构比较表浅，通常小于 1cm 到 2cm 深。

不要盲目进针，若开始未见到穿刺针显像，停止进针，检查手的位置以确定穿刺针是否正穿过超声探头的扫描束。若穿刺针看起来位置正确，但仍然不能在屏幕上看清，则轻微倾斜或旋转探头以令屏幕上可见穿刺针。阻滞目标结构原扫描图像即使有变化也应很小，若因确定穿刺针的位置而致原扫描图像明显改变，则退出穿刺针重新操作。

依据患者解剖学结构情况，只要无血管结构/阻碍，腋动脉周围所有神经通常都能从该穿刺针位置被成功阻滞。

补充注意事项

要记住应用平面内法进针时，超声唯一可见的穿刺针部分是其在超声束内狭小区域走行的部分，若不能监视穿刺针的全部，则这可见的部分可能包括或不包括针尖。所以应努力令全部针体保持在超声束内以维持对针尖位置的监视。

注射局麻药与调整穿刺针位置

在清楚目标神经周围血管结构情况下，可以增加探头压力以助压塌陷位于预计进针路径上的小静脉。一旦针尖位于邻近目标神经的安全位置，就可以注入局麻药（图 8.16～图 8.21）。注入局麻药量每增加 3～5ml 后需试回抽以确定针尖在血管外。在超声下应能一直观察到注入局麻药的扩散，否则提示操作者即使此前回抽试验阴性也要立即停止注射。

此外，需留意注射阻力的大小，若发现注射阻力增加或注射压非常高，则应停止注射，因为这是针尖位置不佳且可能位于神经内的征象。

第二篇　上肢周围神经阻滞

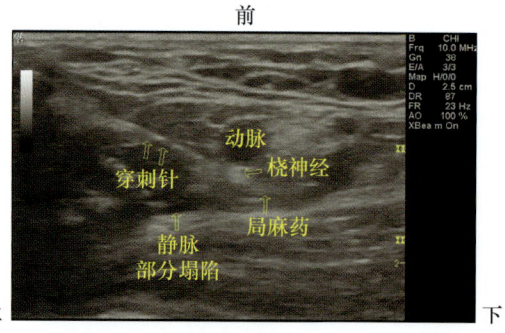

图 8.17　在桡神经附近注射局麻药

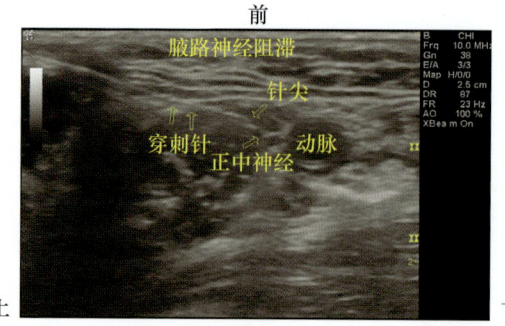

图 8.18　目标指向正中神经

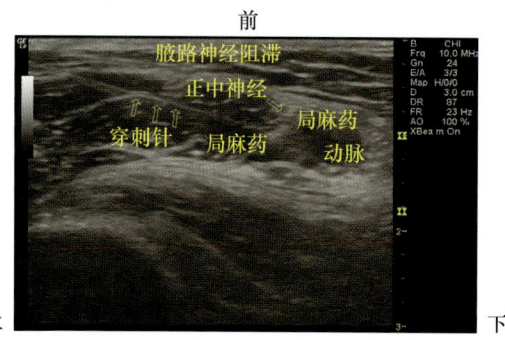

图 8.19　在正中神经附近注射局麻药

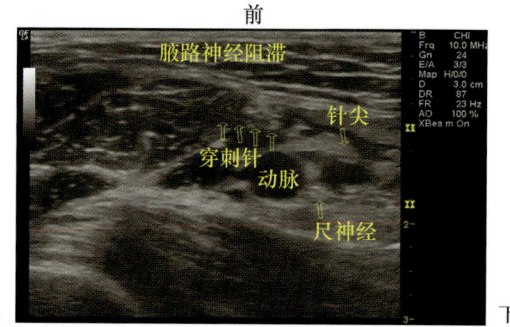

图 8.20　目标指向尺神经

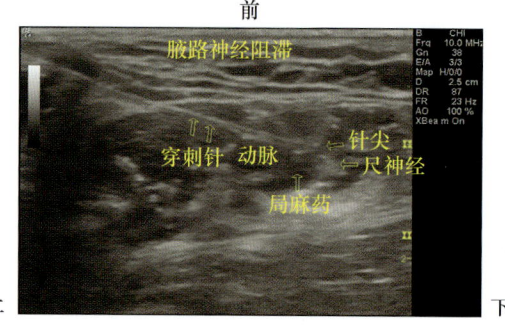

图 8.21　在尺神经附近注射局麻药

> 谨记成功的超声引导腋路臂丛阻滞通常需将局麻药注于神经周围而不是腋动脉周围。由于解剖学变异，有些神经（例如桡神经）可能远离血管，局麻药单纯注于腋动脉周围可能导致神经阻滞部分失败。
>
> 注射局麻药时针尖不必与神经接触以达阻滞目的，实际上这样做有损伤神经的风险。重要的是超声下目睹局麻药在需被阻滞的神经周围扩散，有时这需要微调阻滞针位置方能做到。局麻药的扩散会显示为一个包容良好的低回声膨胀区。

补充注意事项

为成功实施麻醉应熟悉需被阻滞的神经分布。可能不需为手术区提供麻醉和镇痛而阻滞全部臂丛。精通解剖学与神经支配可使医师将局麻药集中用于最有益之处。

如果首次进针入路不能令局麻药在某一特定神经周围充分扩散，则需调整穿刺针位置，通常需要不止一个进针路径以达到局麻药包绕目标神经之目的。通常需 30ml 到 35ml 局麻药以阻滞腋动脉周围三支神经。

8 · 腋路周围神经阻滞

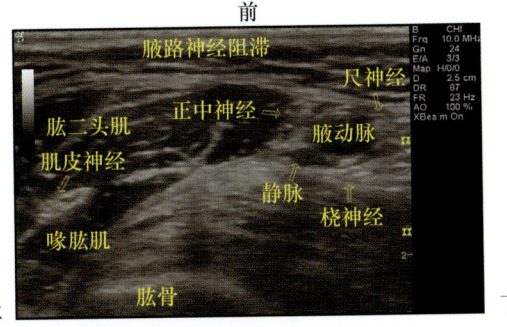

图 8.22 在腋区辨认肌皮神经（箭头示）

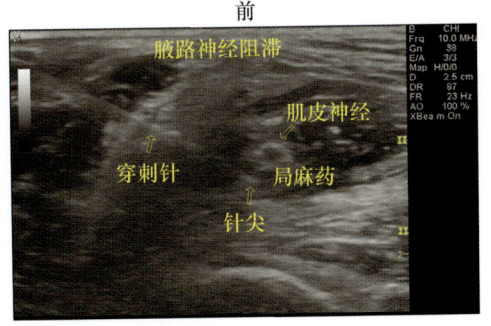

图 8.23 腋窝肌皮神经阻滞：穿刺针穿刺及注射局麻药

补充注意事项

回抽试验阴性不能排除血管内注射，超声探头压力可使静脉结构塌陷，导致针尖实际位于静脉内而回抽结果假阴性。

若超声未见局麻药扩散，这提示局麻药可能正进入血管内，应保持警惕血管内注药的可能性。

补充注意事项

若辨认肌皮神经有困难，将探头自开始扫描处向近端或远端移动有时有助于找到该神经，将其定位后则追踪调整回到实施阻滞需要的位置。

肌皮神经阻滞

腋路臂丛阻滞时需要分辨出肌皮神经并另外进行麻醉。肌皮神经终支除了支配屈肘和腕旋后运动神经外，还支配前臂外侧皮肤感觉神经。前臂外侧皮神经是肌皮神经终支的延伸支，从肘关节附近发出，沿前臂外侧延伸到达腕部。肘窝、前臂和腕部手术通常需要阻滞肌皮神经。

在腋区肌皮神经超声显像形状各异（圆形、卵圆形、泪滴状或扁平形）且呈混合回声性。该神经位于腋动脉上方 7～10 点钟方向，位于肱二头肌与喙肱肌之间，类似于三明治样关系（图 8.22）。

肌皮神经阻滞进针点通常与腋路其他臂丛分支阻滞一样，但穿刺针角度要陡一些，通常 5～10ml 局麻药足以完全包绕该神经（图 8.23）。

肋间臂神经阻滞

肋间臂神经阻滞需在腋窝较高处实施。使患者手臂处于舒适的外展位（同腋路臂丛阻滞体位），上臂区消毒剂消毒，用 3cm 长 25G 针头将约 10ml 局麻药注入皮下，沿腋皱襞自三角肌前头至三头肌长头形成一线性皮丘（图 8.24a 和 b）。（也见第 9 章：其他上肢周围神经阻滞）

作者的临床经验

- 给药方案：我们实施腋路臂丛阻滞通常用总量 30～40ml 的 0.75% 罗哌卡因，以降低外科麻醉起效时间且最大限度延长术后镇痛时间。每支神经约需 10ml 局麻药。麻醉药的剂量和容量受患者、病史、相关并发症和局麻药扩散等因素影响。

- 对不需要延长术后镇痛时间的病例，通常用 20～40ml 甲哌卡因加或不加肾

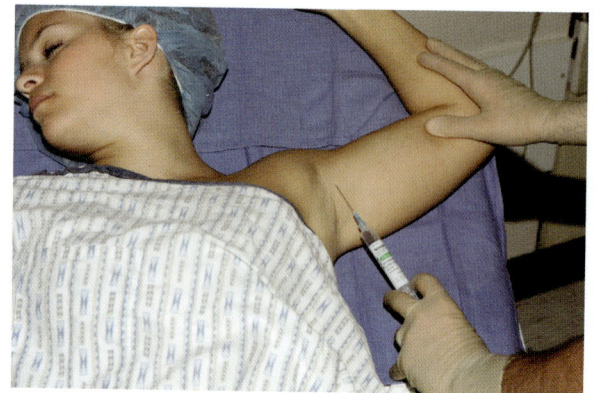 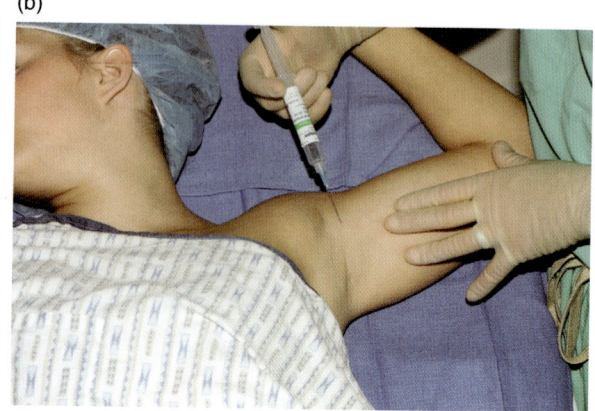

图 8.24　肋间臂神经阻滞

上腺素来替代（罗哌卡因）。
- 应用超声引导腋路臂丛阻滞的优点包括：
  - 目标结构表浅的特性及易于采集图像；
  - 若采用浅角度"平面内"进针路径易于辨认穿刺针；
  - 可能极大地降低或者消除了气胸和累及膈神经的风险；
  - 若发生血管损伤，操作处易于压迫（止血处理）。
- 应用超声引导腋路臂丛阻滞的缺点有：
  - 在血管丰富区域应用局麻药，而阻滞每支神经通常需要多条进针路径；
  - 必须在远离腋动脉处找到肌皮神经并另外进行阻滞；
  - 在该高敏感区域实施神经阻滞后有些患者会抱怨腋区不适；
  - 有些患者因临床情况（例：骨折、上肢僵直等）而致阻滞时患肢外展受限；
- 我们执业时通常以锁骨下臂丛阻滞替代腋路，然而我们发现超声引导下谨慎操作实施腋路臂丛阻滞是安全、便捷、有效的，特别是在手和腕部手术时更是如此。

推荐阅读

Chan V W, Perlas A, McCartney C J, et al. (2007). Ultrasound guidance improves success rate of axillary brachial plexus block. *Can J Anaesth*, **54**(3):176–82.

Neal J M, Gerancher J C, Hebl J R, et al. (2009). Upper extremity regional anesthesia: essentials of our current understanding, 2008. *Reg Anesth Pain Med*, **34**(2):134–70.

Retzl G, Kapral S, Greher M, Mauritz W (2001). Ultrasonographic findings in the axillary part of the brachial plexus. *Anesth Analg*, **92**(5):1271–5.

9 其他上肢周围神经阻滞

（刘友坦　王春艳 译　刘晓军 审校）

颈浅丛神经阻滞

解剖

颈神经丛是由 C_2～C_4 发出的脊神经前支组成的。C_1 的神经纤维和部分 C_2 神经纤维有时可形成神经纤维环。颈丛位于胸锁乳突肌后方，包括颈深丛和颈浅丛两部分。浅丛从胸锁乳突肌外侧缘穿出，支配肩部、颈部和上胸部的大部分皮肤感觉。颈浅丛的分支包括：①枕小神经，②耳大神经，③颈横神经，④锁骨上神经（外，中，内侧三个分支）（图9.2）。锁骨上神经负责大部分肩部和上胸部的皮肤感觉（图9.1）。

物品准备

- 10ml 注射器
- 1.5 英寸 25G 的穿刺针
- 无菌手套
- 皮肤消毒剂
- 无菌的皮肤记号笔

操作

颈浅丛阻滞在胸锁乳突肌外侧缘进行。把乳突至胸锁乳突肌锁骨头附着点连线中点

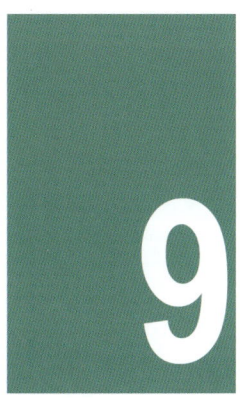

图 9.1　上肢的感觉神经支配

第二篇 上肢周围神经阻滞

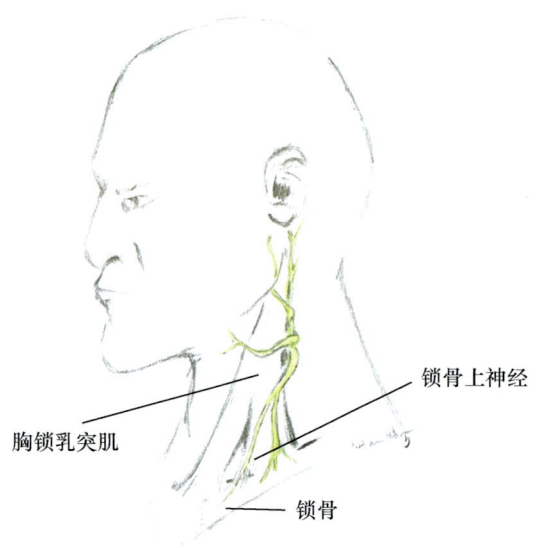

图 9.2 颈浅丛从胸锁乳突肌胸骨头外侧缘穿出

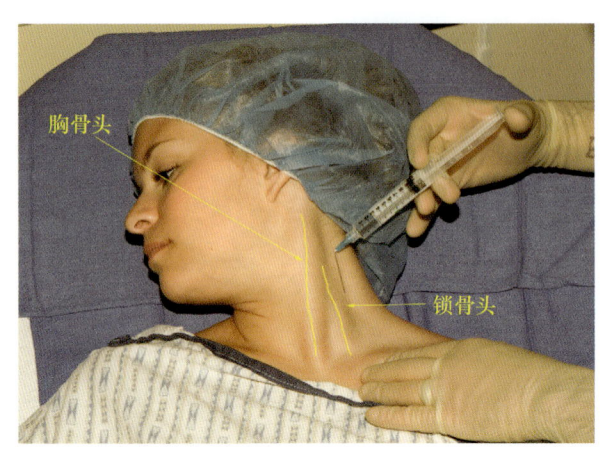

图 9.3 局麻药沿胸锁乳突肌锁骨头外侧缘注入。注意图中明显隆起的是胸锁乳突肌胸骨头，而不明显的是锁骨头

定位为胸锁乳突肌锁骨头外侧缘进针点。将半量局麻药沿胸锁乳突肌外侧缘浅面向头侧作扇形注射，另外一半局麻药则沿胸锁乳突肌外侧缘浅面向尾侧作扇形注射（图 9.2 和图 9.3）。颈浅丛阻滞是区域阻滞，而非皮神经阻滞，也不是颈深丛阻滞，所注射的局麻药应该分布于胸锁乳突肌的深面。

并发症

为避免局麻药物注射到蛛网膜下腔、硬膜外腔或引起膈神经阻滞，进针深度应该以能到达胸锁乳突肌的层次为宜。因有些患者的肺尖会出现在锁骨上方，为了避免造成气胸，在向下方注射局麻药时进针不能过深。

作者的临床经验

- 我们使用的局麻药通常是 0.5% 或 0.75% 的罗哌卡因 5～10ml。
- 肌间沟法臂丛阻滞注射的局麻药可能会向 C_2～C_4 神经根扩散，引起颈浅丛阻滞。这种由肌间沟局麻药扩散所致的 C_2～C_4 神经根阻滞消退较快，因而其颈浅丛麻醉效果也很快消失，所以我们在锁骨或肩部开放性手术时可能加一个颈浅丛阻滞。
- 即使是效果很理想的肌间沟臂丛阻滞麻醉，有些患者在行肩部开放手术或肩关节镜手术时，仍可能会感到其肩前部或后部由颈浅丛神经分布区域的皮肤切口疼痛，对这些患者应当考虑给他们另外加做一个颈浅丛阻滞。
- 肩部手术时如果用锁骨上臂丛阻滞代替肌间沟臂丛阻滞，我们建议同时行颈浅丛阻滞加肩胛上神经阻滞作为补充。

肩胛上神经阻滞

解剖

肩胛上神经由臂丛上干发出，包含源于 C_5～C_6 的脊神经纤维。该神经向后穿过肩胛切迹，走行于冈上肌和冈下肌之间，支配这些肌肉的运动。锁骨上神经支配肩关节囊、肩关节和肩锁关节的感觉。

物品准备

- 10ml 注射器
- 1.5 英寸 25G 穿刺针

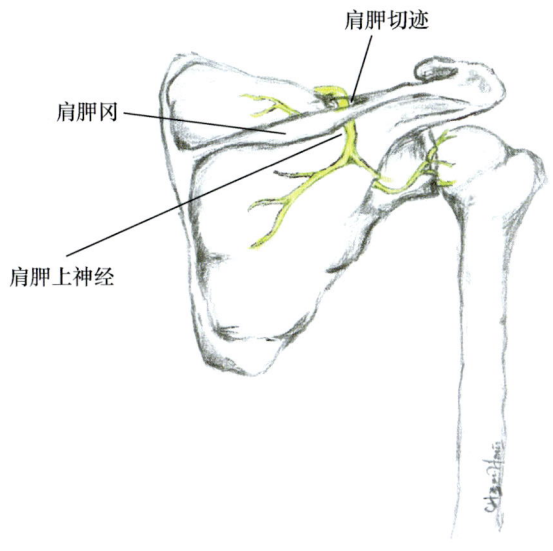

图 9.4 肩胛上神经穿过肩胛切迹

- 无菌手套
- 皮肤消毒剂
- 无菌皮肤记号笔

操作

作肩胛上神经阻滞时,患者最好取坐位,手臂内旋。确定肩胛冈及其中点的位置,穿刺针沿旁矢状面向尾端刺入直达肩胛冈,局麻药在肩胛冈上方呈"扇形"注入(图 9.4 和图 9.5)。

并发症

如果操作不当会造成气胸。为减少气胸发生,进针时方向向尾侧而不能向前。手臂内旋可使肩胛骨外移,避开肺,这样也能降低发生气胸的风险。

作者的临床经验

- 我们使用 0.75% 的罗哌卡因 5～10ml 实施肩胛上神经阻滞。如果肩部手术采用锁骨上臂丛神经阻滞麻醉而不是肌间沟阻滞,建议再实施肩胛上神经阻滞以

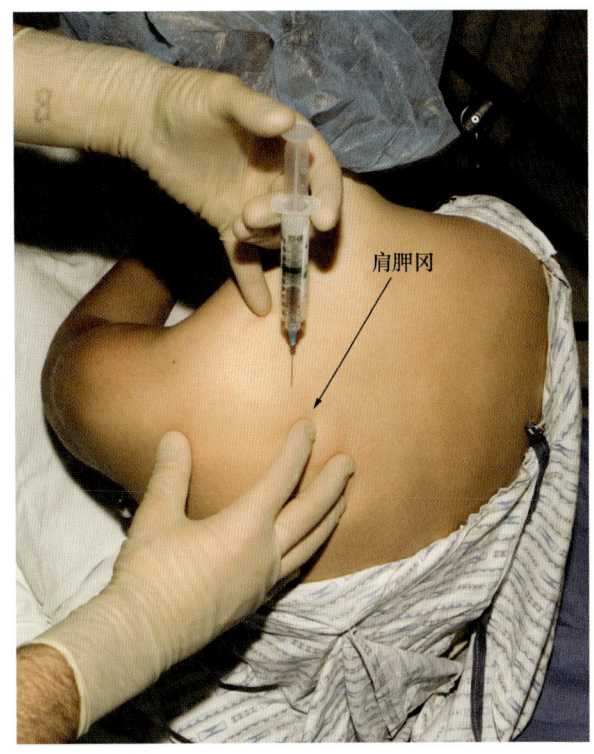

图 9.5 患者肩关节内旋,穿刺针由头侧刺向尾侧

作补充。
- 如果行肌间沟神经阻滞或锁骨上神经阻滞难度大或有禁忌证,作肩胛上神经阻滞联合颈浅丛神经阻滞可为肩部手术镇痛。

肋间臂神经

解剖

肋间臂神经主要起源于 T_2 肋间神经,偶尔有 T_1 或 T_3 肋间神经参与。因此,该神经不是臂丛的分支,臂丛阻滞时不能被麻醉。肋间臂神经支配腋窝以及上臂内侧和后侧皮肤的感觉,臂内侧皮神经和前臂内侧皮神经接近肋间臂神经走行,它们共同构成腋窝以及上臂内侧和后侧、前臂内侧的感觉神经(图 9.6)。

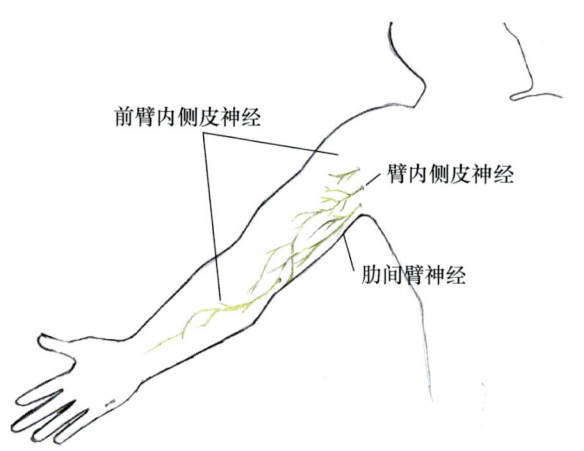

图 9.6 肋间臂神经、臂内侧皮神经和前臂内侧皮神经

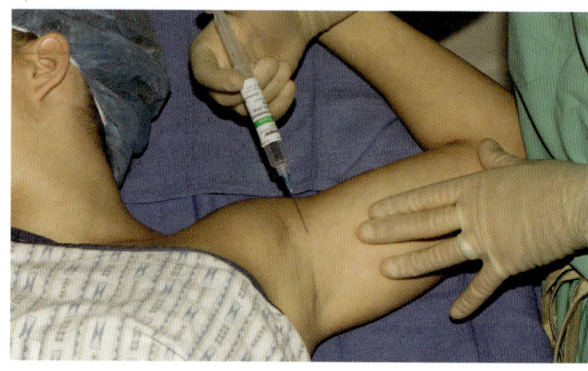

图 9.7 肋间臂神经阻滞

物品准备

- 10ml 注射器
- 1.5 英寸 25G 穿刺针
- 无菌手套
- 皮肤消毒物品
- 无菌的皮肤记号笔

操作

将 5～10ml 局麻药沿三角肌前头到三头肌长头的腋窝皮肤皱褶进行皮下注射（图 9.7）。切记此为皮神经阻滞。

并发症

由于该神经位置表浅，除了出血和/或感染这一所有神经阻滞都可能发生的并发症外，不会有其他并发症。

作者的临床经验

- 我们使用 0.5% 的罗哌卡因 5～10ml 实施肋间臂神经阻滞。
- 肋间臂神经阻滞可用于减轻一些由止血带引起的皮肤不适。导致止血带疼痛原因是复杂的，其中部分原因是由于肌肉缺血，因此单纯皮神经阻滞不能缓解。但是，如果在已经使用了区域神经阻滞的情况下，皮神经阻滞有助于术中患者的麻醉管理。
- 肘部或上臂的任何手术，如果切口延伸到了肋间臂神经支配的区域，就需实施该神经阻滞作为麻醉的补充。肋间臂神经的阻滞区域也可覆盖臂内侧皮神经和前臂内侧皮神经所支配的区域。

推荐阅读

Abram S. (1999). Central hyperalgesic effects of noxious stimulation associated with the use of tourniquets. *Reg Anesth Pain Med*, **24**(2):99–101.

Neal J M, Gerancher J C, Hebl J R, *et al.* (2009). Upper extremity regional anesthesia: essentials of our current understanding, 2008. *Reg Anesth*, **34**(2):134–70.

第三篇　下肢周围神经阻滞

10　下肢区域阻滞解剖学

（赵振龙 译　陶　涛 审校）

区域阻滞的实施需要良好的解剖学基础。在应用这些解剖知识时，我们要认识到虽然其使用于普遍人群，但个体之间也存在解剖变异。全面透彻的应用解剖学和相对解剖学知识是成功实施区域阻滞的基础。在这一章节里，我们将介绍成功实施下肢区域阻滞所需的基本解剖学知识。要安全又成功地实施下肢区域阻滞，必须对腰骶丛神经的解剖有基本的了解。

腰丛

腰丛（图10.1）主要支配下腹壁、骨盆、会阴部以及股前内侧区大部分的皮肤和皮下组织（皮支）、肌肉（肌支）及骨（骨支）。腰丛由 $L_{1\sim4}$ 脊神经的腹支组成，有时还可能含有 T_{12} 和／或 L_5 的分支。腰丛位于后腹壁、椎体横突的前方、腰大肌的深面。腰丛下行过程中很快发出分支支配周围的肌肉组织（腰大肌、腰小肌、髂肌、腰方肌），并开始分出一些终末神经支如髂腹下神经（L_1，＋／－T_{12}）、髂腹股沟神经（L_1）及生殖股神经（L_1 和 L_2）。随后腰丛分成前后两支，前支形成闭孔神经（$L_{2\sim4}$），后支形成股神经（$L_{2\sim4}$）和股外侧皮神经（$L_{2\sim3}$）。

- 髂腹下神经纤维源自 L_1（有时包括 T_{12}）神经。它从腰大肌外侧缘穿出，经腹横肌到达耻骨联合水平，支配沿途的肌肉及下腹部和髋关节前方的皮肤感觉。
- 髂腹股沟神经由 L_1 神经发出。它沿着腹壁下行穿过腹股沟管，支配沿途的肌肉及大腿近端内侧皮肤，在男性还支配阴囊前部皮肤，在女性支配大阴唇的皮肤。

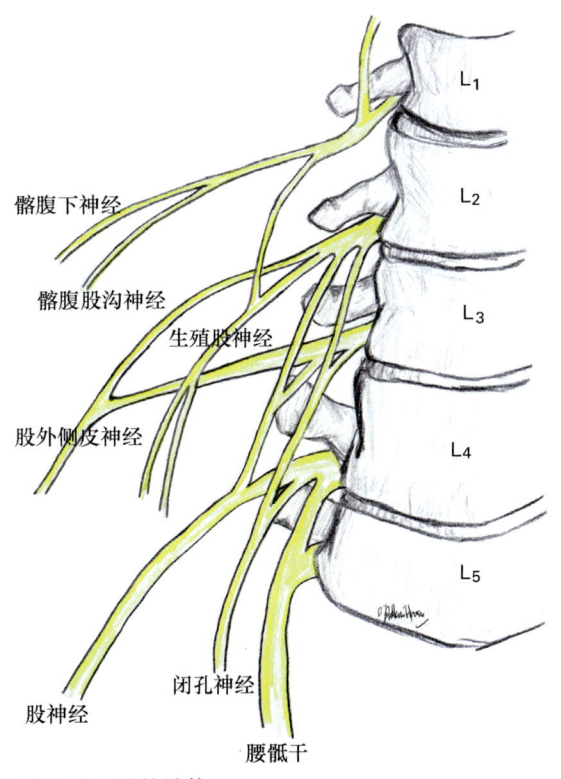

图 10.1　腰丛结构

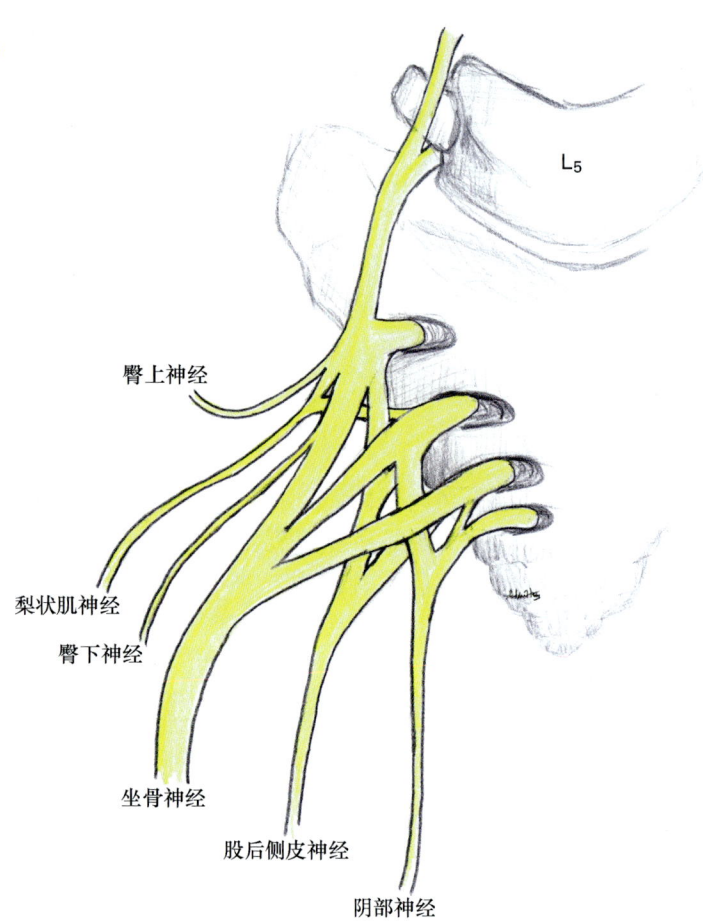

图 10.2 骶丛结构

- 生殖股神经由 L_1 和 L_2 的神经纤维组成。它沿着腹壁走行，穿过腹股沟管，并在腹股沟管内分为股支和生殖支。股支穿出腹壁支配股三角区的皮肤感觉，生殖支在男性支配提睾肌及阴囊的皮肤筋膜，在女性支配大阴唇的皮肤。
- 闭孔神经由 $L_{2\sim 4}$ 的神经纤维组成。它沿着腰大肌内侧下行，与闭孔动、静脉一起穿过闭膜管到达大腿内侧。出骨盆后闭孔神经分为前后两支，主要支配大腿内侧肌群的内收和屈伸，并与股内侧皮神经一起支配大腿内侧皮肤以及髋关节和膝关节内侧的感觉。
- 股神经由 $L_{2\sim 4}$ 神经根发出。它自腰大肌外侧穿出后向下走行，伴行在股动脉和股静脉外侧与股动、静脉一起经腹股沟韧带下方到达股前区。股神经支配沿途的肌肉运动，到大腿后股神经发出许多分支至股前肌群如股直肌、缝匠肌、股四头肌等，支配大腿的外旋、屈曲，也参与支配小腿的屈伸，后者主要与缝匠肌有关。股神经还分出大腿前侧皮神经及隐神经，分别支配大腿前侧及小腿和足内侧皮肤。股神经也参与支配髋关节、膝关节的部分感觉功能。
- 股外侧皮神经源自 L_2 和 L_3 神经根。其从腰大肌外侧缘穿出，沿着髂肌朝髂前上棘（anterior superior iliac spine，ASIS）方向走行，并从腹股沟韧带外侧缘下方穿过，支配膝部以上的大腿外侧皮肤。

表 10.1　腰骶丛终末神经支的功能小结

腰骶丛终末神经支	皮肤感觉分布区	关节感觉	运动功能
髂腹下神经（L_1，+/−T_{12}）	下腹部 髋关节前区	无	腹肌（腹横肌和腹斜肌）
髂腹股沟神经（L_1）	大腿近端内侧 阴囊/大阴唇前侧	无	腹肌（腹横肌和腹斜肌）
生殖股神经（L_1 和 L_2）	股三角区 阴囊/大阴唇皮肤和黏膜	无	提睾（提睾肌）
闭孔神经（$L_{2\sim4}$）	股内侧区 膝关节内侧	髋关节前内侧 大腿屈曲	大腿内收和伸直
股神经（$L_{2\sim4}$）	股前区 小腿和踝内侧，+/−足内侧	髋关节前侧 膝关节	大腿伸直和外旋 小腿伸直和屈曲
股外侧皮神经（$L_{2\sim3}$）	股外侧区	无	无
阴部神经（$S_{2\sim4}$）	大部分的外生殖器	无	会阴肌
股后侧皮神经（$S_{1\sim3}$）	股后区	无	无
坐骨神经（$L_4\sim S_3$）	见下文其终末支分布区	髋关节后侧及内后侧 膝关节后侧 踝 足	大腿屈曲和内收 无 小腿屈曲 见下文其终末支功能
腓浅神经（$L_4\sim S_2$）	小腿外侧 足背部	无	足外翻和跖屈
腓深神经（$L_4\sim S_2$）	第一、二趾间趾蹼	踝关节	足内收、背曲和伸趾
胫神经（$L_4\sim S_3$）	足跖面	踝关节、足	小腿屈曲 足跖屈 脚趾屈曲、内收和外展
腓肠神经（S_1）	足外侧区和第五趾	外踝	无

骶丛

骶丛（图 10.2）主要支配臀部、骨盆、股后区和小腿区大部分的皮肤和皮下组织（皮支）、肌肉（肌支）及骨（骨支）。骶丛由 $L_4\sim S_4$ 脊神经的腹支发出，它由沿着腰大肌内侧缘下行的腰骶干（L_4 和 L_5）在 S_1 节段与骶丛汇合而成。骶丛神经沿着骨盆后壁下行至坐骨大孔。在下行过程中骶丛发出许多分支支配周围的肌群（如臀大肌、臀小肌、股方肌、闭孔内肌、梨状肌、肛提肌和肛门外括约肌等），并分出阴部神经（$S_2\sim S_4$）支配会阴部肌肉和外生殖器皮肤感觉以及股后侧皮神经（$S_1\sim S_3$）支配股后侧和腘窝的皮肤感觉。之后移行为坐骨神经（$L_4\sim S_3$），穿出坐骨大孔到达臀部，坐骨神经是骶丛的主要终末支神经。

坐骨神经由腓总神经（$L_4\sim S_2$）和胫神经（$L_4\sim S_3$）组成。但有时这两支神经从骶丛起始处即是分开并行的。坐骨神经从骨盆

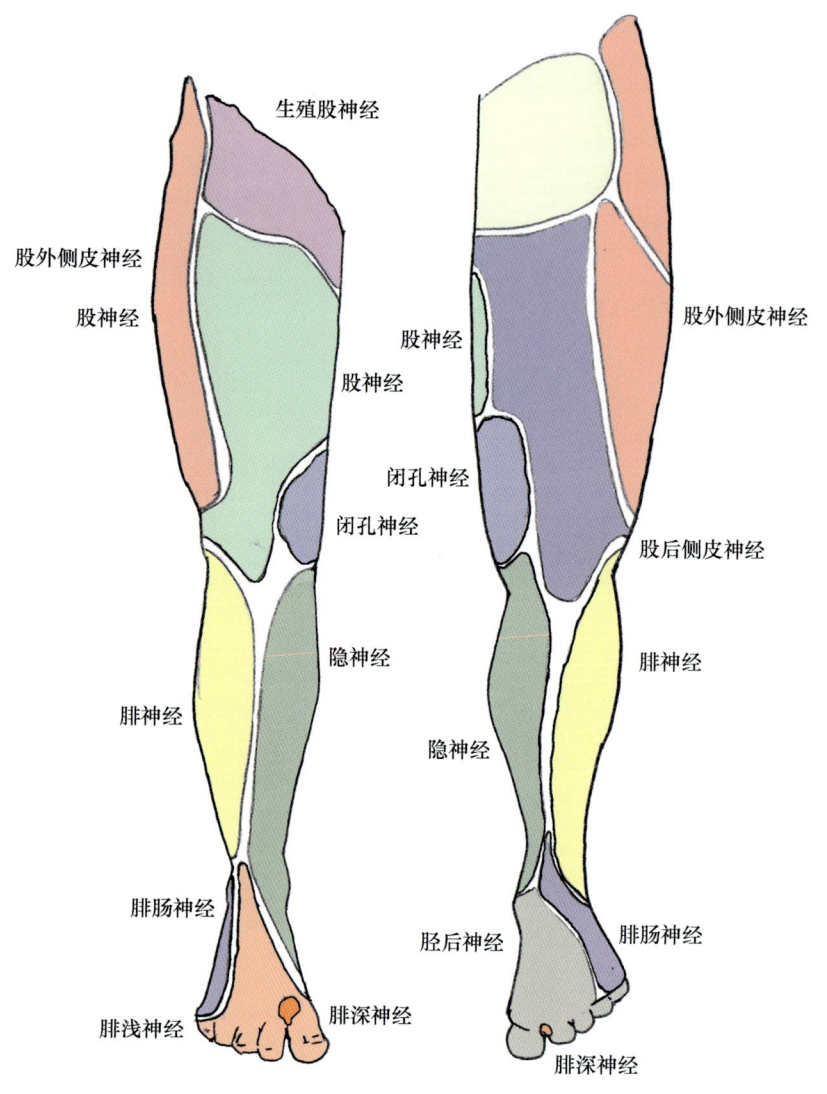

图 10.3　下肢的感觉神经支配区

后壁穿出，经坐骨大孔到达臀部。出坐骨大孔后坐骨神经沿着坐骨结节外侧缘下行，穿过臀大肌（表面）和闭孔内肌（深面）之间的筋膜面到达股后区。坐骨神经到达大腿后，在股骨后方沿着由股二头肌（外侧）与半腱肌、半膜肌（内侧）所形成的"坐骨神经沟"下行至腘窝。沿途坐骨神经发肌支支配大收肌、股二头肌、半腱肌和半膜肌的运动引起屈腿屈膝。其感觉纤维分布至髋关节后侧、髋关节囊后内侧壁、膝关节后侧、踝关节及足部所有关节，支配这些区域的皮肤感觉。在腘窝处，坐骨神经分为两支：胫神经和腓总神经。在分叉后胫神经和腓总神经很快发出分支共同组成腓肠神经。

- 腓总神经由 $L_4 \sim S_2$ 的神经纤维组成。腓总神经自坐骨神经分出后向外走行，穿过股二头肌远端肌腱行至腓骨处，在该处分为深浅两支。
- 腓浅神经沿小腿外侧下行，沿途分出肌支支配足的外翻和跖屈，并分出感觉

趾肌群的运动，并分出皮支支配第1、2趾间趾蹼。

- 胫神经源自$L_4\sim S_3$神经根。胫神经从坐骨神经分出后向内侧深面走行，在腓肠肌内外侧头之间下行至小腿后侧，沿途发肌支支配小腿屈曲及足跖屈。继而常伴行在胫后动脉后面从内踝后方绕过踝关节进入足底，支配足底肌群引起脚趾内收、外展和屈曲，并分出皮支支配足底皮肤感觉。

- 腓肠神经是纯感觉神经，其神经纤维主要来源于S_1神经。它由腓总神经分出的腓肠外侧皮神经及胫神经分出的腓肠内侧皮神经在膝部汇合而成。它在腓肠肌内外侧头之间向下走行，至小腿中下段开始变表浅、紧贴在跟腱外侧。之后经外踝和跟腱之间的空隙进入踝关节，分布至踝部韧带、肌腱及肌肉表面的浅表筋膜。支配跟腱、外踝、足外侧及第5足趾皮肤感觉。

表10.1为腰骶丛终末神经功能小结。

图10.3示下肢的感觉神经支配区。图10.4示下肢的皮区分布。

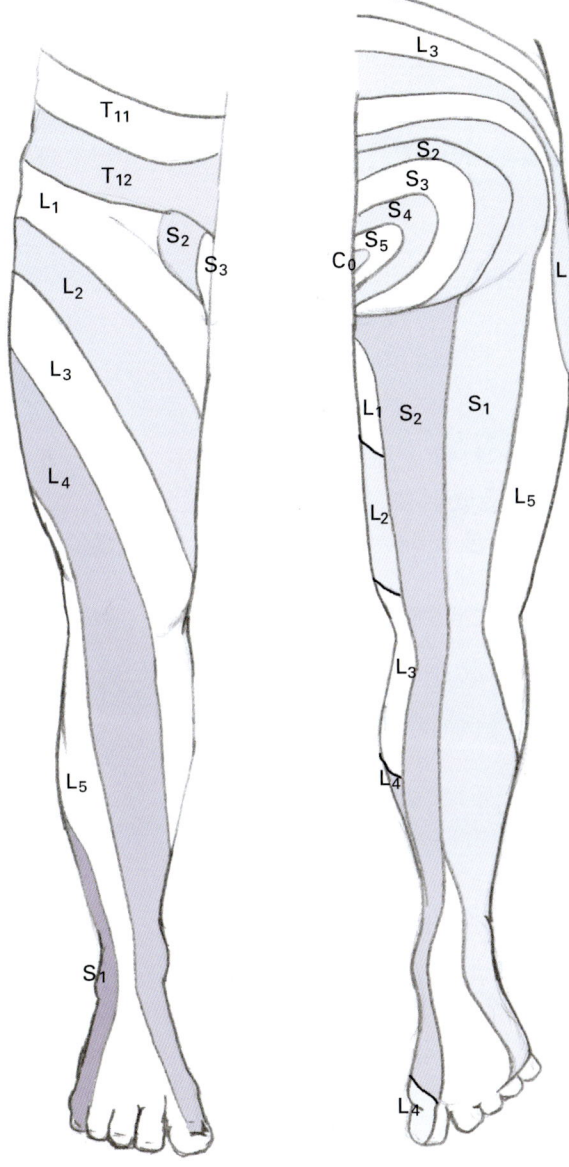

图10.4 下肢的皮区分布

支司小腿外侧皮肤感觉。其远端跨过踝关节到达足部，分出数支神经纤维支配足背部皮肤感觉。

- 腓深神经向深处穿行至小腿前侧，沿途发肌支支配足的内翻和背屈。其远端跨过踝关节前方进入足部，支配足部伸

推荐阅读

Birnbaum K, Prescher A, Hepler S, Heller K-D. (1997). The sensory innervation of the hip joint: an anatomical study. *Surg Radiol Anat*, **19**(6):371–5.

Netter F H. (2006). *Atlas of Human Anatomy*, 4th edn. Philadelphia: Saunders Elsevier.

Rohen J W, Yokochi C, Lutjen-Drecoll E. (2002). *Color Atlas of Anatomy: A Photographic Study of the Human Body*, 5th edn. Philadelphia: Lippincott Williams & Wilkins.

Sauerland E K. (1999). *Grant's Dissector*, 12th edn. Philadelphia: Lippincott Williams & Wilkins.

11 坐骨神经阻滞：近端入路

（陈雯婷 译　赵振龙 审校）

概述及应用解剖学

采用超声技术可以在大腿近端沿着坐骨神经的走行在多个位点进行坐骨神经阻滞。这些方法包括经臀大肌入路、臀肌下入路、前路及大腿近端外侧入路。

本章将集中讨论两种超声引导下近端坐骨神经阻滞技术：臀肌下入路及前路。与其他近端径路相比，臀肌下入路更易操作。前路阻滞技术比较难，但操作时患者可以平卧。这两种方法均可联合股神经阻滞或腰丛阻滞应用于下肢手术的麻醉。

坐骨神经及其分支

坐骨神经源自腰骶丛（$L_4 \sim S_3$）腹根，是人体最粗大的外周神经（图11.1）。

坐骨神经形成后便向远端走行，通过坐骨大孔离开盆腔。它在梨状肌下方沿坐骨的背面下行，经股骨大转子（外侧）和坐骨结节（内侧）之间的中点进入近端股后区（图11.2）。在股骨大转子和坐骨结节的中点处，坐骨神经前方为股方肌，后方为臀大肌。在这里，坐骨神经分出运动支支配髋关节的外旋，并可能分出关节支至髋关节囊后部。

进入大腿上段后，在从股二头肌长头后方穿出前，坐骨神经一直行走在臀部收肌群（前）和臀大肌（后）之间（图11.3）。坐骨神经沿股后侧、腿后肌群的深面下行，沿途发出分支支配大收肌及腿后肌群的运动。

> **补充注意事项**
>
> 股后区皮肤受股后皮神经（$S_1 \sim S_3$）支配。通常坐骨神经近端（臀肌下）周围大量的局麻药通过扩散常可同时阻滞该神经。但臀肌下入路及前路技术则无法涉及，有些患者需补充阻滞股后皮神经。

腘窝由腘绳肌和腓肠肌构成。其上界内侧为半膜肌和半腱肌，外侧为股二头肌长头。下界内、外侧分别由腓肠肌内、外侧头组成。坐骨神经在进入腘窝前分为两支，内侧形成胫神经，外侧为腓总神经。分叉的位置在人群中有差异，但一般在大腿远端2/3靠近腘窝处（图11.4）。

胫神经（$L_4 \sim S_3$）是坐骨神经两支分支中较粗大的一支，分出后伴行在腘动脉和腘静脉的前外侧进入腘窝，在腘窝基底部腓肠肌后方沿内侧下行至小腿下段（图11.4）。从腘窝中心至内踝和跟腱中点之间的连线就是胫神经在小腿的体表走行。胫神经的运动纤维支配小腿后侧肌群（腘肌、腓肠肌、比目鱼肌）和足部屈肌群（胫骨后肌、趾长屈肌、

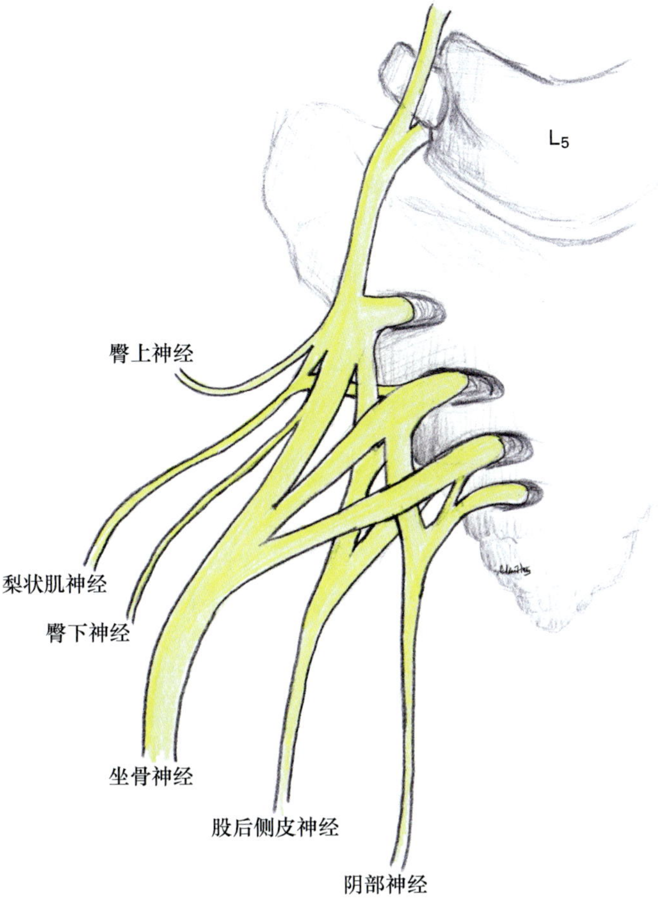

11 · 坐骨神经阻滞：近端入路

图 11.1　骶丛结构

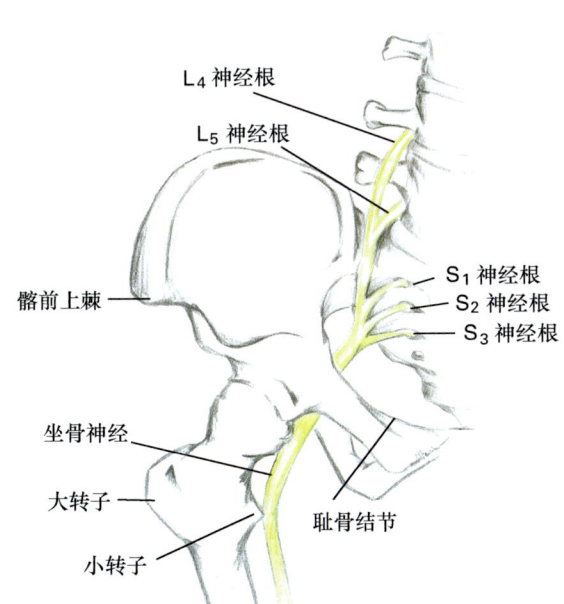

图 11.2　坐骨神经出骨盆

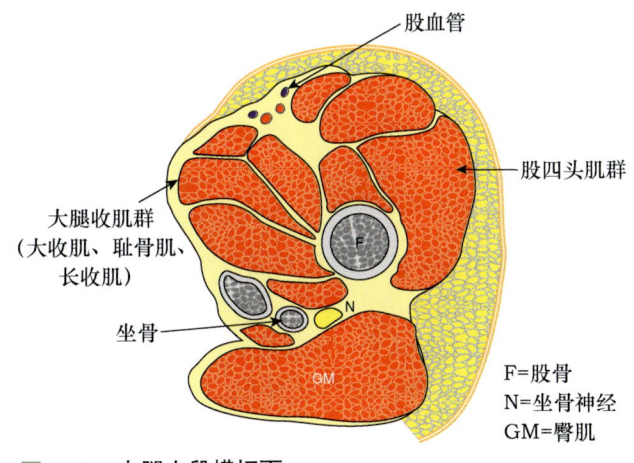

图 11.3　大腿上段横切面

F=股骨
N=坐骨神经
GM=臀肌

踇长屈肌），并分出关节支至膝关节，其皮支支配大部分足底和脚趾皮肤感觉。

腓总神经（$L_4 \sim S_2$）自坐骨神经分出后向外走行穿出腘窝，绕过腓骨小头和腓骨颈

第三篇　下肢周围神经阻滞

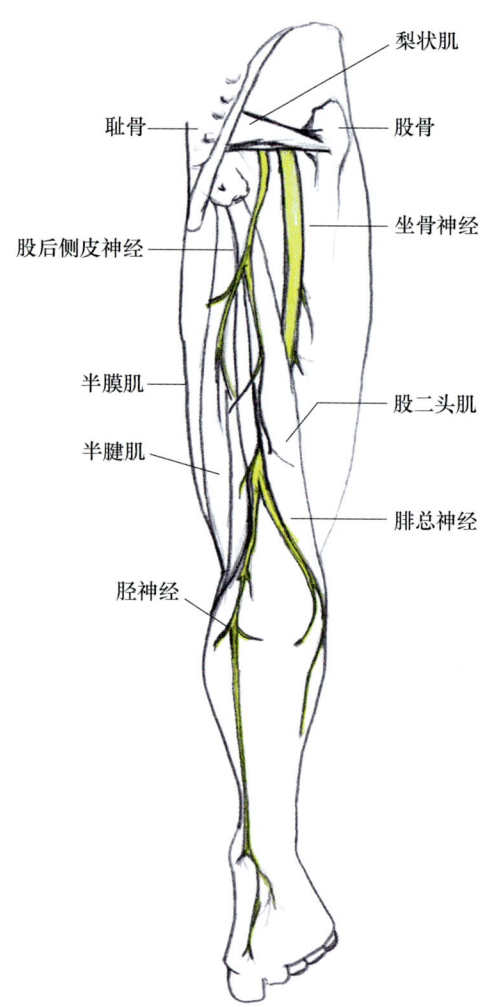

图 11.4　坐骨神经及其分支解剖示意图（后面观）

腓骨短肌运动及小腿外侧和足背部皮肤感觉（图 11.5）。

腓肠神经支配小腿下段后外侧及足外侧皮肤感觉（图 11.5）。它在小腿外侧由胫神经和腓总神经的皮支组成（参见第 10 章：下肢区域阻滞解剖学）。腓肠神经在深筋膜内向远端走行，随后变表浅并从后方绕过外踝。

超声解剖

臀肌下入路

定位标志（臀肌下入路）：股骨大转子和筋膜

该入路没有大的血管标志，因此熟悉骨骼、肌肉和筋膜的解剖有利于超声扫描及识别目标（图 11.6）。

为了扫描该技术相关解剖结构的超声图像，患者取侧卧位，被阻滞侧朝上。髋、膝关节微屈，以便更清晰显露体表解剖结构。根据患者的体型大小选择线阵或曲阵探头。探头置于被阻滞侧大转子和坐骨结节连线中点处。注意探头须垂直于神经走行才能获得相关结构的短轴切面图（图 11.7）。

该入路的定位标志是股骨大转子及分隔臀大肌和股方肌肌腹的筋膜。

首先在该区域找到臀大肌和股方肌被筋膜分开的超声图像。骨性标志（大转子和坐骨结节）分别位于图像两侧，这样能确保肌肉层在合适的位置上。最浅表一层是臀大肌，其上方是皮肤及皮下组织。厚厚的臀大肌在超声下呈现为条纹状的混合回声结构，肌肉表面的筋膜层将其和下方的股方肌分隔开。这些筋膜层在超声下呈强回声，作短轴切面扫描时可见这些筋膜层从大转子顶部一直延伸至坐骨结节。坐骨神经通常就在大转子和坐骨结节之间的这个筋膜层中，呈强回声的椭圆形结构（图 11.6）。

（图 11.4），在腓骨长肌后方沿小腿外侧下行，并很快分成腓浅神经和腓深神经。

腓深神经沿胫腓骨的骨间筋膜向深面的小腿前侧肌群走行。在小腿下 1/3 腓深神经与胫前动脉伴行，之后从伸肌支持带深面跨过踝关节。腓深神经分出运动支至足部和脚踝伸肌群包括踇长伸肌、趾长伸肌、趾短伸肌、胫骨前肌和第 3 腓骨肌，并支配踝关节和第 1、2 趾间趾蹼感觉（图 11.5）。

腓浅神经沿腓骨肌深面走行，至小腿中段变得表浅。腓浅神经主要支配腓骨长肌和

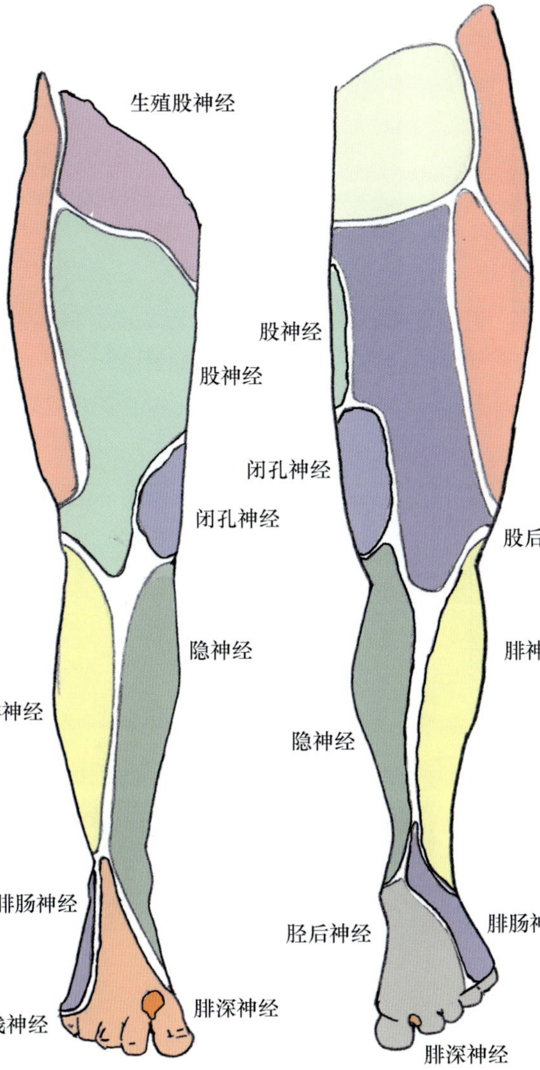

11·坐骨神经阻滞：近端入路

图 11.5 下肢的感觉神经支配区

补充注意事项

如果一开始在这个位置找神经有困难，可调整探头沿股后正中区来回扫描，这样常有帮助。通常会在远处找到坐骨神经，再追溯到近端要阻滞的部位。

前路坐骨神经阻滞

定位标志（前路）：股骨小转子

超声引导下经前路近端坐骨神经阻滞是一种较复杂的局部阻滞技术（图 11.8）。患者取仰卧位，超声仪置于床尾，麻醉医生面朝仪器。选用低频、曲阵探头，开始时将探头置于腹股沟皱褶远端 4～8cm 处（图 11.9）。上下左右移动探头以找到该入路的定位标志股骨小转子。

小转子的边缘在超声下呈高回声，看起来像是增粗了的股骨，其下方是低回声的骨影。初定位时可稍外旋下肢并向内移动探头，这样有助于找到小转子。

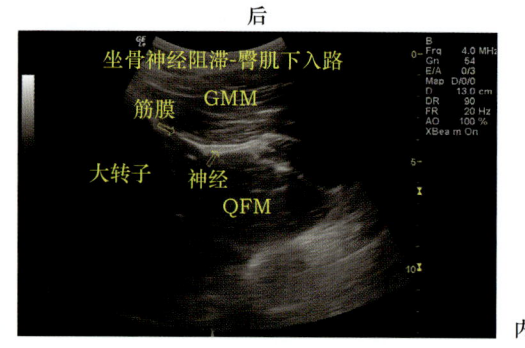

图 11.6 臀肌下入路坐骨神经超声图

（GMM，臀大肌；QFM，股方肌）

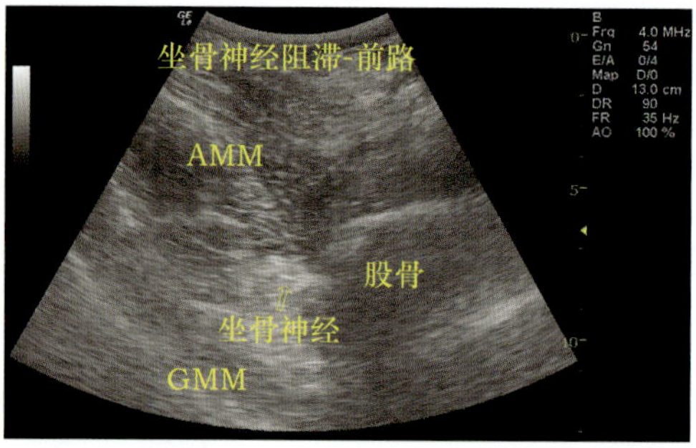

图 11.8 前路坐骨神经超声图

（GMM，臀大肌；AMM，大收肌）

需要识别的结构	可能看到的结构
股骨大转子	股四头肌
筋膜层	坐骨结节
臀大肌	

需要识别的结构	可能看到的结构
股骨小转子	股血管
臀大肌和内收肌群间的筋膜	
大收肌	
臀大肌	

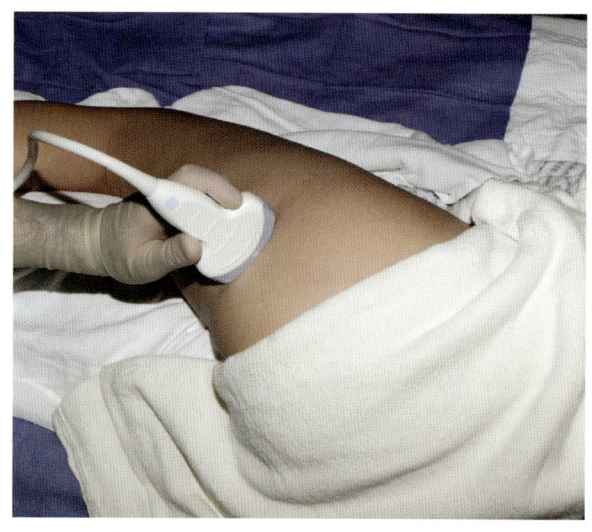

图 11.7 臀肌下入路坐骨神经阻滞探头的放置

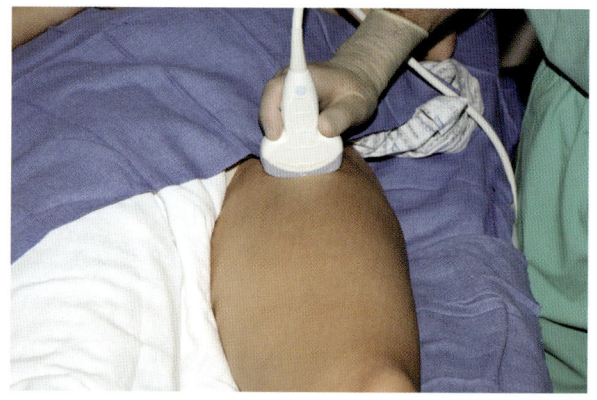

图 11.9 前路坐骨神经阻滞探头的放置

该位置的坐骨神经呈扁平状，与相邻的筋膜层一起紧挨小转子或者就在小转子的下方（图 11.8）。

有时在股骨上方近皮肤处可看到股动脉和股静脉。由于选用低频曲阵探头的关系，相对于周围组织而言血管显得很小。血管下方是臀部的内收肌群。

因为这个水平的坐骨神经位置比较深（6～10cm），且形态不典型，所以开始识别时比较困难。这种情况下，联合神经刺激器能帮助准确定位神经。

表 11.1　适合超声引导下近端坐骨神经阻滞的手术操作

手术操作		需要补充的其他阻滞[1]
小腿下段	R	股神经/腰丛或隐神经 +/- PFCN
小腿中段	R	股神经/腰丛或隐神经 +/- PFCN
小腿上段	R	股神经/腰丛或隐神经 +/- PFCN
涉及跟骨或跟骨肌腱的手术	R	隐神经或股神经
脚踝手术	M	隐神经或股神经
涉及多个脚趾、足中部或前足的手术	M	隐神经

注：R= 推荐；M= 可行；NR= 不推荐；PFCN= 股后皮神经。
[1] 联合同侧股神经阻滞能为下肢提供完善的麻醉或镇痛

表 11.1 列举了适合超声引导下近端坐骨神经阻滞的手术。

禁忌证

表 11.2 列出了超声引导下近端坐骨神经阻滞的禁忌证。

副作用及并发症

表 11.3 列出了超声引导下近端坐骨神经阻滞相关的一些副作用及并发症。

物品准备

- 带低频（2～5MHz）曲阵探头的超声仪器
- 8cm 或 10cm 长钝尖穿刺针（高大或肥胖患者需 15cm 穿刺针）
- 探头的无菌贴膜
- 无菌超声耦合剂
- 局麻用的 1% 利多卡因 2～3ml

表 11.2　超声引导下近端坐骨神经阻滞的禁忌证

绝对禁忌证	相对禁忌证
患者不同意	同侧存在神经肌肉疾病/损伤
穿刺部位皮肤感染	对侧存在神经肌肉疾病/损伤
局麻药过敏	抗凝治疗或存在血液系统疾病

表 11.3　超声引导下近端坐骨神经阻滞相关的副作用及并发症

副作用	并发症[1]
足部及踝部运动障碍（局麻药作用期间）	
摔倒（局麻药作用期间）	

注：[1] 潜在感染、神经损伤、局麻药中毒、血管损伤、出血或血肿等所有神经阻滞技术常见的并发症

- 无菌手套
- 合适的局部麻醉药及 20ml 注射器
- 适当镇静、监护及吸氧
- 如图 11.10 所示

操作

技术小结

1. 患者适当镇静和监护
2. 被阻滞区的无菌准备
3. 超声探头贴上 Tegaderm™ 透明贴膜
4. 全面扫描，找到实施阻滞的理想位置
5. 皮肤局部浸润麻醉
6. 超声引导下置入穿刺针至目标位置
7. 注射局麻药物
8. 必要时再次确定穿刺针的位置以完成阻滞

臀肌下入路

扫描

为方便暴露和扫描，患者取侧卧，患肢

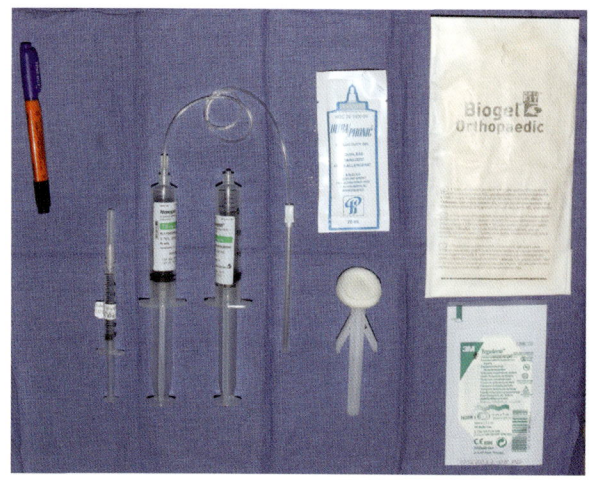

图 11.10　准备用于超声引导下坐骨神经阻滞的物品盘

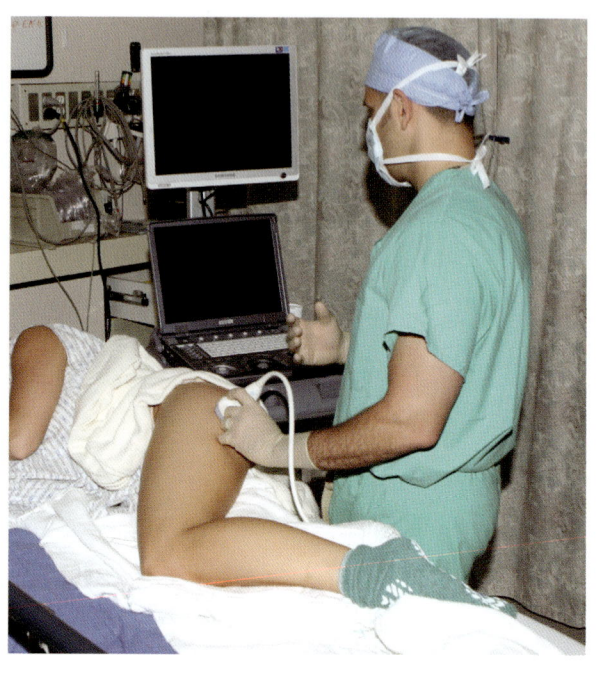

图 11.11　臀肌下入路坐骨神经阻滞时仪器的放置

朝上。微屈髋屈膝，这样能使浅表的解剖结构显像更清晰。患者两膝之间可放一靠垫，增加其舒适感。

行臀肌下入路坐骨神经阻滞时，超声仪置于床头。我们建议超声仪和医生在床的同一侧，与被阻滞肢体一致。这样患者侧卧后可以背对医生的操作（图 11.11）。麻醉医生站在床头面朝仪器，靠近患者一侧的手进行扫描，另一只手持穿刺针。譬如行左侧坐骨神经阻滞时，操作者左手进行超声扫描，右手操作穿刺针。

适当镇静和监护后，先通过触诊定位患者的大转子和坐骨结节。消毒这两个骨性标志之间的区域。

选用 5MHz 低频曲阵探头，表面敷上无菌贴膜及超声耦合剂，将探头置于大腿上段、大转子和坐骨结节连线的中点处。注意探头上的定向标志应朝向患者右侧，相应的屏幕上的定向标志就在图像的左上方。这样超声束向下传播就可以显示出包括坐骨神经在内的组织的短轴切面图。靠近探头的组织结构（皮肤或皮下组织）将显示在屏幕的上方（图 11.12）。

补充注意事项

瘦小的患者行臀肌下坐骨神经阻滞时可以用高频线阵探头进行扫描。

在臀大肌下方应该可以看到一层筋膜，从大转子顶部延伸至坐骨结节（参见上文：超声解剖，臀肌下入路）。坐骨神经通常就在大转子和坐骨结节之间的这层筋膜里，显像为高回声的椭圆形结构（图 11.12）。虽然理论上坐骨神经就在这两个骨性标志物之间的臀大肌下方，但有时因为神经太扁平，"淹没"在筋膜里，以致无法识别。

补充注意事项

初学者或者当肉眼识别有困难时可使用神经刺激仪帮助定位。

注意超声仪上图像深度的设定。坐骨神经的深度一般是 4～5cm，随患者体型大

11 · 坐骨神经阻滞：近端入路

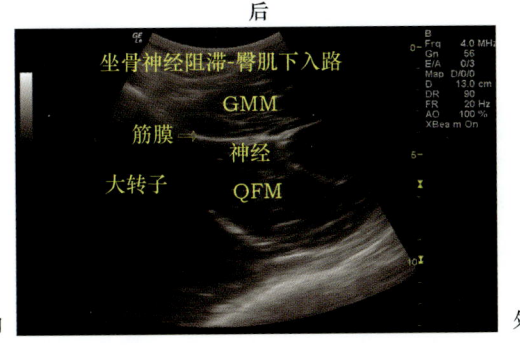

图 11.12　臀肌下入路坐骨神经阻滞前的超声图像
（GMM，臀大肌；QFM，股方肌）

小而不同。超声仪所设定的图像深度必须能涵盖坐骨神经及深部的组织（筋膜和股方肌）。

调节增益和焦点以提高辨识度，使得呈高回声的筋膜、神经能与其上下呈低回声的肌肉区别开来。

补充注意事项

记得每次检查时探头的滑动和扫描都应统一有序。

为了提高横断面的图像质量，经常需要灵活调整探头。这些技巧包括稍微改变探头的方向（倾斜、旋转或者滑动）和/或改变施加在探头上的压力。

沿神经的走向从远端开始扫描也不失为一种好办法，可以由远端追溯到近端的神经。

置入穿刺针

在理想的位置找到坐骨神经后，外缘（大转子侧）皮肤用 1～2ml 局麻药浸润麻醉。

采用平面内（in-plane）法从皮丘处置入钝头穿刺针（图 11.13）。当穿刺针朝筋膜和神经前进时注意在超声屏幕的外缘寻找高回声的线状针影或者组织的活动（图 11.14）。

补充注意事项

这种阻滞方法也可以采用平面外（out-of-plane，OOP）技术。OOP 技术的优点是便于操控阻滞针及缩短了穿刺距离。缺点是增加了判断针尖位置的难度。

采用平面内法时切忌盲目进针。当你难以判断穿刺针的位置时，停止进针，看一看手上的穿刺针，须确保针就在探头的正下方。如果穿刺针在超声束平面内，但屏幕上仍没有针影显示时，可能需要稍微倾斜或旋转探头使得针影进入视野内。这种调整对原先目标结构的图像影响应该是非常微小的。假如原先的图像需要很大改变才能确定穿刺针的位置，则应退出穿刺针重新穿刺。

补充注意事项

当判断针尖位置还是有困难时，可以注射少量（1～2ml）的局麻药，观察周围组织的变化（简称"水定位"）。水定位通过改变周围组织的回声，有时能使针尖更易识别。但是，如果屏幕上观察不到注射变化，则应立即停止注射。

虽然水定位法有时可能有用，但我们并不提倡平面内法穿刺时将它作为常规手段而取代正确的手法和进针。

注射局麻药和调整穿刺针位置

穿刺针应穿过周围筋膜接近神经，但不真正进入神经。注药时神经会自行与肌肉分离（称为"水分离"）。注药过程中，图像上可以监视到药液沉积，需注意观察（图 11.15）。一般局麻药的注射总量为 20～40ml，需根据患者的情况、局麻药的类型和浓度来决定。注药结束后，可观察到一液性暗区毗邻或包绕神经（图 11.16）。

第三篇　下肢周围神经阻滞

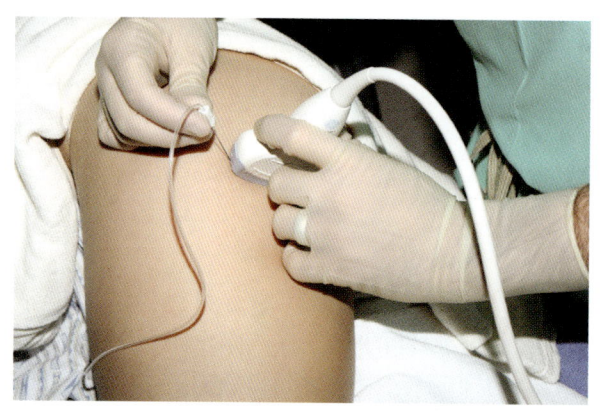

图 11.13　臀肌下入路左侧坐骨神经阻滞时穿刺针的置入

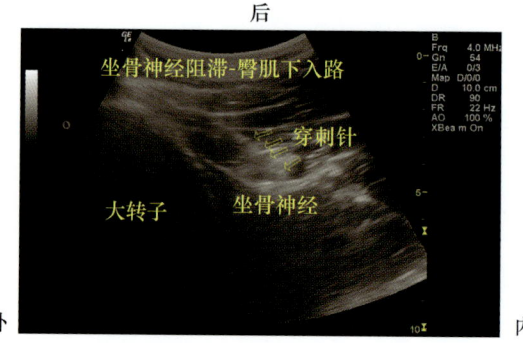

图 11.14　臀肌下入路坐骨神经阻滞平面内法进针时的超声图像

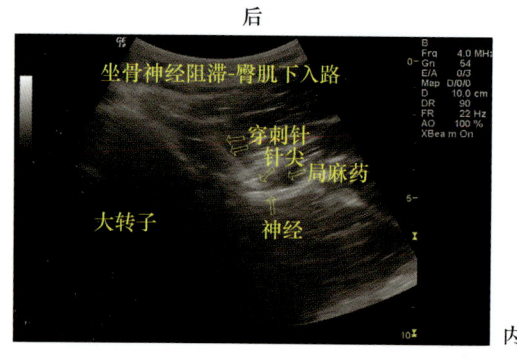

图 11.15　臀肌下入路坐骨神经阻滞注药时的超声图像

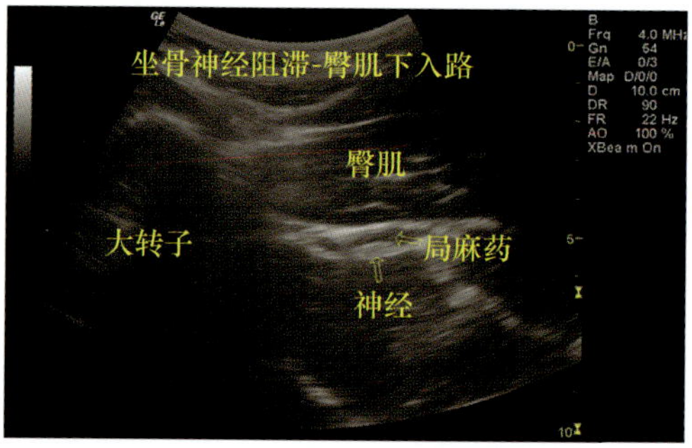

图 11.16　臀肌下入路注药后药液包绕坐骨神经的超声图像

前路坐骨神经阻滞

扫描

患者仰卧，患肢自然伸直、大腿外旋。超声仪置于床尾，这与其他阻滞方法将超声仪放置在床头略有不同。因为 6～10cm 的组织深度以及选用低频探头限制了坐骨神经图像的清晰显示，有时需要联合使用神经刺激仪，这样放置便于同时观察下肢。

左右手扫描均可，关键是保证扫描和最终进针时方便舒适。譬如，如果采用平面内法，从外侧进针，当面朝屏幕时用距患者最近的手进行扫描会比较方便。因此，如果要阻滞左侧坐骨神经，操作者应用右手扫描，左手持针从患者大腿外侧进针（图 11.17 和图 11.19）。

适当监护和镇静后，消毒腹股沟区和大腿近端皮肤，将低频曲阵探头置于腹股沟皱褶下方 4～8cm 处，探头的定向标志应朝向患者右侧。这样超声波束向下传播就可以显示出组织的短轴切面图。

先进行全面有序的扫描，寻找能引导穿刺的结构，尤其是股骨和小转子。

从起始处向远端短距离扫描，必要时向内外稍滑动探头，寻找股骨和小转子边缘的高回声影。找到股骨后，来回调整探头，小转子一般就在股骨的内侧。注意臀大肌就在小转子深面，靠近探头的是股前肌群（内侧是内收肌，外侧是股四头肌）。股血管比较表浅，相对于周围组织显得比较小。这个位置的坐骨神经呈高回声扁平状，被包绕在分隔

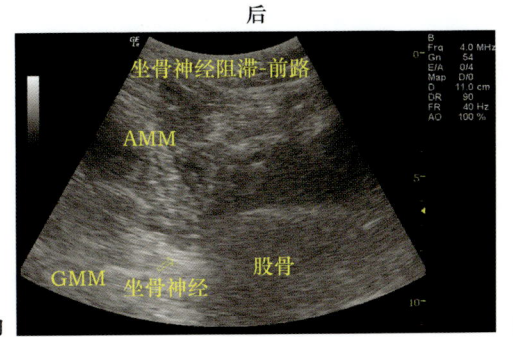

图 11.18 前路坐骨神经的超声图像

（AMM，大收肌；GMM，臀大肌）

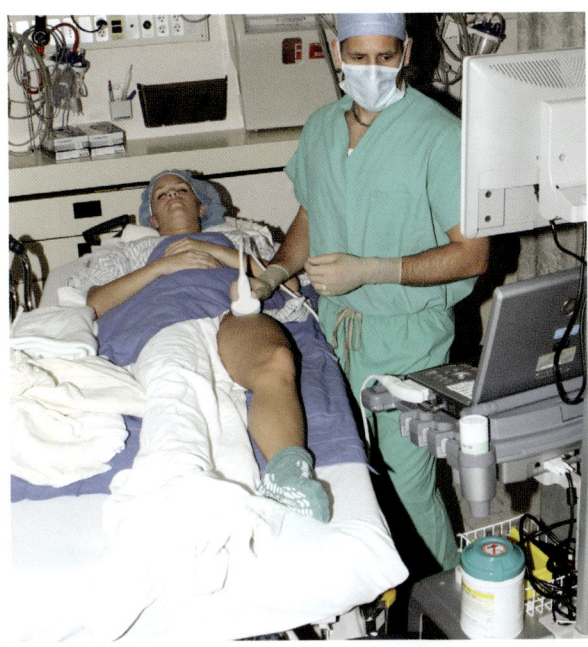

图 11.17 前路坐骨神经阻滞前超声扫描大腿近端

内收肌和臀大肌的筋膜层里，紧挨小转子或者就在小转子下方（图 11.18）。

> **补充注意事项**
>
> 当定位坐骨神经有困难时，可以将探头向内侧移动，重新定位。相仿地，可以向头侧或尾侧稍微倾斜探头方向，通过增加入射角度增强声波的反射，提高图像质量。

置入穿刺针

探头横向置于大腿上，在探头的外侧或内侧行皮肤浸润麻醉和穿刺。表皮及皮下组织需充分浸润麻醉，以减轻进针操作时患者的痛苦。

选择适合患者体型和组织深度的钝头穿刺针，在超声引导下采用平面内法进针。穿刺针从皮丘进入穿过皮下组织和肌肉，朝向位于内收肌和臀大肌中间筋膜层内的坐骨神经（图 11.19）。进针时注意在相应的屏幕外缘寻找高回声线状针影或组织的活动（图 11.20）。

切忌盲目进针。当你难以判断穿刺针的位置时，停止进针，看一看手上的穿刺针，必须确保针就在超声束下方。假如穿刺针就在超声束平面内，但屏幕上仍没有针影显示时，可能需要稍微倾斜或旋转探头使得针影进入视野内。这种情况对原先扫描目标结构的图像影响应该是非常微小的。假如原先的图像需要很大改变才能确定阻滞针的位置，则应退出穿刺针重新穿刺。

注射局麻药和调整穿刺针位置

穿刺针应穿过周围筋膜接近神经，但不真正进入神经。注药时神经会自行和肌肉分离（称为"水分离"）。注药过程中，图像上可以看到药液沉积，需注意观察（图 11.21）。一般局麻药的注射总量为 20～40ml，需根据患者的情况、局麻药的类型和浓度来决定。注药结束后，可观察到一液性暗区毗邻或包绕神经（图 11.22）。

> **补充注意事项**
>
> 穿刺时，针尖不要直接接触神经，否则可能会造成损伤。看到局麻药沿神经周围扩散非常重要，有时需要稍调整针尖的位置。局麻药液膨胀扩散以后会在局部形成一个低回声的液性暗区。

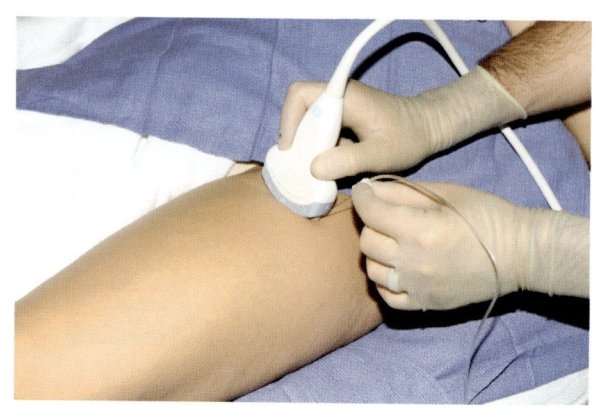

图 11.19　前路左侧坐骨神经阻滞时穿刺针的置入

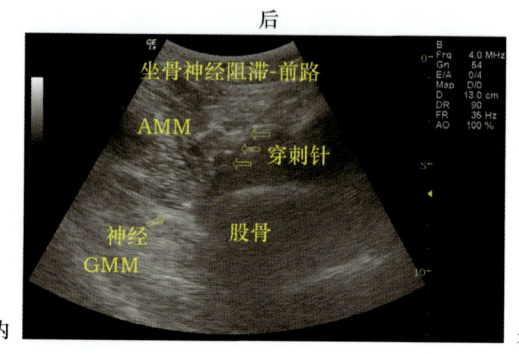

图 11.20　前路坐骨神经阻滞平面内进针时穿刺针的位置

（AMM，大收肌；GMM，臀大肌）

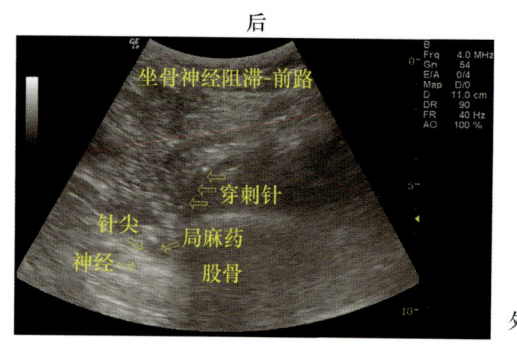

图 11.21　前路坐骨神经阻滞注药时的超声图像

（AMM，大收肌；GMM，臀大肌）

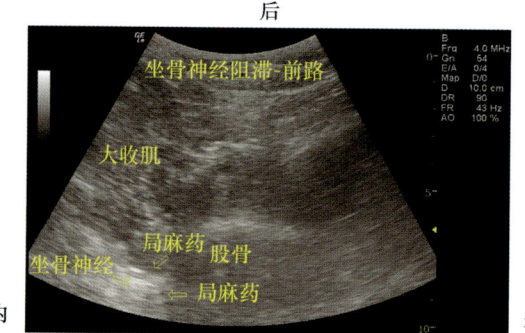

图 11.22　前路坐骨神经阻滞注药后局限在神经周围的局麻药

回抽阴性并不能完全排除血管内注射。假如没有观察到局麻药的扩散一定要警惕血管内注射的可能。因为这可能提示局麻药已经注入到血管内了。

作者的临床经验

- 给药方案：为了最大限度延长术后的镇痛时间并缩短起效时间，阻滞近端坐骨神经时我们通常选用 0.75% 的罗哌卡因 20～30ml。药液的总量和药物剂量根据患者的情况、既往史、相关的并存疾病和药物的扩散程度而定。

- 假如不需要延长术后的镇痛时间，也可以用含或不含肾上腺素的 1.5%～2% 甲哌卡因 20～40ml，依患者的情况和既往史而定。

- 相对于其他的超声引导阻滞技术，经臀肌下或经前路坐骨神经阻滞技术难度比较大，这与该位置神经的形态、采用低频探头、需要穿透的组织深度等都有关。对于初学者特别是当神经显像有困难时，联合使用神经刺激仪对定位神经有很大的帮助。

- 对于需要早期恢复或需要股后区肌群功能锻炼的患者实施这些技术时要谨慎斟酌。对于足或踝关节受损的非卧床病例我们一般不常规使用该技术，以确保这些不能负重的患者卸去固定架后能屈膝。
- 接受任何方式坐骨神经阻滞的患者麻醉后都有跌倒的风险。实施阻滞前要和患者一起商讨，术后要告知和随访。

推荐阅读

Chan V W, Nova H, Abbas S, *et al.* (2006). Ultrasound examination and localization of the sciatic nerve: a volunteer study. *Anesthesiology*, **104**(2):309–14.

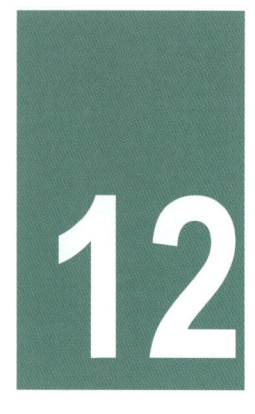

12 坐骨神经阻滞：腘窝外侧/大腿远端入路

（陈雯婷 译　赵振龙 审校）

概述及应用解剖学

超声引导下经腘窝外侧坐骨神经阻滞是小腿下段、足、踝部手术常用的一种局部麻醉方法。进针的位置常选在腘窝顶部或大腿远端1/3、接近坐骨神经分叉为胫神经和腓总

图 12.1　骶丛结构

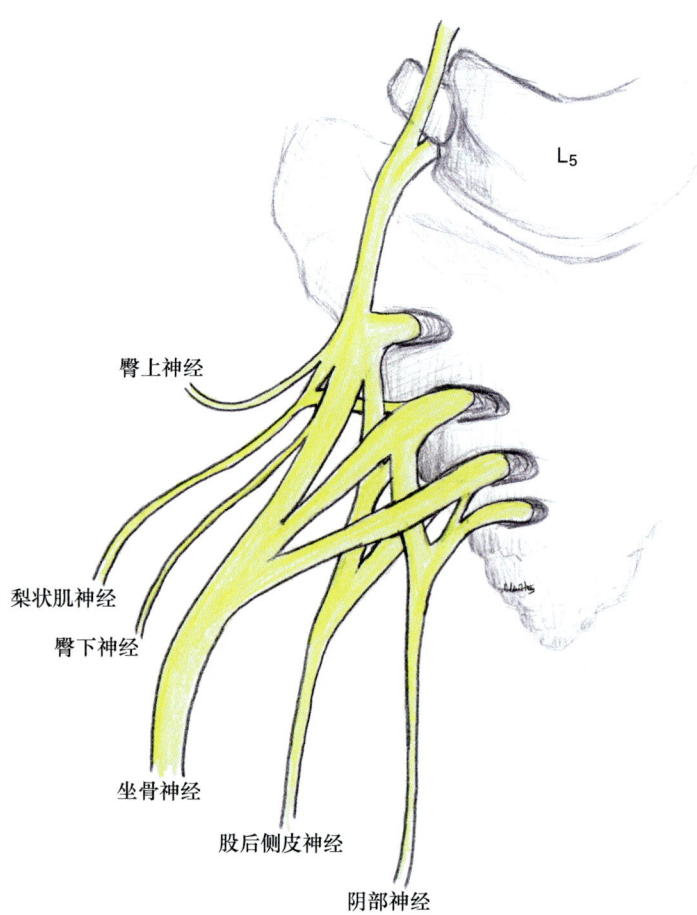

神经的地方。

坐骨神经及其分支

坐骨神经源自腰骶丛腹根（$L_4 \sim S_3$），是人体最粗大的外周神经（图12.1）。自坐骨大孔离开盆腔后，坐骨神经沿股后区股二头肌长头深面下行，进入到由腘绳肌和腓肠肌构成的腘窝（内上界是半腱肌和半膜肌，外上界是股二头肌长头，下界内、外侧分别是腓肠肌内、外侧头）里。在这里坐骨神经分为两支，内侧形成胫神经，外侧为腓总神经。该分叉点虽然在人群中有差异，但通常位于大腿远端2/3靠近腘窝处（图12.2和图12.3）。

坐骨神经主要的终末分支包括源自腓总神经的腓浅神经和腓深神经、终末分叉为足底神经和足跟神经的胫后神经以及腓肠神经（参见第10章：下肢阻滞解剖学），它们共同支配小腿、踝部和足部的感觉运动。

胫神经（$L_4 \sim S_3$）是坐骨神经两支分支中较粗大的一支，分出后伴行在腘动脉和腘静脉后外侧进入腘窝，在腘窝基底部腓肠肌后方沿内侧下行至小腿下段（图12.2）。从腘窝正中至内踝和跟腱中点之间的连线就是胫神经在小腿的体表走行。胫神经的运动纤维支配小腿后侧肌群（腘肌、腓肠肌、比目鱼肌）和足部屈肌群（胫骨后肌、趾长屈肌、踇长屈肌），并分出关节支至膝关节，其皮支支配大部分足底和脚趾皮肤感觉（图12.5）。

腓总神经（$L_4 \sim S_2$）自坐骨神经分出后向外走行穿出腘窝，绕过腓骨小头和腓骨颈（图12.2，图12.4）。在腓骨长肌后方沿小腿外侧下行，并很快分成腓浅神经和腓深神经。

腓深神经沿胫腓骨的骨间筋膜向深面小腿前侧肌群穿行。在小腿下1/3与胫前动脉伴行，继而从伸肌支持带深面跨过踝关节。在踝部腓深神经与血管相毗邻（图12.4）。腓深神经分出运动支至足部和脚踝伸肌群并分出感觉支支配踝关节和1、2趾间趾蹼皮肤。

腓浅神经沿腓骨肌深面走行，至小腿中段变得表浅（图12.4）。腓浅神经主要支配小腿和踝部外侧肌肉（腓骨长肌和腓骨短肌）的运动及小腿外侧和足背部皮肤感觉。

腓肠神经支配小腿下段后外侧及足外侧皮肤感觉（图12.5）。它在小腿外侧由胫神经和腓总神经的皮支共同组成（参见第10章：

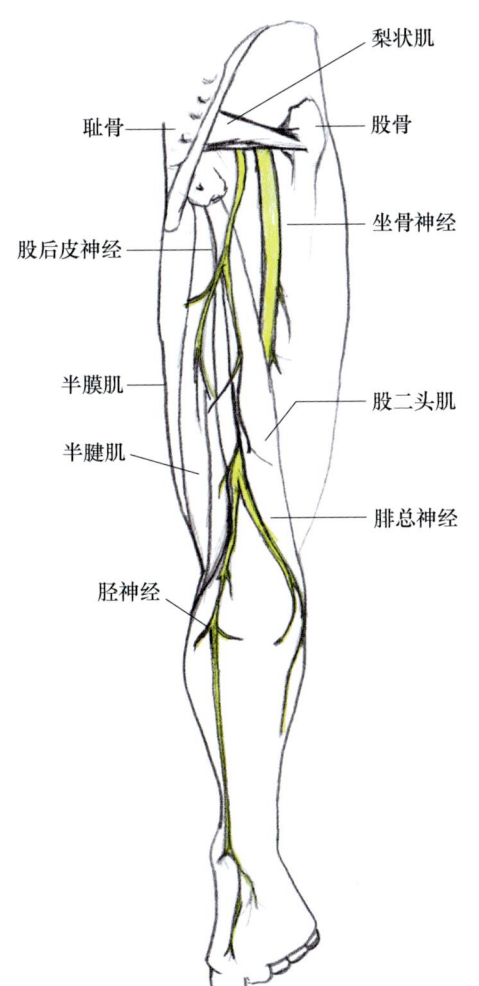

图12.2 坐骨神经及其分支的解剖示意图

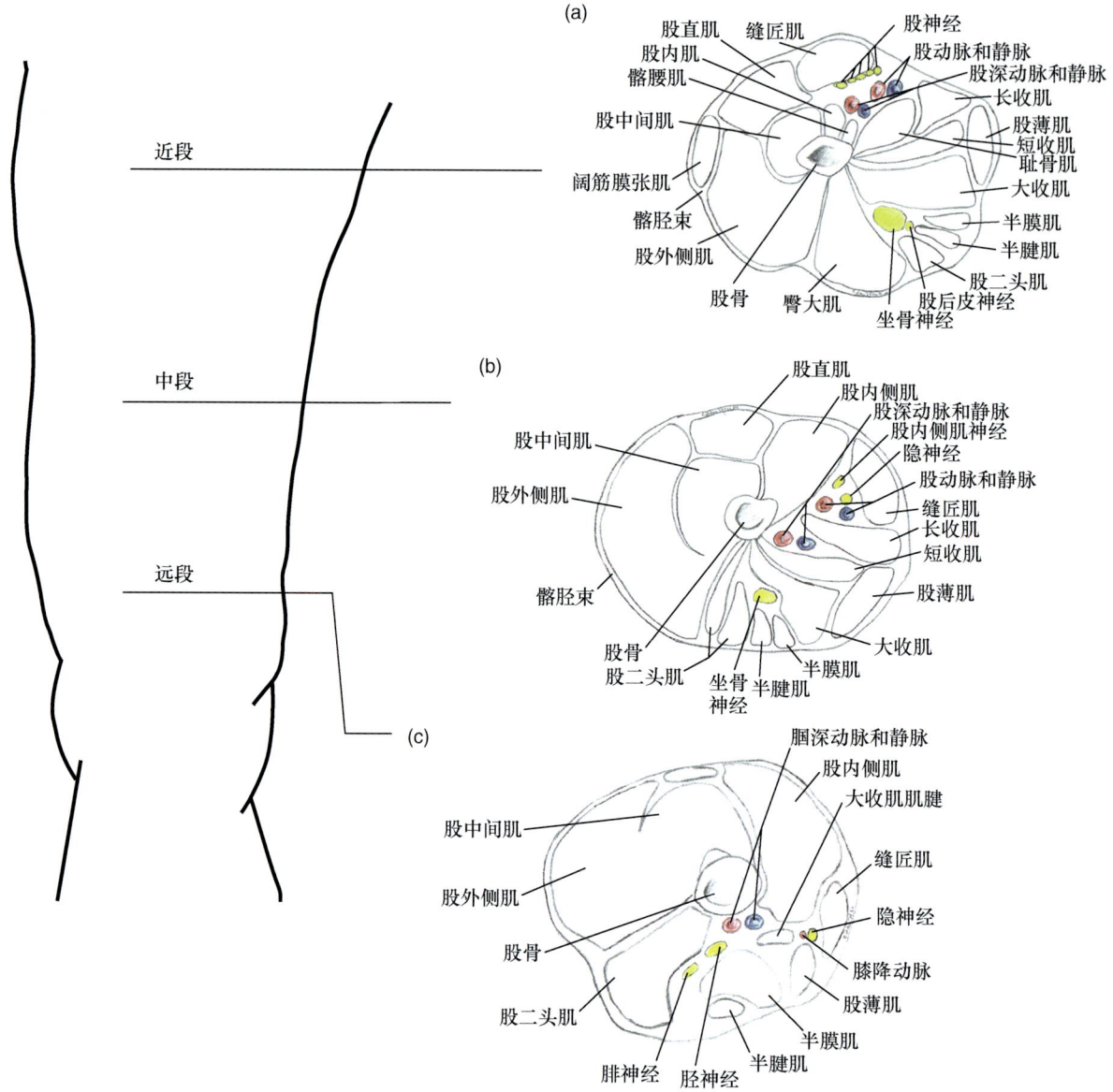

图 12.3 大腿上、中、下段横切面

下肢区域阻滞解剖学）。腓肠神经在深筋膜内向远端走行，继而变得表浅并从后方绕过外踝。

隐神经

隐神经是股神经远端的延续，主要支配小腿、踝部和足内侧的皮肤感觉（图 12.5）。它是股神经唯一作用于膝部以下部位的分支。

隐神经源自大腿近端，在股血管外侧穿过股三角并向远端走行。在缝匠肌深面的收肌管内隐神经与股动脉伴行至大腿远端、缝匠肌和股薄肌之间，继而从膝内侧跨过进入小腿。进入小腿后隐神经开始变得表浅，并

12 · 坐骨神经阻滞：腘窝外侧／大腿远端入路

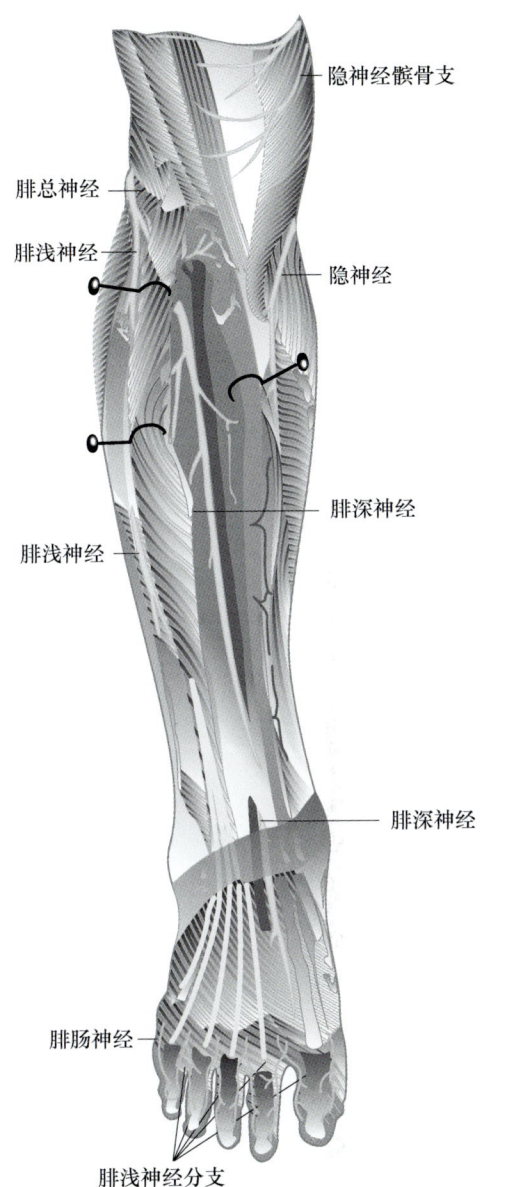

图 12.4 小腿前区、踝部和足背部的神经分布

伴随大隐静脉下行至内踝处。沿途发皮支支配小腿前内侧和后内侧皮肤感觉。

补充注意事项

恰当的坐骨神经联合隐神经阻滞能为足部和踝部提供完善的镇痛。

超声解剖

定位标志：腘动脉和股二头肌

熟悉理解大腿下段和腘窝处肌肉、血管、筋膜的解剖结构有助于该入路阻滞的超声扫描和目标定位（图 12.6）。这种入路的定位标志是腘动脉（腘窝附近）和股二头肌。

将探头置于腘窝顶作短轴扫描（参见技术说明：扫描），在股骨附近找到腘动脉和腘静脉。坐骨神经（或其分支）就在血管的后外侧（图 12.6）。

向近端移动探头至大腿下 2/3 的位置（图 12.7a 和 b），可见坐骨神经呈圆球状，具有各向异性。这与近端入路所看到的坐骨神经形态完全不同，后者多呈扁平状。该水平坐骨神经就在股二头肌的前方（深面）或内侧、分隔腿后肌群的筋膜层里（图 12.8）。

表 12.1 列举了适合行超声引导下经腘窝外侧坐骨神经阻滞的外科手术。

禁忌证

表 12.2 列出了超声引导下经腘窝外侧坐骨神经阻滞的禁忌证。

副作用及并发症

表 12.3 列出了超声引导下经腘窝外侧坐骨神经阻滞相关的一些副作用及并发症。

物品准备

- 配有高频（10～12MHz）线阵探头的超声仪器
- 皮肤消毒剂（如聚维酮碘、氯己定）
- 10cm 长的钝头穿刺针（肥大的患者可能需要 15cm 长的穿刺针）

图 12.5　下肢的感觉神经支配区

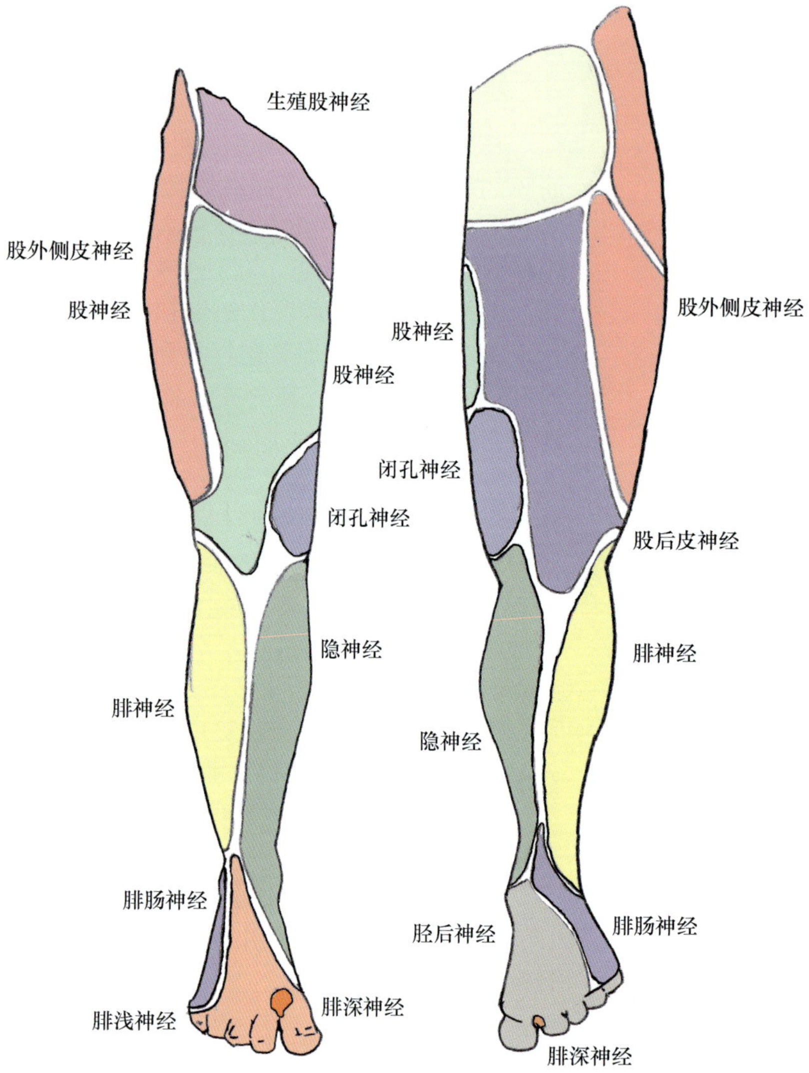

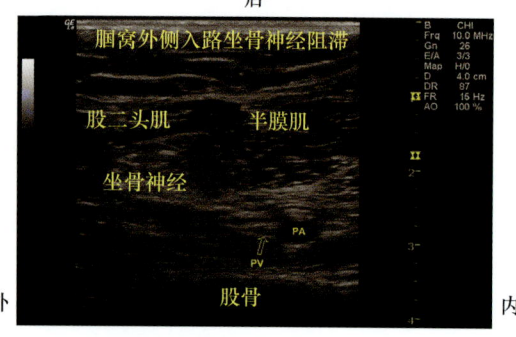

图 12.6　右腿下段近腘窝处腘动脉和腘静脉（塌陷）的横轴切面图
（PA，腘动脉；PV，腘静脉）

需要识别的结构	可能看到的结构
坐骨神经（胫神经/腓总神经）	半膜肌
腘动脉	半腱肌
股二头肌	腘静脉
坐骨神经分为胫神经和腓总神经的分叉点	股骨 筋膜

12 · 坐骨神经阻滞：腘窝外侧／大腿远端入路

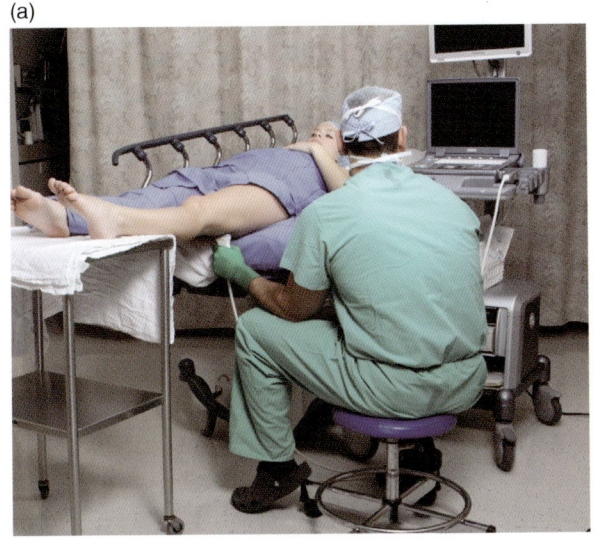
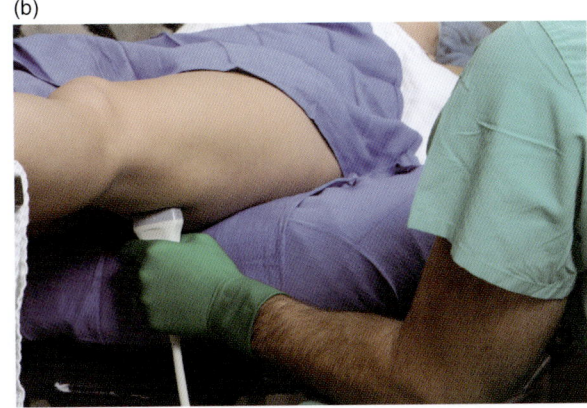

图 12.7　经腘窝外侧左侧坐骨神经阻滞（腘窝悬空仰卧位）时探头置于大腿远端的下方

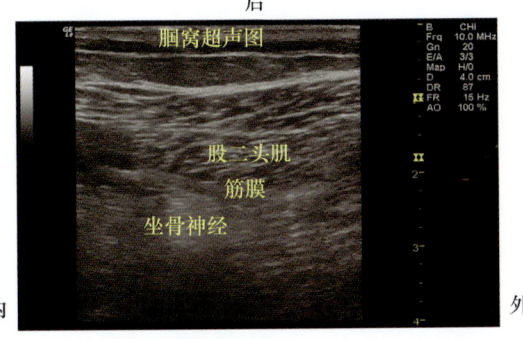

图 12.8　左侧大腿远端腘窝上方胫神经和腓总神经分叉前的横轴切面图

- 探头专用无菌贴膜
- 无菌的超声耦合剂
- 局部浸润用的局醉药
- 无菌手套
- 合适的局部麻醉药并抽于20ml注射器内
- 抬高腿部用的靠垫或可重复使用的阻滞台；或维持腘窝悬空仰卧位时用来支撑腿部的带软垫的阻滞台
- 适当镇静、监护及吸氧
- 见图 12.9

操作

技术小结

1. 患者常规监护并适当镇静
2. 消毒操作区域
3. 超声探头贴上无菌透明贴膜
4. 全面扫描，找到实施阻滞的理想位置
5. 局部皮肤浸润麻醉
6. 超声引导下置入穿刺针至目标位置
7. 注射局麻药
8. 必要时调整穿刺针的位置以完成阻滞

扫描

经腘窝外侧／大腿远端坐骨神经阻滞技术可在患者俯卧、侧卧、半侧卧、仰卧等不同体位下实施。我们常规及教学时都实施患者仰卧位下经腘窝外侧入路单次注射法坐骨神经阻滞。

超声仪置于床头靠近患者处，并与患肢同侧。操作者面向超声仪，用靠近患者一侧的手操作探头。

第三篇 下肢周围神经阻滞

表 12.1 适合超声引导下腘窝外侧入路坐骨神经阻滞的手术操作举例

手术方案		需要补充的其他阻滞[1]
涉及多个脚趾、中足或前足的手术	R	前足或中足内侧手术需补充隐神经
涉及跟骨或跟骨肌腱的手术	R	隐神经
脚踝手术	R	隐神经
小腿下段	R	隐神经
小腿中段[2]	M	隐神经
小腿上段	NR	—

注：R= 推荐；M= 可行；NR= 不推荐。
[1] 必须考虑气囊止血带的使用及位置。
[2] 阻滞位置应在腘窝外侧入路的常规位置之上（如大腿中段或其他方法）。

表 12.2 超声引导下腘窝外侧坐骨神经阻滞的禁忌证

绝对禁忌证	相对禁忌证
患者不同意	同侧存在神经肌肉疾病或损伤
穿刺部位皮肤感染	对侧存在神经肌肉疾病或损伤
局麻药过敏	抗凝治疗或存在血液系统疾病

表 12.3 超声引导下腘窝外侧坐骨神经阻滞相关的副作用及并发症

副作用	并发症[1]
足部及踝部运动障碍（局麻药作用期间）	
摔倒（局麻药作用期间）	

注：[1] 潜在感染、神经损伤、局麻药中毒、血管损伤、出血或血肿等是所有神经阻滞技术常见的并发症

　　这样的话，假如行左侧坐骨神经阻滞，操作者应左手扫描，右手持针（图 12.16）。

　　仰卧位的患者可用两种体位工具中的任一种来暴露腘窝和大腿远端。若采用腘窝悬空仰卧位需将患者移至床尾，双小腿置于一稳固的平台或桌面上，双膝位于床和台面之间。这样就可以在大腿中段至小腿之间形成一个"空缺"便于暴露（图 12.10）。患者身体下方应放一抽拉板以便双人摆体位。

　　腘窝悬空仰卧位法为探头扫描提供了一个平坦开阔的操作区域。此外，患者处于仰卧位，必要时气道易管理。阻滞前和阻滞后在床上摆放患者体位所需的时间和人力是这种方法的主要限制因素。再者，假如邻近有其他病患时，需要有足够大的空间才能将患者安全地摆放至床尾并独立分隔开。

　　也可以采用小腿垫高位。用垫枕或者毛毯垫高患肢，暴露出腘窝和大腿下段。稍屈膝，这样大腿下方才有足够的空间放置探头及进行操作（图 12.11）。

12 · 坐骨神经阻滞：腘窝外侧/大腿远端入路

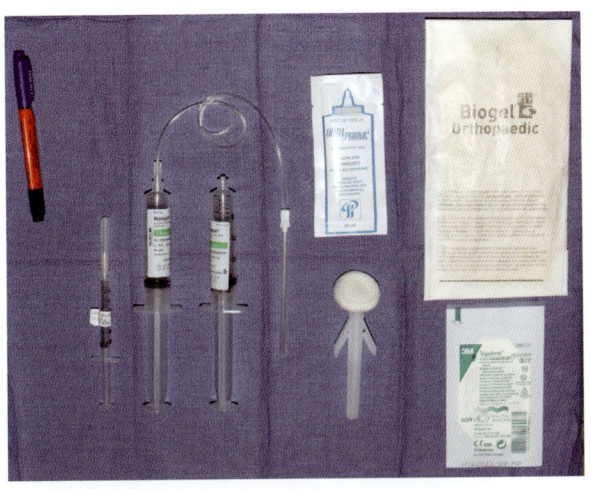

图 12.9　超声引导下坐骨神经阻滞时准备的物品

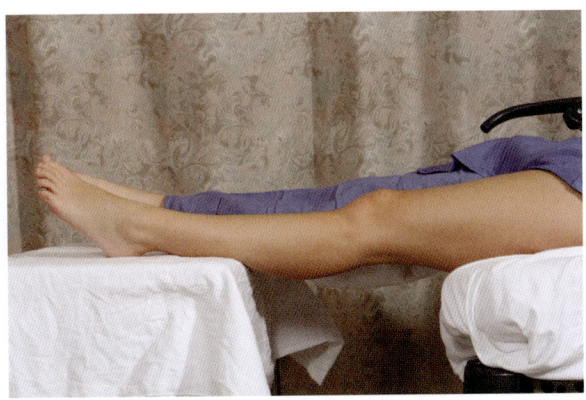

图 12.10　经腘窝外侧入路坐骨神经阻滞中的膝部悬空仰卧位法

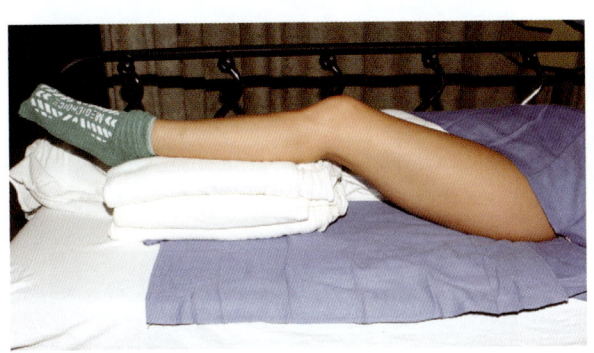

图 12.11　为经腘窝外侧入路坐骨神经阻滞摆放的小腿垫高位

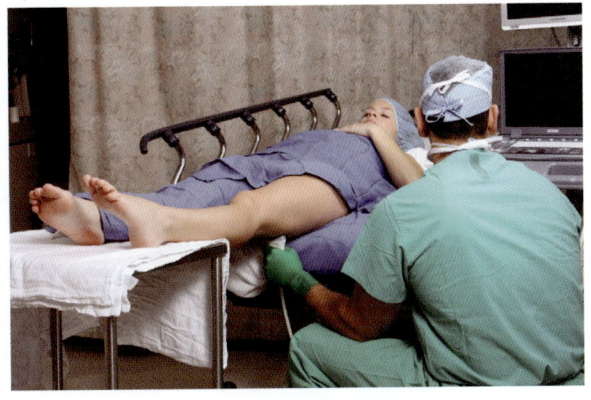

图 12.12　腘窝悬空仰卧位时的扫描方法

小腿垫高位节省了过多的调整体位的时间，一般患者也不难受，而且操作者一个人就可以完成。此外，必要时还可以稍微升高床头，气道也易于管理。不足之处是用靠垫垫高患肢，肢体没有支撑容易摇晃或外旋。其次，患者大腿和床之间的空间有限且成角度，增加了超声扫描和探头操作的难度，肥胖患者更是如此。

补充注意事项

采用小腿垫高位时注意避免膝关节过度弯曲。患者大腿和床板之间必须有足够

的空间才能置入探头及进行精细操作。此外，事实上大腿的重量会对直立探头产生一个压力，这样扫描时就不需要对探头施加额外的向上压力。

开始扫描前先消毒大腿下段外侧的皮肤。虽然在这种入路中探头并不紧挨着穿刺针，但我们还是常规在探头表面贴一层无菌胶贴以避免交叉接触。

探头横向置于大腿远端、腘窝顶部，这样扫描到的就是组织的横轴切面（图 12.12 和图 12.13）。按照惯例，探头上的定向标志朝

第三篇　下肢周围神经阻滞

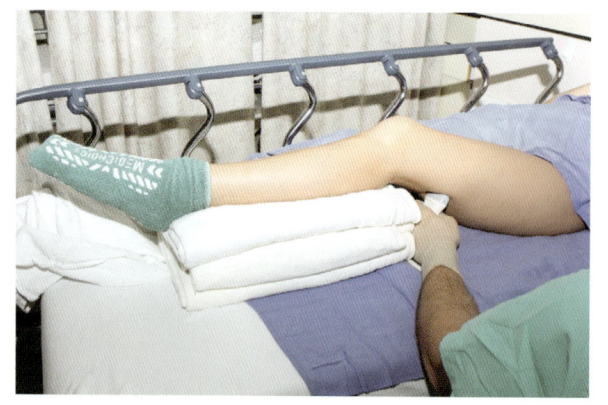

图 12.13　小腿垫高位时的扫描方法

向患者右侧。

> **补充注意事项**
>
> 　　单次注射阻滞时超声扫描到的可能是坐骨神经也可能是单独的胫神经或腓总神经，这取决于患者的相对解剖及探头在大腿多远的位置（图 12.14a、b、c）。
>
> 　　沿大腿远端短距离来回滑动探头对定位神经和寻找最佳的阻滞位置会有所帮助。
>
> 　　要确保你所找到的那条神经不是胫神经，因为腓总神经在大腿较高处已先被分出。这一点非常重要。误判可能会导致阻滞不全。

　　给探头一个连续的前向压力，有条理地扫描。先将探头置于大腿下段腘窝处或腘窝顶，稍向内移动直至探头位于大腿正中。探头移动时注意观察图像上的解剖结构。

　　尝试在起始处靠近腘窝顶的位置找到腘动脉。神经通常就在腘动脉的后外方（图 12.6），这个位置也可能是单根的胫神经或腓总神经分支。

　　从腘窝近端开始缓慢扫描，保持神经在视野中，寻找股二头肌。其肌腹就在坐骨神经的后外侧（图 12.15）。还可能找到胫神经和腓总神经分叉的位置，这取决于个体的解

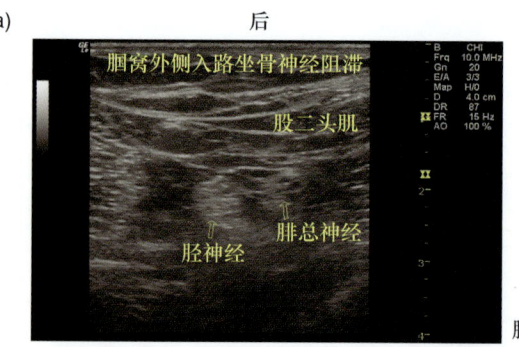

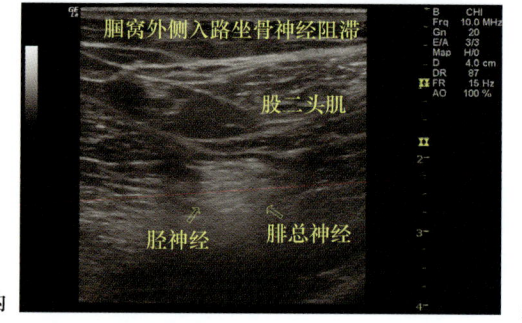

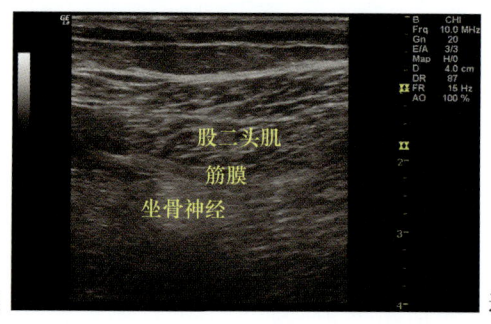

图 12.14　（a）、（b）和（c）从腘窝顶向近端扫描，胫神经和腓总神经逐渐汇合的横轴切面图

剖情况。

　　在大腿中下段，坐骨神经通常位于分隔腿后侧肌群的筋膜里，呈圆球状。记住，神经具有典型的各向异性，即随着扫描入射角的变化神经和结缔组织的回声反射性会发生变化（参见第 2 章：超声概述）。因此，稍微倾斜或旋转探头的角度可以改变神经的显像，使其或多或少变得可见。

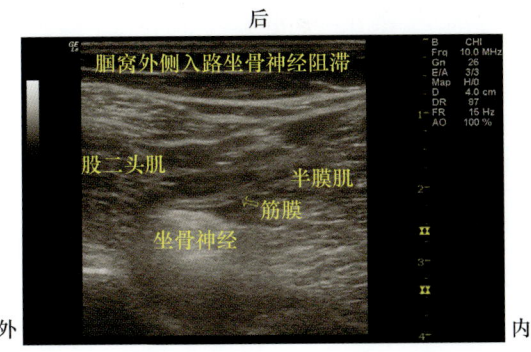

图 12.15 右大腿下段腘窝上方坐骨神经分叉前的横轴切面图

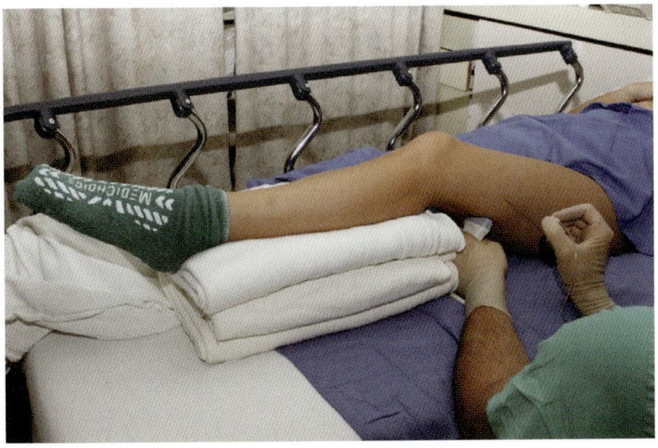

图 12.16 平面内法进针（小腿垫高位）

补充注意事项

为了优化图像的质量，经常需要细微调整探头。这些调整包括稍稍改变探头的方向（倾斜、旋转或滑动）和/或改变扫描时施加在探头上的压力。

改变施加在探头上的压力对识别坐骨神经很有帮助。相对于周围的肌肉和脂肪，神经的可压缩性差。改变探头上的压力，可以看到神经随着加压和放松而上下运动。

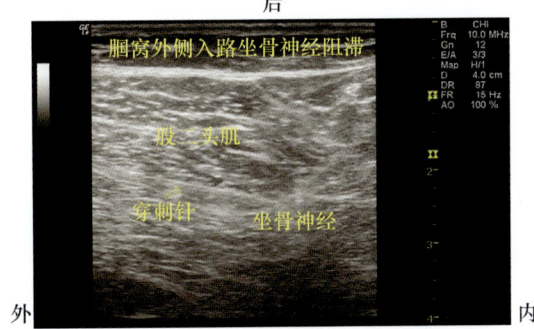

图 12.17 腘窝外侧入路右下肢阻滞时阻滞针接近坐骨神经的超声图像

一旦确定好阻滞的理想位置，保持探头不动。若患者是腘窝悬空仰卧位，为了让负责扫描的手臂舒适稳定，操作者可将肘部支撑在患者腿部下方的同侧膝盖上（图12.12）。若采用小腿垫高位，床板和患者腿部的重量能使探头保持稳定，操作者手握探头远端以保护传感器和导线之间的连接位（图12.13）。

置入穿刺针

在理想的位置找到坐骨神经后，大腿外侧对应探头的位置皮肤及皮下组织行浸润麻醉。

采用平面内（in-plane）法在超声引导下置入钝头穿刺针（图12.16和图12.17）。进针方向应和探头平行，这样便于识别针的方向和位置。进针时注意在超声屏幕外缘寻找穿刺针高回声的线状影或者因进针引起的组织运动。

不要盲目进针。当你难以判断穿刺针的位置时，停止进针，看一看手上的穿刺针，确保针就在超声束下方。假如穿刺针就在超声束平面内，但屏幕上仍没有针影显示时，可能需要稍微倾斜或旋转探头使得针影进入视野内。这种调整对原先目标结构的图像影响应该是非常微小的。假如因寻找穿刺针的位置而致原先的图像变化很大，则应退出穿刺针重新穿刺。

第三篇　下肢周围神经阻滞

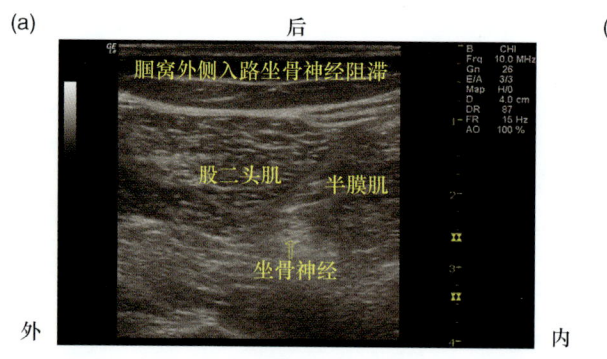

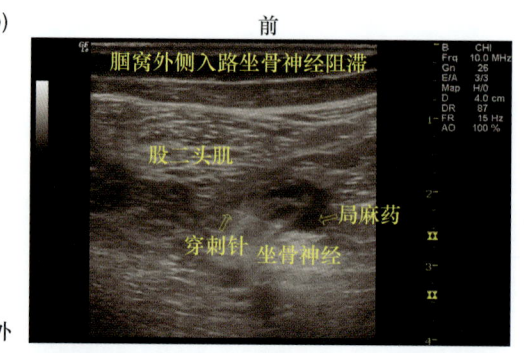

图 12.18　（a）和（b）经腘窝外侧入路注药后坐骨神经与肌肉、筋膜自行分离的超声图像

补充注意事项

当判断针尖位置还是有困难时，可以注射少量（1～2ml）的局麻药，观察周围组织的变化（"水定位"）。水定位通过改变周围组织的回声，有时能使针尖更易识别。然而，如果屏幕上观察不到注射变化，则应立即停止注射。

虽然水定位法有时可能有用，但我们并不提倡平面内法穿刺时将它作为常规手段而取代正确的手法和进针。

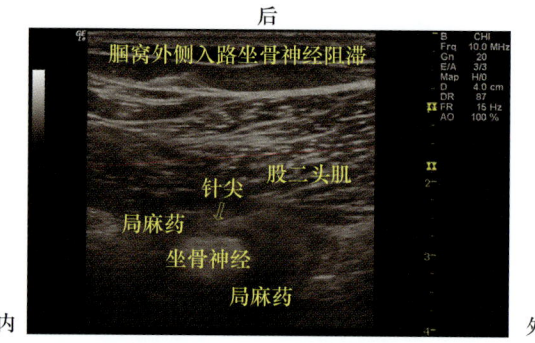

图 12.19　经腘窝外侧入路左侧坐骨神经周围注药后的超声图像（如"炸面圈征"）

定位好穿刺针后，需要时可以前后重新调整针尖位置，使其接近坐骨神经。

注射局麻药和调整穿刺针位置

穿刺针应穿过周围筋膜接近神经，但不真正进入神经。注药后药液沉积膨胀会形成一低回声区，导致神经和肌肉分离（称为"水分离"）（图12.8a和b）。注药时按每次3～5ml为追加单位分次注射，每次注药前注意回抽以确保针尖在血管外。注意，必须一直观察超声图像上药液的扩散。若注药过程中观察不到药液的扩散，即使之前回抽阴性，也应立即停止注药。

理想情况下，注药结束后神经会被完全包绕在药液中（如"炸面圈征"或"眼球

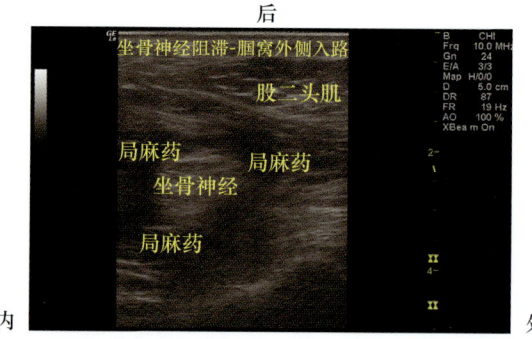

图 12.20　经腘窝外侧入路左下肢阻滞时局麻药包绕坐骨神经的超声图像

征"）（图12.19和图12.20）。

隐神经阻滞

涉及足内侧、内踝和小腿远端内侧的手

12 • 坐骨神经阻滞：腘窝外侧／大腿远端入路

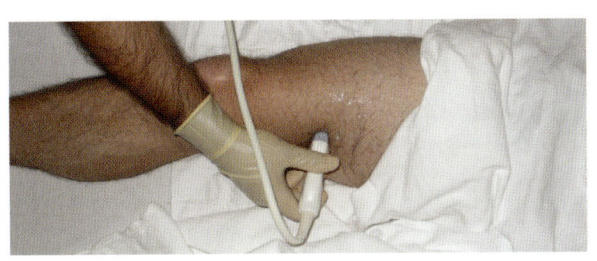

图 12.21　经缝匠肌股动脉旁隐神经阻滞时患者的体位及探头位置

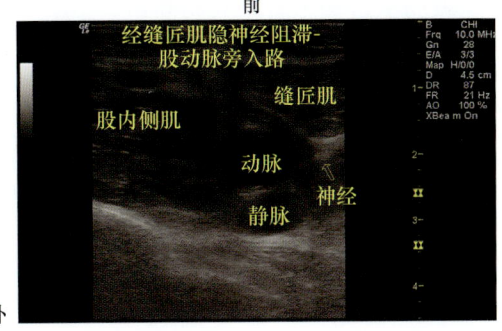

图 12.22　经缝匠肌股动脉旁隐神经阻滞时大腿中下段的超声图像

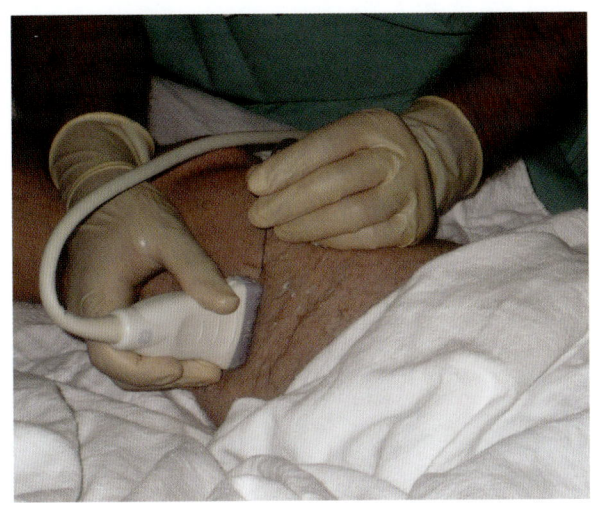

图 12.23　经缝匠肌股动脉旁隐神经阻滞时平面内法进针

术采用局部阻滞时均需阻滞隐神经才能提供完善的麻醉或镇痛。从大腿近端起始部至内踝，隐神经全程都可以在超声引导下阻滞。

隐神经细小，用超声识别比较困难，需取决于患者的解剖情况和操作者的经验。因此，所描述的这些方法有时更依赖于选择恰当的阻滞平面注药而非直接找到神经。

经缝匠肌（股动脉旁）入路

在大腿内侧中下段隐神经与股动脉伴行在收肌管内，直至股动脉通过内收肌间隙离开收肌管。这种方法就是在该区域进行阻滞，定位标志是股动脉。

患者仰卧，患侧大腿稍外旋。大腿下段前内侧皮肤常规消毒。将高频探头置于大腿前内侧、膝盖上方 8～10cm 处，作横向扫描。找到股骨边缘的高回声影，稍向内调整探头寻找股动脉，股动脉通常就在这个区域（图12.21）。采用脉冲多普勒或彩色血流显像有助于识别动脉。

保持股动脉在视野内，向远端扫描，找到股动脉离开收肌管成为腘动脉的位点。在这个位置，腘动脉开始向后走行，在超声图像上表现为向底部靠近。这个过渡点就是要实施阻滞的位置（图 12.22）。

这个位置隐神经可能会与其他小神经伴行（如股内侧肌的分支），因此神经相对较粗，可在动脉内侧或浅面看到。

探头外缘（前方）皮肤局部浸润麻醉，采用平面内法朝股动脉内侧置入一钝头斜面阻滞针（图 12.23）。也可以用平面外法进针。

将局麻药注射在缝匠肌深面、股动脉内侧以完成阻滞，一般需要 5～10ml 局麻药（图 12.24）。

经缝匠肌股动脉旁入路的优点包括定位结构（股动脉）清晰可见、目标神经易见、一旦准确定位效果可靠。

潜在的缺点就是可能同时阻滞股内侧肌。阻滞前需谨慎考虑，将并发症（股四头肌力可能减弱）告知患者，共同商讨。

经缝匠肌（大腿下段）入路

在膝关节上方，隐神经位于缝匠肌和股内侧肌之间的筋膜面里，也可以在该处阻滞隐神经。该入路与股动脉旁入路的微小区别在于缺乏重要的血管标志以及这个水平神经通常不太明显。将局麻药注射在缝匠肌和股内侧肌之间，可以成功阻滞隐神经。

患者仰卧，将高频探头置于膝盖上方，扫描股骨。在股骨内上髁上方将探头缓慢向大腿内侧移动，注意观察超声屏幕上肌肉的变化（图 12.25a）。先出现的是股内侧肌。随着探头向内侧移动，缝匠肌也随后出现。缝匠肌和股内侧肌之间的肌性分隔带就是注射局麻药的地方（图 12.26）。有时在神经附近可看到膝降动脉。

对于这种阻滞技术，我们常选择平面外法来置入穿刺针，这样可以直接进入筋膜层，不必穿过肌腹（图 12.25b）。

静脉旁入路

也可以在超声引导下在膝关节下方、胫骨粗隆内侧阻滞隐神经。

在这个水平，隐神经一直和隐静脉伴行，但神经和静脉的相对位置关系不定。因此，该方法的定位结构是隐静脉。因为隐神经并不是总能轻易看到，故该法目标就是要在隐静脉周围注入局麻药。

大腿远端轻轻绑一止血带使静脉充盈。胫骨粗隆的位置皮肤消毒，高频探头贴上无

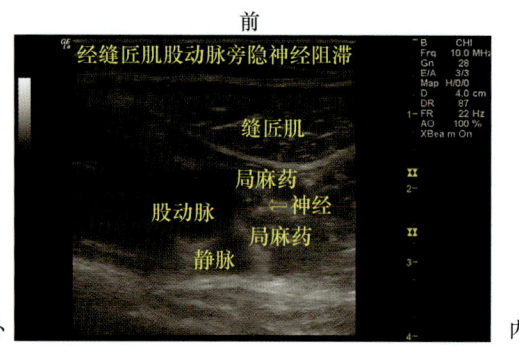

图 12.24 经缝匠肌股动脉旁隐神经阻滞时局麻药包绕隐神经的超声图像

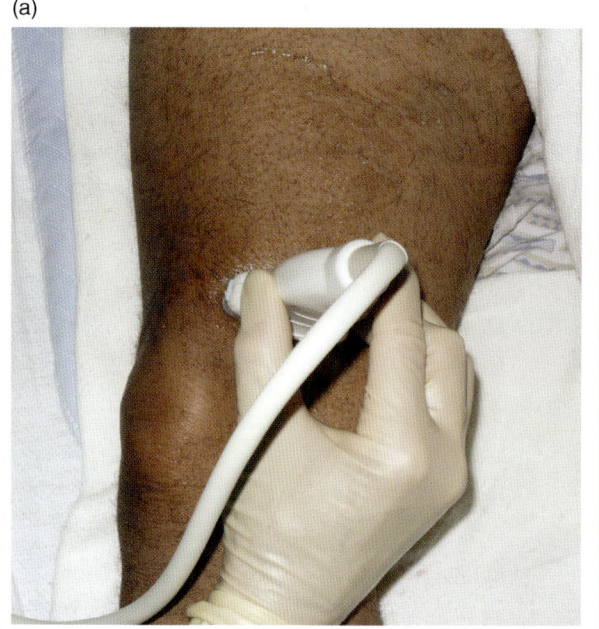

(a)

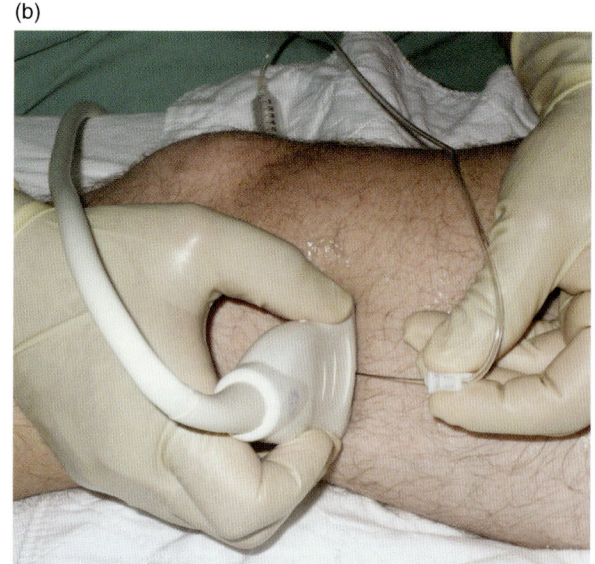

(b)

图 12.25 （a）和（b）大腿下段隐神经阻滞时探头的位置及平面外法进针

菌贴膜，涂上耦合剂，作横向扫描寻找隐静脉（图12.27a和b）。

隐静脉在这个位置很表浅，通常不超过1cm，如果探头压力过大的话很容易塌陷。寻找隐静脉时应沿着小腿内侧扫描，这一点很重要，尤其是对于隐静脉体表解剖不明显的人群。

可选用带25G针头的注射器或者连接注射器的钝头斜面穿刺针。在超声探头下方从患者小腿外侧朝向隐静脉进针。这个位置静脉表浅，周围没有肌肉组织，很容易看到针影（图12.28）。在血管周围注药时要注意避免刺穿静脉。注药结束后血管周围应有药液包绕。通常需要5～10ml局麻药（图12.29）。

踝部阻滞

对于足部手术，只需在小腿内侧、紧贴内踝上方皮下注射5～10ml即可阻滞隐神经（图12.30）。因为隐神经皮下有多个分支，对于不涉及踝部和小腿远端的手术这是一种不错的选择。

作者的临床经验

- 给药方案：为了最大限度延长术后的镇痛并缩短起效时间，经腘窝外侧/远端坐骨神经阻滞时我们通常选用0.75%的罗哌卡因30～40ml。药液的总量和药物剂量根据患者的情况、既往史、相关的并存疾病及药物的扩散程度而定。
- 假如不需要延长术后的镇痛时间，也可以用20～40ml含或不含肾上腺素的1.5%～2%甲哌卡因。
- 行单次注射远端坐骨神经阻滞时我们通常让患者仰卧，这样更舒适，也容易管理患者气道。如果行远端（或近端）坐骨神经周围置管，我们一般取侧卧位，这样股后区能有更大的区域进行超

图12.26 大腿下段经缝匠肌隐神经阻滞时局麻药注入的位置

（VVM，股内侧肌）

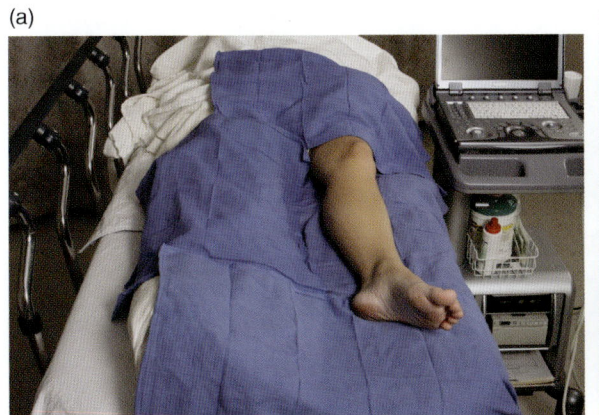
(a)

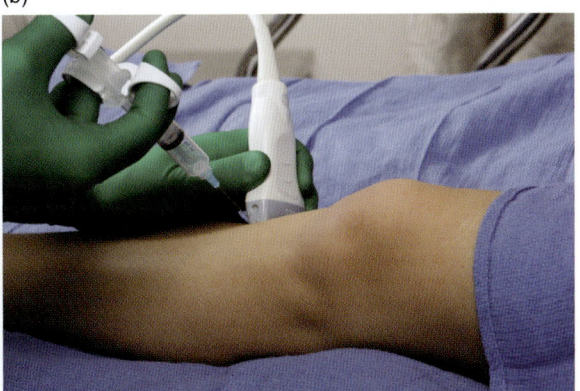
(b)

图12.27 （a）和（b）小腿上段静脉旁隐神经阻滞时患者的体位及仪器放置

第三篇　下肢周围神经阻滞

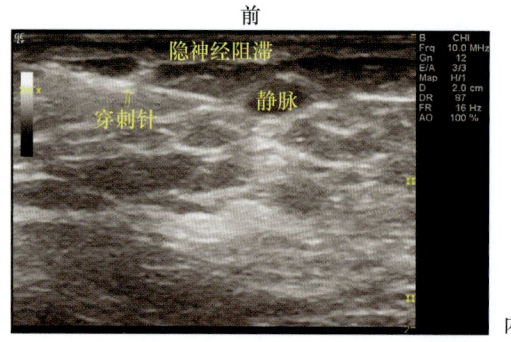

图 12.28　胫骨粗隆水平（静脉旁入路）隐神经阻滞

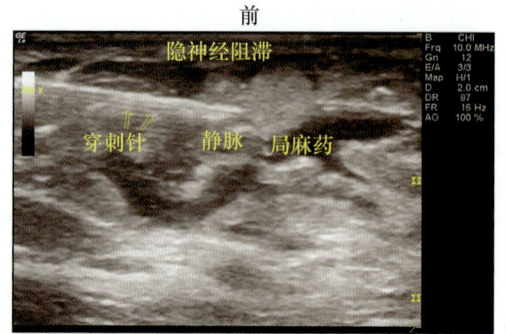

图 12.29　胫骨粗隆水平（静脉旁入路）隐神经阻滞注药后局麻药包绕隐神经

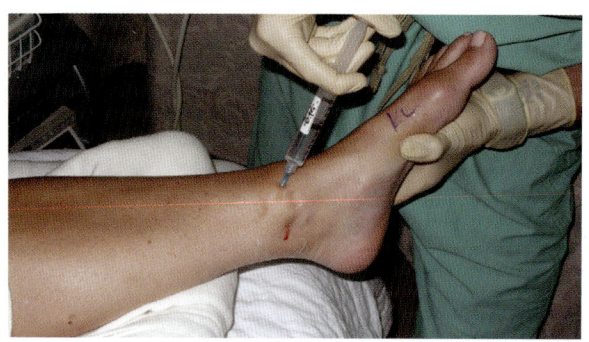

图 12.30　踝部隐神经阻滞

声扫描，操作者单独行置管操作时也有更大的操作空间（参见第 19 章：坐骨神经周围连续置管）。

- 注意考虑外科医生使用气囊止血带的因素。止血带的使用和/或位置（踝部、小腿或大腿）决定了手术过程中是否需要补充其他的神经阻滞及另外的镇静处理。
- 接受任何方式坐骨神经阻滞的患者麻醉后都有跌倒的风险。实施阻滞前要和患者一起商讨，提供术后宣教并随访。

推荐阅读

Dayan V, Cura L, Cubas S, Carriquiry G. (2008). Surgical anatomy of the saphenous nerve. *Ann Thorac Surg*, **85**(3):896–900.

Khabiri B, Arbona F, Norton J. (2007). "Gapped supine" position for ultrasound guided lateral popliteal fossa block of the sciatic nerve. *Anesth Analg*, **105**(5):1519.

Krombach J, Gray A T. (2009). Reply to Drs. Tsui and Ozelsel. *Reg Anesth Pain Med*, **34**(2):178.

Sinha A, Chan V W. (2004). Ultrasound imaging for popliteal sciatic nerve block. *Reg Anesth Pain Med*, **29**(2):130–4.

Tsui B C, Finucane B T. (2006). The importance of ultrasound landmarks: a "traceback" approach using the popliteal blood vessels for identification of the sciatic nerve. *Reg Anesth Pain Med*, **31**(5):481–2.

Tsui B C, Ozelsel T. (2009). Ultrasound-guided transsartorial perifemoral artery approach for saphenous nerve block. *Reg Anesth Pain Med*, **34**(2):177–8.

13 股神经阻滞

(姜 妤译 陶 涛审校)

简介及解剖学特点

股神经

超声引导下股神经阻滞的实施相对简单,但在临床实践中有着广泛应用。股神经阻滞,尤其是在像"三合一阻滞"那样注入高容量的局麻药物时,可以提供大腿前侧及膝部的麻醉,也可以为股骨、膝部手术以及髋部手术提供镇痛。股神经是腰丛各分支中最粗的一支,由$L_{2\sim4}$神经的分支组成(图13.1)。它通过腰大肌沿大腿向下,走行于腰大肌与髂肌形成的肌间隙内,在腹股沟韧带后方下行进入大腿前部,伴行于股动脉外侧(图13.2和图13.3)。在近腹股沟水平,股神经被阔筋膜和髂筋膜所覆盖,通过髂耻韧带与股动脉、股静脉相分隔(图13.4)。因为股神经与周围血管间物理性分隔结构的存在,使得我们在进行神经阻滞时可以注入更高容量的局麻药物。股神经通过腹股沟韧带和腹股沟后继续下行分为两支,较表浅的是感觉神经支,深层的是运动神经支(表13.1)。股神经的感觉支支配大腿前内侧、小腿内侧到脚踝及髋关节、膝关节的感觉(图13.5)。运动支配股四头肌的各个头以及缝匠肌、髂骨耻骨肌的运动。

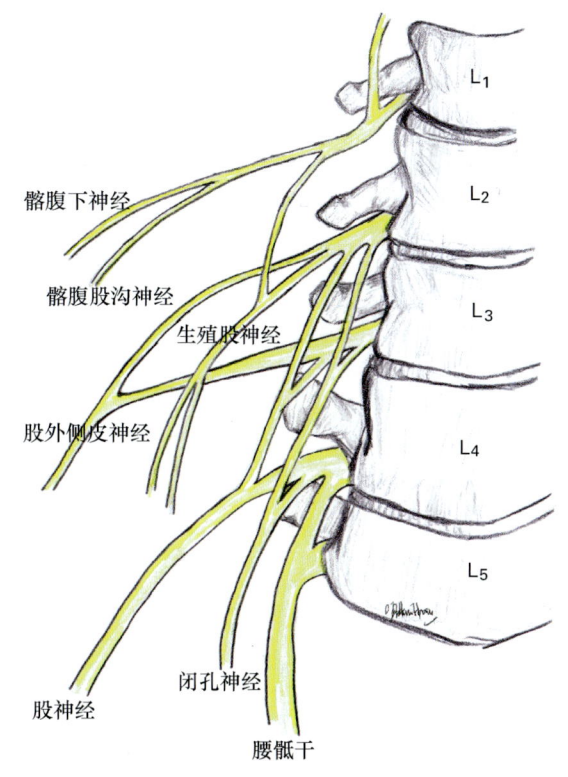

图13.1 腰丛的神经组成

"三合一"阻滞

Winnie等人在1973年最早提出了"三合一"神经阻滞的方法,这种方法是通过单纯增加股神经阻滞中注射药物的容量,从而达到低位入路阻滞腰丛神经的目的。他假设通

第三篇　下肢周围神经阻滞

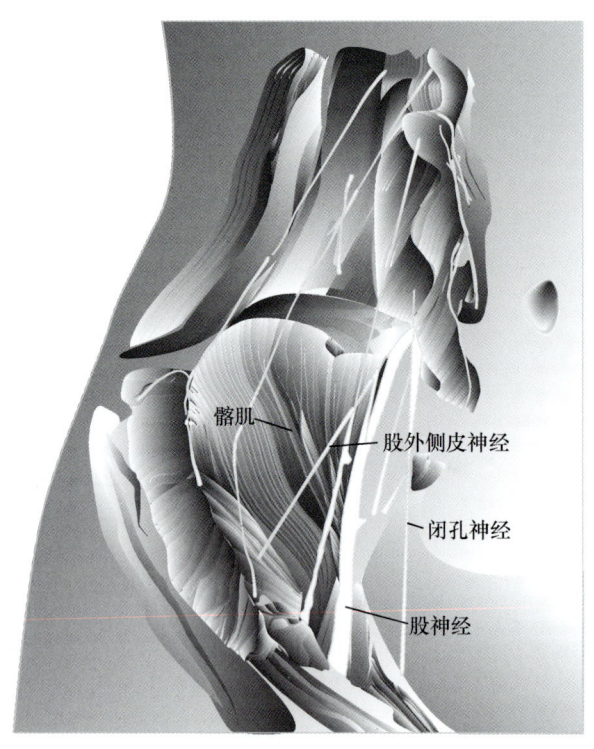

图 13.2　剔除腰大肌后腰丛神经的解剖位置

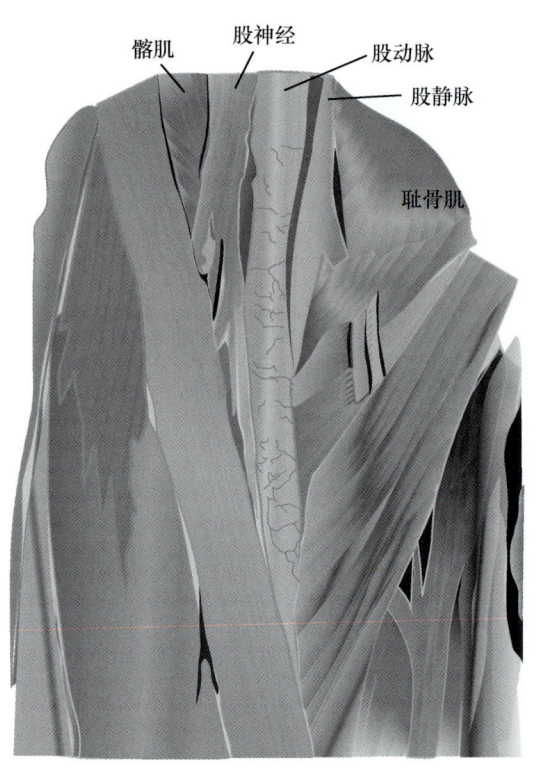

图 13.3　股三角的解剖结构

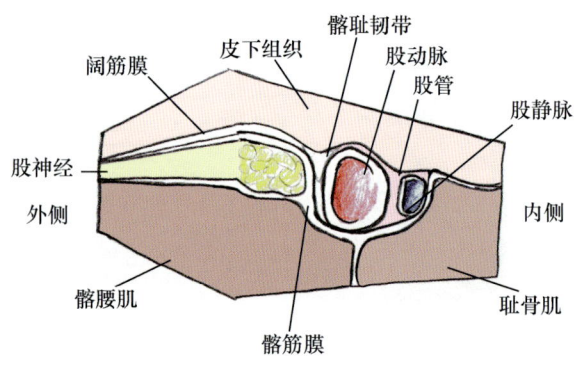

图 13.4　股神经和股动脉、股静脉之间的筋膜分隔

表 13.1　股神经前、后分支的支配

前支	感觉：前股皮神经（大腿前部）
	运动：分支至缝匠肌
后支	感觉：隐神经（小腿内侧）
	运动：分支至股四头肌群的单块肌肉
	关节：分支至髋关节前面及大部分膝关节

过增加局麻药物的容量可以使药物在筋膜层内向近端浸润，从而麻醉股神经、闭孔神经以及股外侧皮神经。尽管这一理论尚未经临床及影像学证实，但这种方法仍广泛应用于临床实践中。但"三合一"阻滞很少能起到名副其实的阻滞三条神经的效果。神经刺激器数据表明，"三合一"神经阻滞能产生可靠的股神经阻滞效果（90%），偶尔能够阻滞股外侧皮神经（60%～70%），而闭孔神经的阻滞效果并不可靠（<50%）。这可能是由于局麻药物在髂筋膜下向外侧扩散，能够浸润到股外侧皮神经，但不能有效地向头侧及内侧扩散，从而不能总是浸润至闭孔神经。因此，称其为"二合一"或"二点五合一"阻滞较

13 • 股神经阻滞

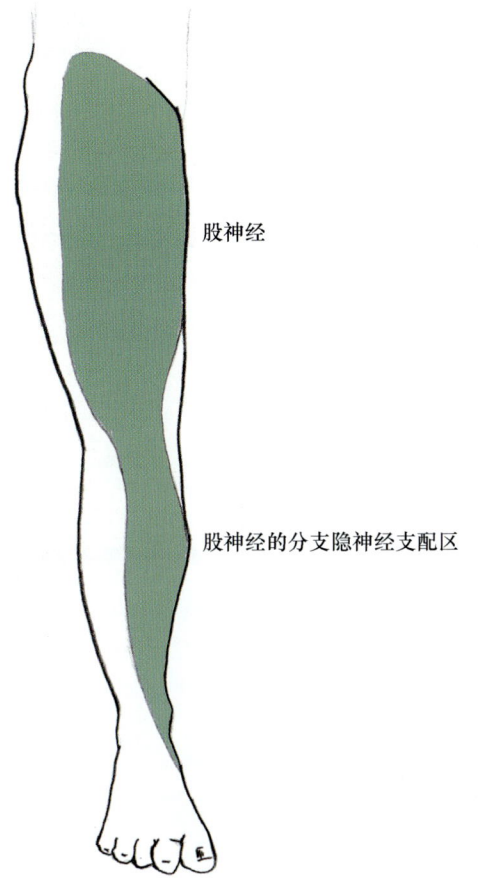

图 13.5 腰丛支配的皮神经

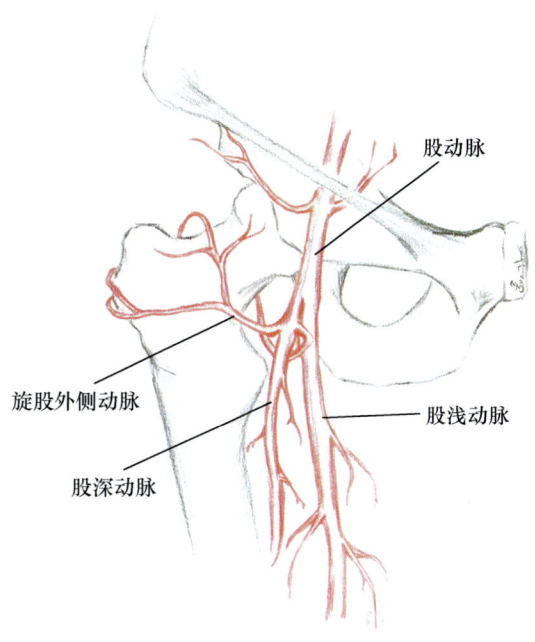

图 13.6 股深动脉及旋股外侧动脉的分支起点

之"三合一"更为确切。

股血管

股动静脉走行于股神经内侧,并与之伴行。助记符号"NAVEL"(神经、动脉、静脉、股管及淋巴管)可以帮助我们记忆以上结构从外侧到内侧的解剖排列关系。

股动脉在腹股沟下方约 1～2cm 分支为股深动脉和股浅动脉(图 13.6)。股浅动脉继续走行于股三角内,并伴行于神经内侧。股深动脉开始时走行于股神经的下后部,后穿行于更深层组织。股深动脉从股动脉分支后,立即由其根部发出一支旋股外侧动脉(图 13.6)。但旋股外侧动脉的起始点在解剖上变异度很高。旋股外侧动脉直接从股动脉分支在解剖中也很常见,分支点可能在股深动脉起始点以上或以下。解剖中有 10%～20% 的旋股外侧动脉直接由股动脉发出,分支点位于股深动脉起始点的上方,这使得其离腹股沟水平更加接近。

> **补充注意事项**
>
> 研究发现有 22.7% 的旋股外侧动脉直接从股动脉分支。
>
> 另有研究表明有 50% 的旋股外侧动脉起点距腹股沟不足 1cm。
>
> 旋股外侧动脉直接从股动脉分支的比率不存在性别和种族的差异。

超声解剖

定位标志:股动脉(图 13.7)

股动脉是实施股神经阻滞的重要定位结构(图 13.8)。在对这个位置进行超声扫描

图 13.7 腹股沟附近正常的超声解剖学

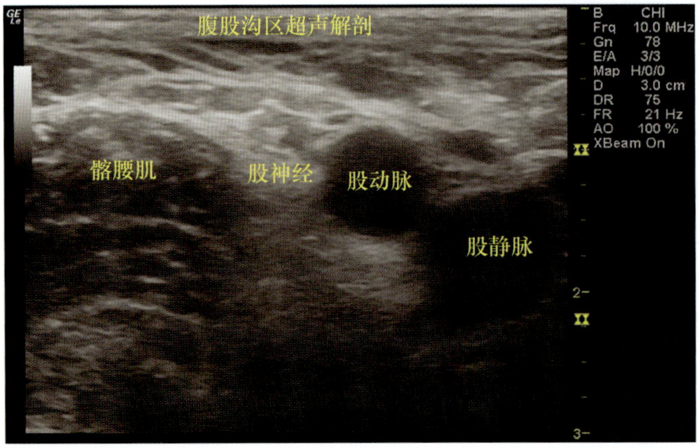

时，超声图像显示股神经在髂肌内侧，并伴行于股动脉外侧。而股静脉则在股动脉内侧与之伴行。

需要识别的结构	可能看到的结构
股动脉	髂腰肌
股静脉	股深动脉
股神经	旋股外侧动脉
	不规则血管

补充注意事项

当开始扫描时发现图像中出现多于一根动脉，则有可能是股深动脉或旋股外侧动脉。此时将探头向近腹股沟方向移动，可以找到尚未分支的股动脉。

表 13.2 示适合实施股神经阻滞或"三合一"神经阻滞的手术举例。

禁忌证

表 13.3 列出了股神经阻滞的一些禁忌证。

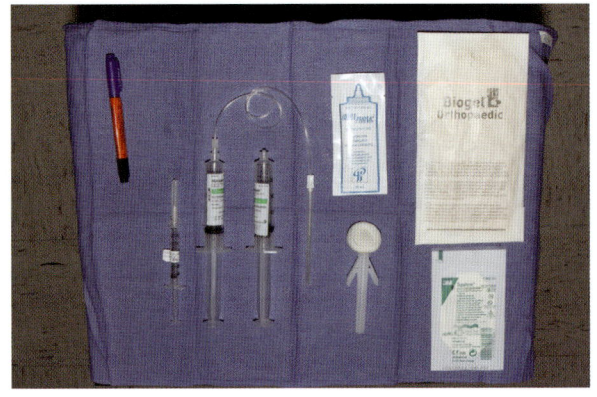

图 13.8 实施超声引导股神经阻滞需要准备的器械盘

副作用与并发症

表 13.4 列出了一些与股神经阻滞相关的副作用与并发症。

物品准备

- 超声仪
- 高频线阵超声探头
- 皮肤消毒剂
- 4～5cm 钝性穿刺针（对于肥胖人群可能需要更长的针）
- 超声探头套

13 · 股神经阻滞

表 13.2 适合实施股神经阻滞或"三合一"神经阻滞的手术举例

手术举例		需补充阻滞的神经
全髋关节病变手术	R	+/−闭孔神经 +/−股外侧皮神经
髋关节镜	R	+/−闭孔神经
股骨手术	R	—
股四头肌手术（如活检、肌腱修复等）	R	—
全膝关节病变手术	R	+/−坐骨神经
膝韧带手术，包括前交叉韧带（ACL）重建术[1]	R	+/−坐骨神经
膝关节镜	R	—
开放式半月板修复术	R	—
大隐静脉抽剥术，包括膝盖下	M	—
胫骨手术	NR	—
脚、踝手术	NR	—

注：R= 推荐；M= 可能；NR= 不推荐。
[1] 当前交叉韧带由腘绳肌腱移植时，腘绳肌腱受坐骨神经支配

表 13.4 与股神经阻滞相关的副作用以及并发症

副作用	并发症
局麻药物持续性副作用造成的股四头肌运动功能阻滞	

- 无菌超声耦合剂
- 穿刺点局部麻醉用药
- 无菌手套
- 20ml 注射器抽取适当剂量的局部麻醉药物
- 图示见图 13.9

操作

扫描

嘱患者取仰卧位，双手舒适地放于胸部

表 13.3 股神经阻滞的禁忌证

绝对禁忌证	相对禁忌证
患者拒绝	患侧神经肌肉疾病/损伤
穿刺点周围感染	使用抗凝药物或凝血障碍[1]
局麻药物过敏	败血症或未经处理的菌血症

注：[1] 在本书编写时，关于讨论神经阻滞麻醉与出凝血障碍的指南与专家共识尚未出版

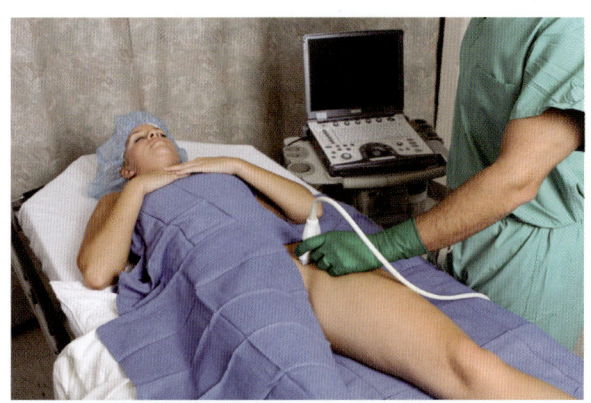

图 13.9 股神经阻滞患者体位及设备放置

或腹部。超声仪应放置于患者的头侧，便于操作者观察和操作。操作者应站于患者的手术侧，面朝患者，头可转向超声仪显示屏。床的高度要合适，保证患者的腹股沟区处于操作者的中下腹高度。操作者应使用靠近患者的手操作超声探头（图 13.10）。操作前在腹股沟区进行足够大范围的消毒，在超声探头或探测处涂抹超声耦合剂，以确保获取清晰图像。

将超声探头沿腹股沟附近的横轴放置（图 13.10 和图 13.11），探头的方向标记位于患者的右侧，这将使目标结构在超声屏幕中呈现一个横断面图像。为了捕捉到搏动的股动脉，应根据需要调整超声扫描深度及探头位置（大范围移动）。股动脉是股神经阻滞操作中的定位结构，因此在操作中，我们应该首先探测并识别这一结构。找到股动脉后，

第三篇 下肢周围神经阻滞

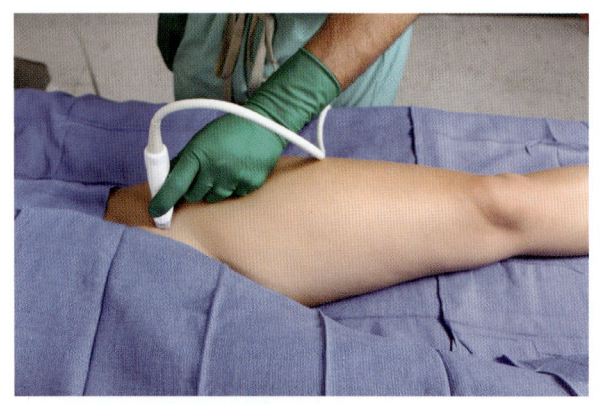

图 13.10　在腹股沟区扫描时超声探头的正确位置

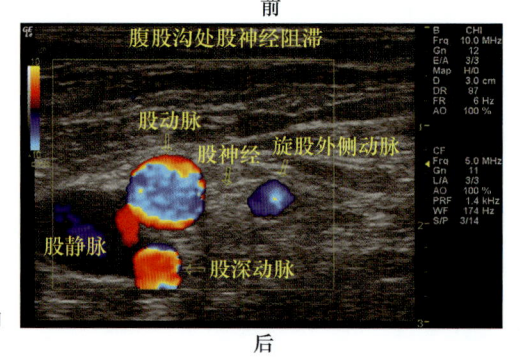

图 13.11　腹股沟区股深动脉及旋股外侧动脉的彩色血流图

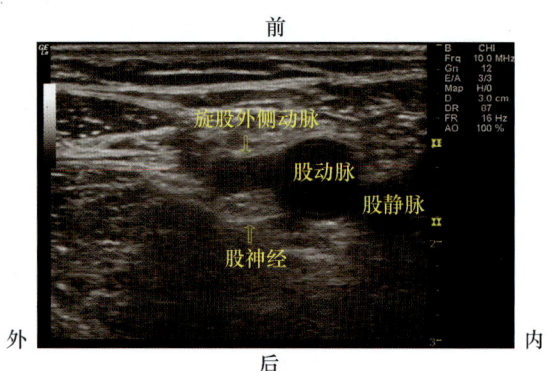

图 13.12　旋股外侧动脉直接从股动脉后走行于股神经前方

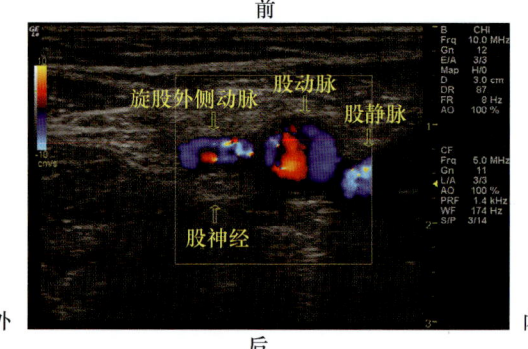

图 13.13　与图 13.12 相同，选用彩色血流多普勒以助辨认低回声结构为血管

应小范围倾斜、旋转超声探头以获得完整的、圆形的动脉横截面图像。继续寻找走行于动脉内侧的股静脉。股动、静脉都找到后，即可在股动脉外侧找到高回声的股神经（图 13.8）。

我们建议应全面扫描目标周围的结构，以确保在股神经周围以及（从外侧）进针路径上没有变异的解剖结构（如变异的血管等）。接下来，轻轻向头侧和尾侧移动超声探头，寻找股动脉近端分支点或股深动脉或旋股外侧动脉的位置（图 13.12）。此外需注意观察，是否存在旋股外侧动脉的分支直接从股动脉发出的情况（图 13.13 和 13.14）。由于这些血管结构很接近股神经，所以在扫描中，我们需要寻找一个与股神经有合适距离的路径来实施股神经阻滞。如果不使用超声定位，仅凭在股动脉搏动外侧穿刺进行股神经阻滞，将有高达 6% 的可能性刺破血管。因此，利用超声对股动脉分支位置、血管间相对位置关系以及与股神经之间的位置关系进行判断，可以将穿刺针误入血管的可能降至最低。

补充注意事项

在开始实施超声扫描时，如果很难找到股静脉，可能是由于操作者按压超声探头用力太大，把股静脉压扁，并且造成周围解剖结构的扭曲变形。

初学超声引导下神经阻滞者最惊异的发现之一就是股动脉和股神经的紧密毗邻关系。

13 · 股神经阻滞

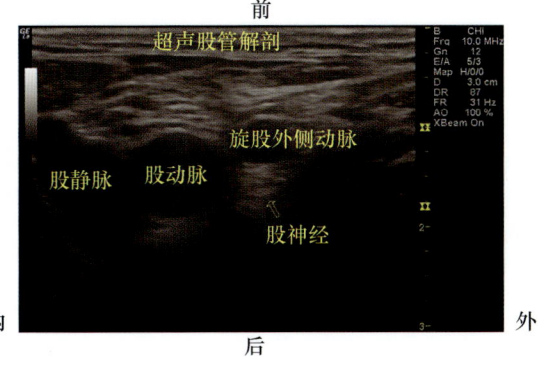

图 13.14　低回声结构位于股神经浅面图像

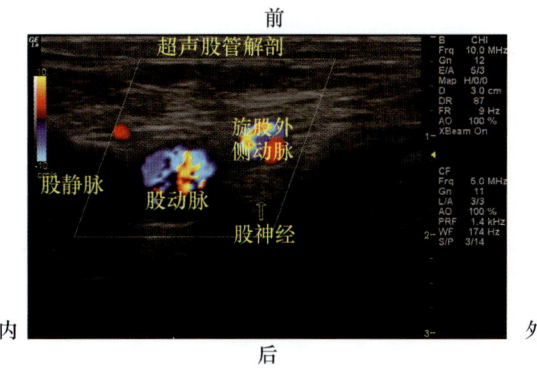

图 13.15　与图 13.14 相同，显示血流信号有助于辨别低回声区中的血管

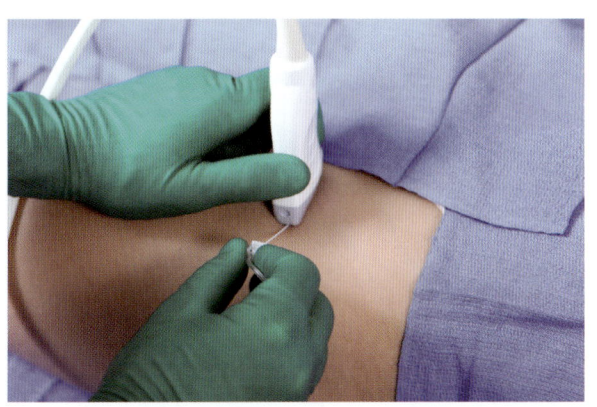

图 13.16　实施股神经阻滞时超声探头和穿刺针平面内法进针的位置

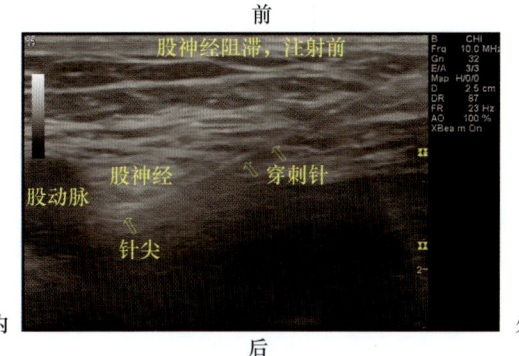

图 13.17　注射局麻药前穿刺针的正确位置

当我们不能确定某个低回声结构是否是血管时（图 13.14），可以采用超声仪的彩色血流（图 13.15）和/或脉冲多普勒等功能来帮助我们判定。

旋股外侧动脉的直径一般是股动脉的 1/3～1/2。

进针

当获得足够清晰的超声图像，并且确认可以安全地实施神经阻滞，我们就可以在超声探头外侧的皮肤上用局麻药注射一个皮丘，用钝头穿刺针经皮丘在超声声束平面内由外向内朝股神经后方进针（图 13.16）。在屏幕上角（前外侧）寻找穿刺针或其运动轨迹。穿刺针在超声探头下时显示为一条高回声线。切忌盲目进针，一旦在视野中找不到针的影像，应该停止进针，并观察持超声探头的手，确认穿刺针恰好穿过超声探头声束内。如果看上去穿刺针在声束平面内而屏幕上仍不见穿刺针的影像，就应该稍微倾斜或转动超声探头，以将针的影像捕捉到视野中来。此时影像如果与最初扫描的影像不同则其改变应该很小，若因定位穿刺针而其改变明显，则应拔出穿刺针，重复之前的扫描定位步骤。进针的轨迹应该是从大腿外侧到股神经外侧，然后引导针尖使其达到股神经的后方及周围。注射前最理想的针尖位置是股神经的后方中

第三篇 下肢周围神经阻滞

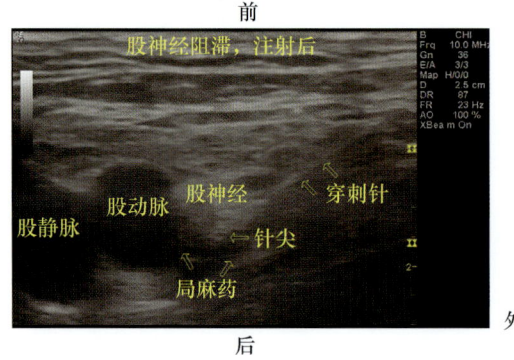

图 13.18 股神经阻滞时经定位正确的穿刺针注射局麻药

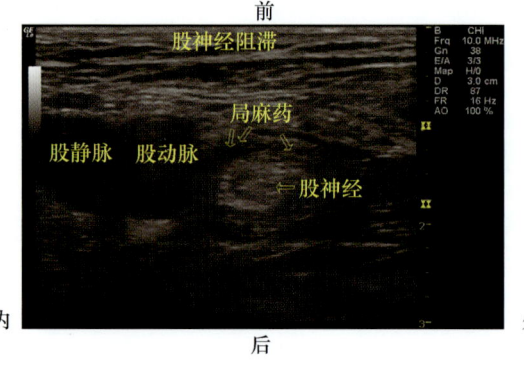

图 13.19 股神经阻滞注射后局麻药环绕神经呈"炸面圈"征

部或者内侧中间的位置（图 13.17）。为了将神经损伤的概率降到最低，应该特别注意避免针尖接触神经。

> **补充注意事项**
>
> 在穿刺过程中，必须一直监视针尖。否则就很难确定穿刺针的位置以及穿刺针可能穿到的组织结构。只有穿刺针通过狭窄的超声束的部分才能在屏幕上显像。

注射局麻药及阻滞针位置调整

一旦穿刺针进入理想位置，且确认回抽注射器无回血就可以开始注射局麻药（图 13.18）。每注射 3～5ml 局麻药物以及调整穿刺针位置后，都应该回抽确认无回血。当注射阻力很高时，应停止注射并调整穿刺针位置。注射过程中应注意观察局麻药扩散形成的不断增大的低回声区。这一低回声区应该在限制良好的间隙内，而不应在股血管的周围扩展。理想的局麻药物扩散，应该在神经周围形成一个"炸面圈"状低回声区，使得股神经浸泡在由局麻药物形成的低回声区内（图 13.19）。如果观察不到局麻药物扩散的影像，应重新调整穿刺针位置，使针尖达到阔筋膜水平，保证局麻药物能够很好地扩散。

每次重新调整穿刺针后，都应该进行回抽试验确认。

> **补充注意事项**
>
> 回抽试验阴性仍不能完全排除血管内注射的风险。
>
> 如果注射药物后未观察到局麻药物的扩散征象，应该高度警惕血管内注射，因为局麻药物可能被注射至血管内，而非神经周围。
>
> 如果在开始注射局麻药物后，在高回声区的神经内出现低回声区，高度提示已将药物注入股神经内。
>
> 每注射 3～5ml 药物都应暂停并进行回抽，从而降低注射压力，减慢注射速度。

作者的临床经验

- 膝关节手术的给药方案：我们通常采用 20ml 浓度 0.2%～0.5% 的罗哌卡因。如果术后需要保留运动功能，比如需要进行早期的积极物理治疗，则采用 0.2% 的低浓度比较合适。而膝关节置换术后 24h 内保留运动功能并不是优先考虑的因素，患者将因使用较高浓度的罗哌卡因带来更长时间更确切的镇痛而获得更多的益处。局麻药物的浓度和容量选择因人而异，患者的病史、相关并发症以及注射时麻药扩散的程度都会影响浓度和容量的选择。

- 髋关节手术的给药方案：我们通常采用 30ml 浓度 0.2%～0.5% 的罗哌卡因。正如上面讨论的，如果保留术后运动功能很重要，0.2% 浓度比较合适。而如果术后第 1 天运动功能的恢复并不重要，我们使用 0.5% 罗哌卡因将提供更好的镇痛。局麻药物的浓度和容量选择因人而异，患者的病史、相关并发症以及注射时麻药扩散的程度都影响浓度和容量的选择。
- 为了给髋关节手术患者提供较好的术后镇痛，尽可能在大腿近端实施阻滞，通常在腹股沟皱褶及腹股沟韧带之间的位置进行阻滞。
- 若能确保所有的局麻药物在超声直视下全部进入正确的筋膜层面内，此时给予超过阻滞单一股神经剂量的局麻药（见上述"三合一"阻滞），可能使局麻药物沿髂筋膜向头端扩散，可能到达并阻滞股外侧皮神经和闭孔神经。
- 虽然我们提倡围绕股神经注射局麻药物，但并没有研究证明这种注药方法在起效时间、麻醉持续时间以及成功率上体现出任何优势。此处我们的建议仅基于临床实践观察、解剖学及生理学上的推测。
- 在进行自体韧带移植修复前交叉韧带（ACL）的手术时，通常取半腱肌上的腘绳韧带进行修复。这一区域感觉由坐骨神经支配，因此患者常感到膝关节内侧、后侧区域的疼痛。我们可以通过坐骨神经阻滞来抑制这种疼痛，但事实上这种疼痛不是很强烈，不一定需要另外做神经阻滞解决。通常，我们通过术中以及在麻醉后加强监护病房（PACU）积极的药物治疗可以完全抑制这种疼痛，而绝大部分患者在术后也仅仅需要口服少量镇痛药物即可达到良好的效果。
- 但是，如果患者 ACL 修复术后韧带移植处剧烈疼痛，单凭药物治疗不能解决，可以考虑在近端（如臀下入路）实施坐骨神经阻滞，但是之前应充分考虑镇痛与消除患侧腿部的运动功能的风险获益比。
- 接受股外周神经阻滞的患者在外周神经阻滞期间，都属于跌倒的高危人群。在实施阻滞和镇静前需要与患者讨论及关注这种跌倒的风险。

推荐阅读

Fakuda H, Ashida M, Ishii R, Abe S, Ibukuro K. (2005). Anatomical variants of the lateral femoral circumflex artery: an angiographic study. *Surg Radiol Anat*, 27(3):260–4.

Ito H, Shibata Y, Fujiwara Y, Komatsu T. (2008). Ultrasound-guided femoral nerve block. *Masui*, 57(5):575–9.

Marhofer P, Schrogendorfer K, Koinig H., *et al.* (1997). Ultrasonographic guidance improves sensory block and onset time of three-in-one blocks. *Anesth Analg*, 85(4):854–7.

Orebaugh S L. (2006). The femoral nerve and its relationship to the lateral circumflex femoral artery. *Anesth Analg*, 102(6):1859–62.

Vazquez M T, Murillo J, Maranillo E, Parkin I, Sanudo J. (2007). Patterns of the circumflex femoral arteries revisited. *Clin Anat*, 20(2):180–5.

Winnie A P, Ramamurthy S, Durrani Z. (1973). The inguinal paravascular technique of lumbar plexus anesthesia: the "3-in-1 block". *Anesth Analg*, 52(6):989–96.

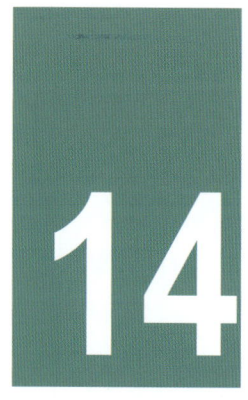

超声辅助踝部阻滞

（唐 靖 孙芬芬 译 陶 涛 审校）

简介及应用解剖学

踝部阻滞是以踝关节周围支配足部的5支神经为目标的基本阻滞。该阻滞方法适用于不希望阻滞小腿远端和踝关节的足部麻醉或镇痛。5支目标神经中有4支神经（腓浅神经、腓深神经、胫神经和腓肠神经）是坐骨神经的分支。隐神经是股神经的终末延伸支。

从解剖学角度讲，相对于位置更表浅的腓浅神经、隐神经和腓肠神经而言，可以认为胫神经和腓深神经是"深部"神经。使用超声引导有利于在这两支"深部神经"周围精确定位注射局麻药，这可以取代较模糊的扇面注射技术。通常加上其余三支表浅神经的阻滞足以满足"踝部"的阻滞需要。

胫神经（胫后神经）

胫神经是坐骨神经的终末支，在小腿下部穿过腓肠肌后方进入足部，沿内踝后方走行于胫后血管前方和踇长屈肌及踇长屈肌腱后方之间。胫神经最终分为支配部分足底以及足跟部的足底内侧神经和足底外侧神经（图14.1）。

在踝部超声引导胫神经阻滞很容易实施，适用于足底和脚趾手术的麻醉。

腓深神经

腓深神经（DPN）是位于小腿远端踇长伸肌腱和趾长伸肌腱深部的腓总神经的一个深部分支。该神经走行于胫骨和骨间膜前方，通常在胫前动脉外侧伴行至踝关节上方。胫深神经最终在足背分为支配第1和第2脚趾间趾蹼皮肤的内支和支配中间脚趾运动的外支。

与胫神经相似，超声引导实施腓深神经阻滞很容易，适用于踇趾或第一和第二脚趾间趾蹼手术的麻醉。

腓浅神经

腓浅神经（SPN）是腓总神经的第二个分支，走行于小腿外侧的腓骨肌深部，在小腿中部浅出。在踝关节水平，腓浅神经向前发出皮支支配足背部皮肤。

腓肠神经

腓肠神经由胫神经和腓总神经的皮支在小腿中部或近端附近吻合形成。腓肠神经沿小腿下外侧的深筋膜内走行，然后至外踝后方附近浅出，支配足外侧和踝部的皮肤。

隐神经

隐神经及其皮支是股神经在膝关节下小

14 • 超声辅助踝部阻滞

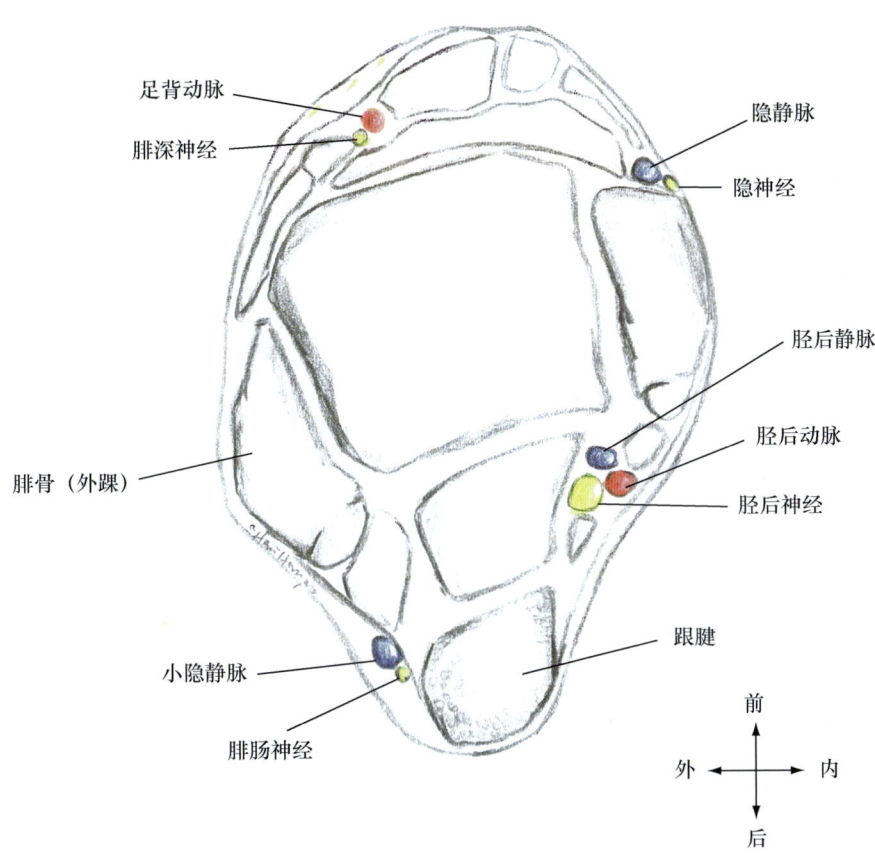

图 14.1 踝部重要结构横断面示意图

腿内侧的终末延伸支，隐神经为小腿远端的踝内侧和足内侧提供感觉神经支配。

超声解剖

胫后神经

定位标志：胫后动脉（图 14.2）

患者仰卧，把高频线阵探头沿肢体短轴方向置于内踝上部后方，以获得超声声束下走行的神经和血管横断面影像（图 14.2 和图 14.3）。

腓深神经

定位标志：胫前动脉/足背动脉（图 14.4）

患者仰卧，把高频线阵探头沿下肢短轴

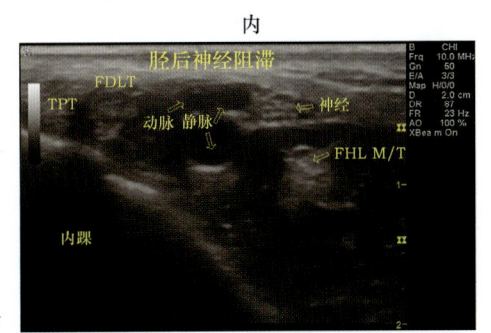

图 14.2 内踝后方结构横断面影像图
TPT，胫后肌腱；FDLT，趾长屈肌腱；FHL M/T，蹑长屈肌/肌腱

方向放置于踝关节背面以获得超声声束下结构的横断面影像。腓深神经通常位于血管的外侧（图 14.4 和图 14.5）。

123

第三篇 下肢周围神经阻滞

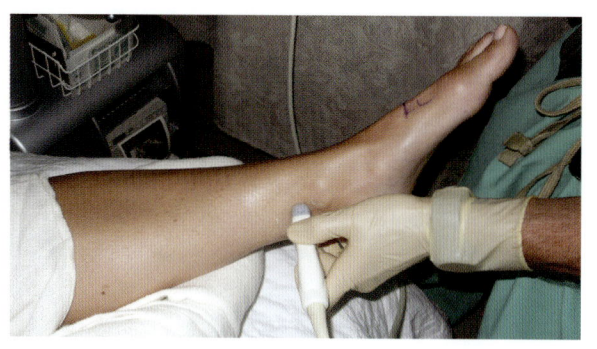

图 14.3 超声扫描胫后神经时超声探头的放置

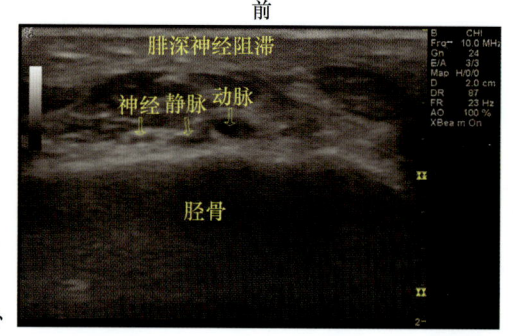

图 14.4 腓深神经、足背动脉和静脉（右足/踝关节）

需要识别的结构	可能见到的结构
胫后血管	趾长屈肌腱/肌肉
内踝	胫后肌腱
	姆长屈肌/肌腱
	跟腱

禁忌证

表 14.1 列举了一些踝部阻滞的禁忌证。

副作用和并发症

表 14.2 列举了一些与踝部阻滞相关的副作用和并发症。

物品准备

- 高频（10～15MHz）线阵探头超声仪
- 配有适量局麻药，装有 25G 阻滞针的 10ml 注射器 3 至 4 个
- 超声探头的无菌贴膜
- 无菌超声耦合剂
- 无菌手套
- 适当镇静，监护和吸氧
- 图示见图 14.6

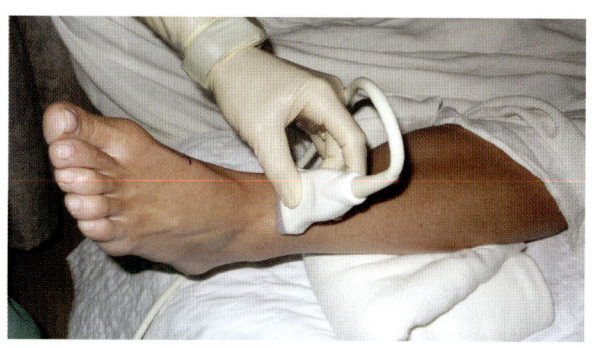

图 14.5 扫描腓深神经时超声探头的放置

需要识别的结构	可能见到的结构
胫前血管/足背血管	姆长伸肌腱
胫骨	趾长伸肌腱

操作

技术小结

1. 监护以及适度镇静患者
2. 操作部位使用无菌制剂消毒
3. 无菌贴膜贴于超声探头上
4. 在内踝后方实施全面超声扫描以找到胫后神经阻滞定位的最优位置
5. 刺入 25G 穿刺针，引导至目标结构
6. 注射局麻药
7. 必要情况下重新调整穿刺针位置以完

14·超声辅助踝部阻滞

成阻滞

8.重复步骤 4～7 以完成超声引导下的腓深神经阻滞

9.实施其余 3 支神经的阻滞以完成踝部阻滞

胫神经（胫后神经）

扫描

患者仰卧位，髋部向外侧稍旋转，用毯子或枕头轻度垫高需要阻滞侧下肢以最大限度显露内踝。常规消毒操作区，把高频线阵探头置于内踝后上方，与小腿垂直。由于目标结构非常表浅，应适当调整超声深度。获得搏动性的胫后动脉横断面图像。应用彩色血流成像功能有助于扫描（图 14.7a 和 b）。可能需要向跟腱后方同时沿踝关节向近端扫描以获得最佳图像，该神经通常呈混合性回声，位于胫后动脉后方（图 14.8）。

进针

以踝部边缘为进针点在超声声束平面内引导 25G 阻滞针，观察阻滞针行进至目标结构附近（图 14.9 和图 14.10）。

如果内踝部阻挡了穿刺针的进针路径，在踝部上方追踪扫描神经至更近端且引导穿刺针进针更容易的位置进针。

表 14.1 踝部阻滞的禁忌证

绝对禁忌证	相对禁忌证
患者拒绝	非卧床患者对侧神经肌肉疾病/损伤
进针部位感染	
局麻药过敏	

表 14.2 踝部阻滞相关副作用和并发症

副作用	并发症[1]
实施阻滞后至阻滞消退期间患者有跌倒的危险	

注：[1] 所有的神经阻滞都有可能出现感染、神经损伤、局麻药中毒、血管损伤、失血过多或血肿等潜在并发症

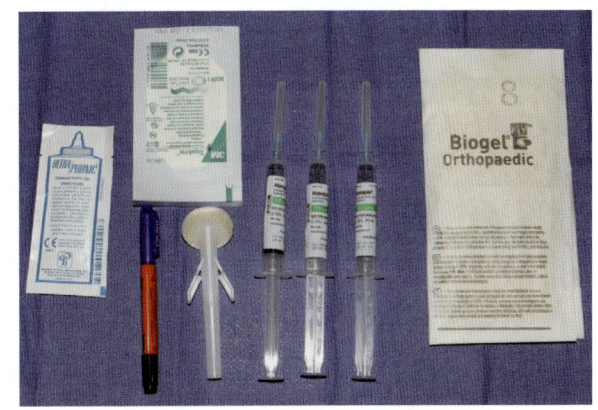

图 14.6　超声引导踝部阻滞时准备的器械盘

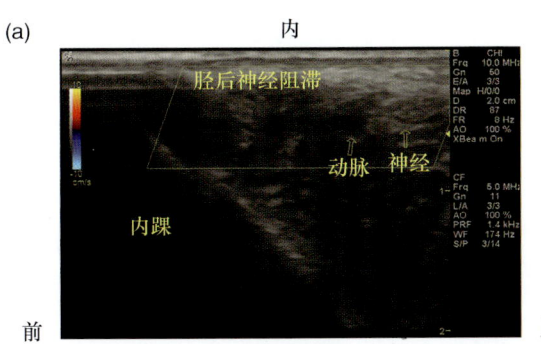

(a)

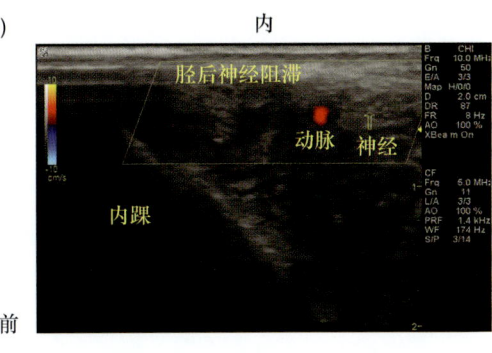

(b)

图 14.7　应用彩色血流图辨别胫后动脉

125

第三篇 下肢周围神经阻滞

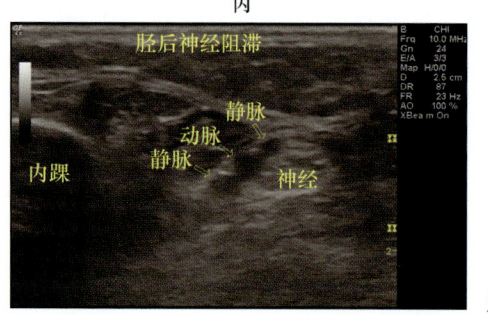

图 14.8 胫后神经和血管。神经（箭头示）位于血管后方

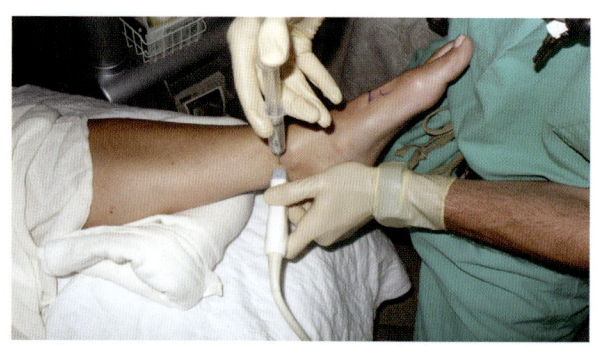

图 14.9 胫后神经阻滞的进针

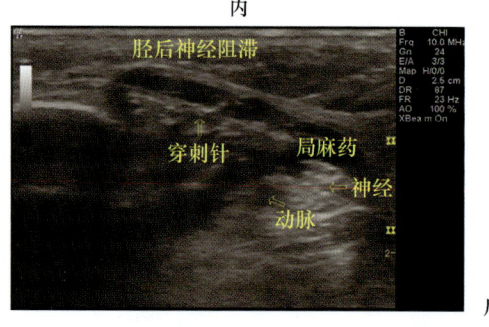

图 14.10 穿刺针定位及在胫后神经周围注射局麻药

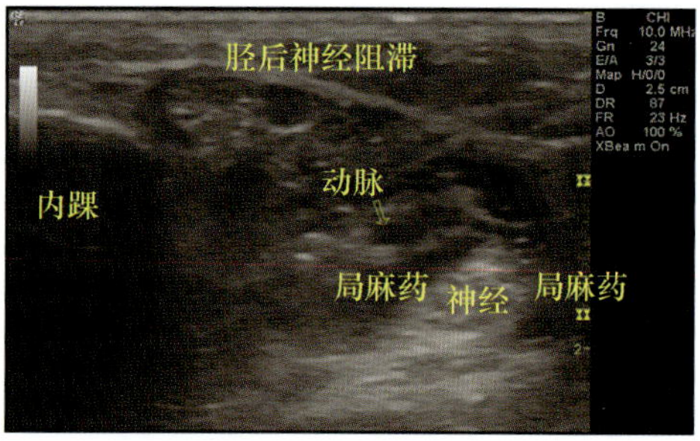

图 14.11 完成胫后神经阻滞

补充注意事项

尽管患者已被镇静，但实施阻滞时仍需他/她充分合作以保持肢体静止。针刺惊吓被镇静的患者可能导致患者和实施阻滞医生受到损伤，当只有一个医生在实施超声引导阻滞时，患者的腿可能很难受控制，因此有一个护士或另外一个医生协助会有帮助。

另外一种方法是在进针点打一局麻药皮丘，使用钝的斜面穿刺针实施超声引导部分踝部阻滞，这样可令操作者定位穿刺针期间更易控制，减少针刺损伤的风险。

也可以采用超声声束平面外法实施该阻滞，平面外法可以缩短穿刺针到达目标结构的距离。然而由于这样做不容易识别穿刺针的轨迹，尤其是在锋利的穿刺针接近神经或其邻近血管时，应用平面外法需要特别谨慎小心。

注射局麻药和调整穿刺针位置

需要在神经周围注射 5～8ml 局麻药，目的是使神经周围完全被局麻药包绕，可能需要多条穿刺针路径以达此目的（图 14.10 和图 14.11）。

腓深神经

扫描

腓深神经的位置与足背动脉接近。虽然在超声引导下很难看到该神经，但它通常位于踇长伸肌和趾长伸肌腱之间的血管外侧。

消毒过皮肤和准备好超声探头之后，用高频线阵探头沿踝关节前方平踝尖水平扫描获得探头下结构的横断面影像。注意显现在胫骨上方的足背动脉（定位结构）和静脉的横断面图。这支神经很小，位于血管附近，呈现低回声或混合性回声（图 14.12）。

14 · 超声辅助踝部阻滞

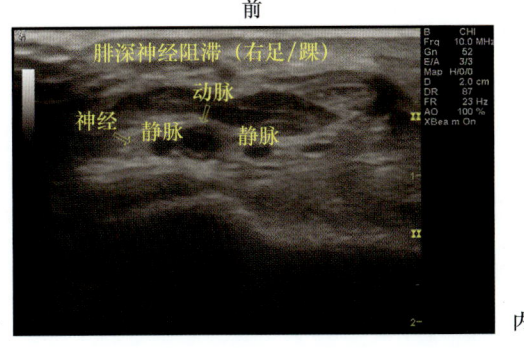

图14.12 与足背动脉和静脉毗邻的腓深神经（右足/踝）

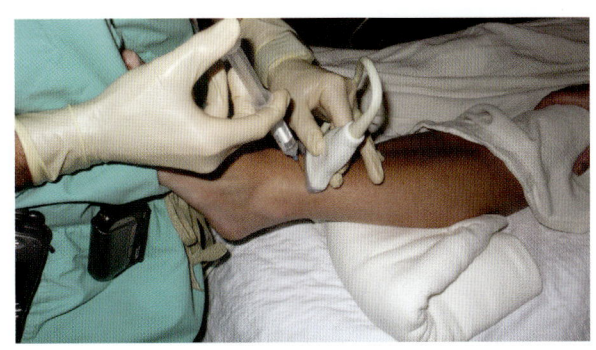

图14.13 腓深神经阻滞期间的进针（平面外法）

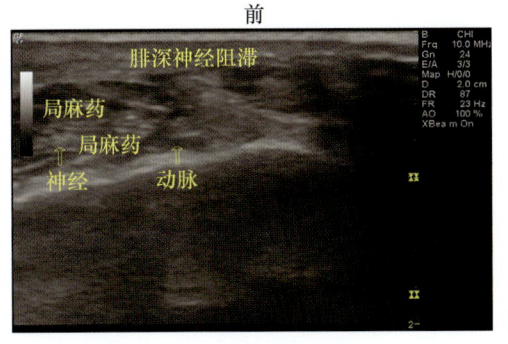

图14.14 在腓深神经周围注射局麻药

注射局麻药和调整穿刺针位置

如果这支神经很容易找到，则在其周围注射3～5ml的局麻药。令该神经可能显示为浮在麻醉药池中一样。如果这支神经很难辨别，可在足背血管的两旁附近注射局麻药，因为该神经通常就在这附近（图14.14）。

腓浅神经、腓肠神经和隐神经

踝部阻滞其余支配足部皮肤感觉的神经，采用踝关节周围皮下注射局麻药"环"或区域阻滞可以很容易完成阻滞。

阻滞腓浅神经可以沿踝前部至踝关节近端边缘连线的皮下实施，采用腓深神经阻滞的进针点，先朝着踝部内侧其次踝部外侧实施区域阻滞。这样实际上在踝关节前方只有一个阻滞针入路，通常注射总量8～10ml的局麻药（图14.15）。

腓肠神经阻滞可以在腓浅神经阻滞后继续在外踝近端上方踝关节外侧向跟腱方向实施（图14.16）。类似地，隐神经阻滞是在内踝处从内踝近内侧边缘至跟腱皮下注射局麻药来完成的（图14.17）。通常这些区域阻滞需要分别应用5～10ml的局麻药。阻滞完成时，在踝间线近侧围绕踝关节前方、内侧和外侧处皮下形成一个局麻药"环"。

进针

由于踝部前方表面区域有限，进针时采用平面外法也比较容易。用25G穿刺针在超声探头中点下方朝着目标结构直接进针（图14.13）。在穿刺针前进时需注意组织位移变化以判断针尖的位置。进针时需要使穿刺针处于较陡的角度以使针尖位于狭窄的超声束内。

补充注意事项

切记在穿刺进针前告知患者不动或控制其肢体。

采用平面内法实施腓深神经阻滞也是可行的，有些操作者觉得沿踝前方外侧采用平面内法进针会更顺手。

127

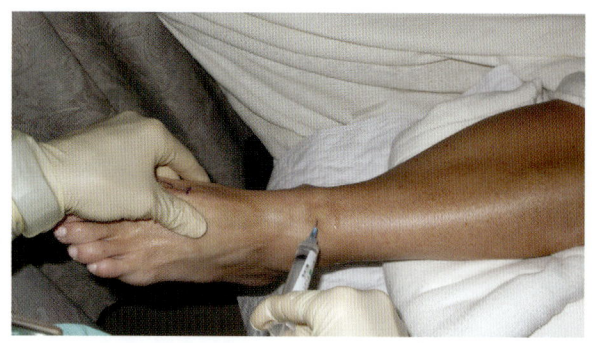

图 14.15 腓浅神经阻滞

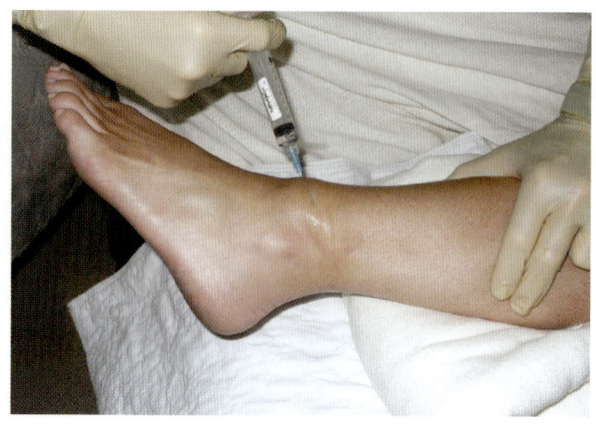

图 14.16 腓肠神经阻滞

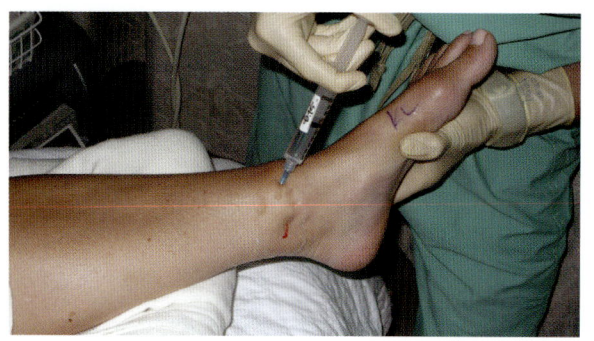

图 14.17 踝关节处隐神经阻滞

支神经的区域阻滞每支 8～10ml。

- 对于不需要延长术后镇痛的短小手术的麻醉,我们通常用 1.5% 甲哌卡因。
- 运用超声引导定位胫后神经和腓深神经阻滞替代了非特异性扇形技术的应用,我们发现在实际操作过程中超声引导可以增加神经定位的准确性并且提高神经阻滞的成功率。
- 对于初学者,应用超声完成踝部阻滞定位时可能需要较长的时间,然而,随着练习增加该差异会减少。

补充注意事项

应确保实施准确的皮下注射,局麻药浅表注射入皮肤真皮层会导致阻滞失败。

尽量使进针点数最少以减少组织损伤以及患者的不适感。

作者的临床经验

- 用药方案:为延长阻滞时间和加快起效时间,我们通常使用不同剂量的 0.75% 罗哌卡因:胫后神经 5～8ml,腓深神经 3～5ml 以及踝部周围其余三

推荐阅读

Redborg K E, Antonakakis J G, Beach M L, Chinn C D, Sites B D. (2009). Ultrasound improves the success of a tibial nerve block at the ankle. *Reg Anesth Pain Med*, **34** (3):256–60.

Soares L G, Brull R, Chan V W. (2008). Teaching an old block a new trick: ultrasound-guided posterior tibial nerve block. *Acta Anaesthesiol Scand*, **52**(3):446–7.

第四篇　外周神经周围导管

15　连续神经周围导管概述

（叶　靖 译　陈晔明 审校）

简介

近年来，业界对连续神经周围导管的兴趣和临床使用日渐增加。其主要关注点集中于骨科手术的急性术后疼痛管理。控制欠佳的术后疼痛是患者延迟转出麻醉后加强监护病房（post anesthesia care unit，PACU）或非正常入院最常见的原因。而且，短时程镇痛（例如单剂量外周神经阻滞、关节腔内注射）或无效的术后疼痛控制是导致患者未预约再次入院作疼痛治疗的最主要因素。随着外科门诊手术的不断增加，或为了缩短住院周期，必须十分重视对术后疼痛管理先进策略与技术的研究，以改善患者术后疼痛管理的总体质量，并延长镇痛时程。对住院和门诊患者采用连续神经周围导管，建立合适的急性疼痛管理并给予积极随访，医生可以安全有效地达到上述目的。

连续神经周围导管的优势

由于越来越多的研究评价了连续外周神经阻滞（continuous peripheral nerve blocks，CPNB）及其在术后镇痛所发挥的作用，目前已积累了大量证据支持 CPNB 的有效性。应用神经周围导管不仅可以提供更好的术后镇痛效果，而且与肠外途径给药或口服镇痛药的常规疗法相比，此法可令患者的麻醉性镇痛药用量大大减少并减轻了使用麻醉药品带来的副作用，如嗜睡、恶心、呕吐和瘙痒。另外，对于相似的手术，采用 CPNB 患者的术后镇痛效果优于相同部位单剂量外周神经阻滞。除此之外，留置神经周围导管还能缩短康复期功能恢复时间和手术患者的住院时间。由于上述优点，文献报道 CPNB 获得患者最高的术后镇痛满意度评分亦不足为奇了。

放置神经周围导管的适应证和入选标准

决定患者是否应用神经周围导管并无明确标准，但需要作以下几方面的考虑：

首先，应考虑相关手术因素。留置 CPNB 导管术后镇痛有利于施行较复杂的手术，如关节融合或置换术，或范围不大但术后疼痛明显的手术，如肩部手术等。除了考虑特定的手术外，也需要考虑是否采用术后物理治疗计划。有些患者手术范围并不太广泛，但需在术后短期放置关节被动运动装置，也可获益于神经周围导管提供的长时程镇痛。而且，骨科手术在术后第一天或更早期就启动积极的的物理治疗变得越来越普遍。放置连续神经周围导管有助于镇痛和早期功能恢复，从而改善患者的康复质量。

其次，需要考虑患者的某些因素。例如患者对疼痛耐受性较差，或慢性疼痛患者对镇痛药物的潜在耐药性，均可受益于神经周围导管。即使在经历不太复杂的手术或物理治疗时，神经周围导管的镇痛效果也很确切。另外，对阿片类的镇静、致吐效应高度敏感的患者，可能希望尝试诸如 CPNB 的有创技术，以避免或减少术后应用此类药物治疗。

存在上述的患者因素会促使医生不用太考虑手术因素而选择为患者留置 CPNB，但同样也存在一些不鼓励使用 CPNB 的患者因素，包括：

- 患者拒绝：并非所有患者都愿意接受在体内放置异物，例如神经周围导管。由于患者拒绝是区域神经阻滞的绝对禁忌证，也同样适用于神经周围导管留置。
- 患者的理解/沟通能力：有些患者不能接受对于管理外周神经导管和药物注射泵所付出的额外责任，尤其是在出院期间。这可能是由于患者的认知能力不足以理解如何护理导管和药物泵，或是患者存在明显的精神心理因素影响了患者的理智和理解力。有时候遇到患者的语言表达能力不佳，尽管他们本来有能力了解如何正确使用与护理药物泵和导管以及后续随访，但这些往往无法恰如其分地翻译到位，造成患者不能完全理解。
- 地理因素：如果患者的居住地远离他们手术的医院或医疗中心，若神经周围导管出现问题且必须当面现场处理才能解决，他们可能就不愿意出院回家了。由于 CPNB 在麻醉领域属于比较新的技术，尚未普及推广，若患者因神经周围导管出现问题去附近的急救中心或急诊室求诊，接诊医生很可能不熟悉该导管。所以，我们在考虑为患者留置导管前，必须确认患者同意以下承诺：即在导管万一出现问题需要现场处理时，患者应返回我们的医疗中心。
- 凝血状态：因留置外周神经导管的穿刺针（17G 或 18G）明显大于单剂量神经阻滞的穿刺针，穿刺误中血管时，发生血管损伤或血肿的风险更高。因此，在放置 CPNB 前，必须清楚患者的凝血状态，同时作好在术后拔除神经导管时的凝血状态预案。
- 患者的合作/镇静能力：基于相同原因，留置外周神经导管的穿刺针（17 或 18G）明显大于单剂量神经阻滞穿刺针，患者更有可能在导管放置期间或之后出现不适感，而且放置神经周围导管耗时也长于单剂量神经阻滞。由于这些负面因素会影响患者在留置 CPNB 期间的合作能力，相比于单剂量外周神经阻滞，操作者应在置入导管前给予患者更深的镇静。例如合并严重阻塞性睡眠呼吸暂停综合征且高度焦虑的患者可能无法耐受在无菌技术下成功放置 CPNB 所需的镇静深度。
- 术后感染风险：菌血症、穿刺部位或附近有感染的患者应避免置入导管。患者不注意个人卫生，控制不理想的糖尿病，滥用违禁药品均可能影响 CPNB 留置部位术后无菌状态的维持。对于出院回家后仍需继续留置此类导管的患者，上述考虑到的所有不利因素的负面效应将成倍增加。

神经周围导管的感染风险

留置导管感染风险是麻醉医生决定神经

周围导管置入操作前的主要顾虑之一。研究发现，CPNB 的感染并发症发生率在 0～3.2% 之间，但严重并发症，如脓肿形成需要外科引流的发生率很低，为 0～0.9%。导管置入部位局部炎症的发生率为 0～4.3%，但导管本身造成的细菌定植发生率达 0～57%。如果导管放置部位出现局部炎症或刺激症状，很可能已经发生导管细菌定植了。附着于导管最常见的微生物是表皮葡萄球菌，这也是皮肤表面分离出的最常见细菌。而 CPNB 诱发的全身感染或形成脓肿所分离出的最常见微生物是金黄色葡萄球菌。

发生导管细菌定植和相关感染的几个独立危险因素已被证实：最主要的危险因素是患者曾转入重症监护病房（ICU）。这些多数是留置 CPNB 的严重创伤患者。这可能是由于 ICU 患者经常伴有细胞免疫力受损，且 ICU 创伤患者的皮肤存在更大量的细菌，即使在放置 CPNB 时实施严格的无菌操作，感染的风险依然增加。

另一个导致 CPNB 感染的重要独立因素是导管存留时间。一项研究表明，神经周围导管停留时间＞48 小时可增加局部炎症和局部感染的风险，但在 1416 个病例中，仅 1 例（0.07%）发生了全身感染。另一项研究发现，导管留置时间平均在四天以内的患者无并发感染，而留置时间平均大于四天的患者发生感染且需要行手术引流的概率增加。虽然 CPNB 留置期间的治疗窗较宽也较安全，但神经周围导管留置时间越长，发生感染的风险越高。

其他造成神经周围导管感染的独立风险因素包括男性、未预防性使用抗生素以及导管置入部位。由于存在大量皮脂腺，影响消毒效果，股部和腋窝细菌定植发生率高于其他部位。

除了注意到在放置和管理 CPNB 时的那些独立危险因素之外，麻醉医生应遵照美国区域麻醉和镇痛协会（ASRA）制定的指南，在置入导管时坚持严格的无菌操作：包括洗手，使用保护屏障（帽子、口罩、无菌手套、手术衣和铺巾）和皮肤消毒剂。虽然聚烯吡酮碘和葡萄糖酸氯己定都有确切的消毒效果，但氯己定更有优势。因为氯己定内含异丙醇，能即时杀菌并附着于角质层，令其作用时间延长至使用后数小时。

导管放置与固定

物品准备

- 超声仪
- 频率合适的超声探头
- Mayo 机架或床头桌
- 无菌手术衣，无菌手套，帽子和口罩
- 无菌皮肤消毒剂
- 操作区无菌铺巾
- 超声控制台无菌覆盖套（最好是透明的）
- 带橡皮筋的超声探头无菌保护套
- 无菌超声耦合剂
- 无菌纱布
- 用于神经阻滞穿刺部位皮肤和皮下浸润的局部麻醉药
- 长度合适的钝头、大号 Tuohy 穿刺针（17G 穿刺针可放置 19G 导管；18G 穿刺针可放置 20G 导管）
- 无菌注射器内抽取适当容量的局部麻醉药
- 含肾上腺素的试验剂量局部麻醉药，以防误注入血管
- 无菌，柔软并有深度刻度标志的导管
- 用于连接注射器 / 输液管的导管接头
- 在穿刺部位固定导管的强力皮肤粘合剂，如 Dermabond®（Ethicon 公司，Summerville，NJ，美国）或 Histoacryl®（B/BRAUN，德国；TissueSeal, LLC，Ann-Arbor，MI，美国）

- 黏附力稍弱的皮肤粘合剂如安息香胶（Aplicare 公司，Branford，CT，美国）或 Mastisol®（Ferndale Laboratories，公司，Ferndale，MI，美国），用于固定透明贴膜
- Tegaderm™ 透明贴膜（3M Health Care，St.Paul，MN，美国）
- 思乐扣 StatLock®（Venetec International，SanDiego，CA，美国）或类似装置
- 参见图 15.1

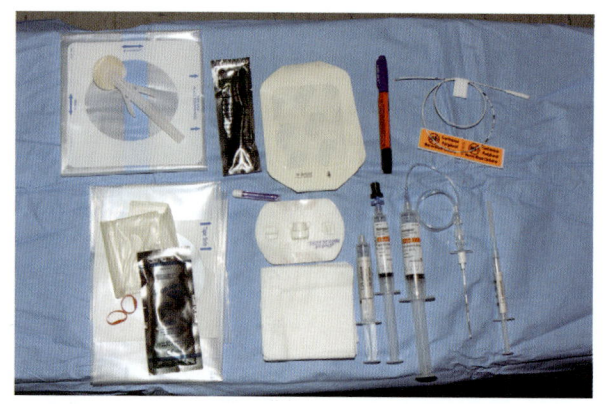

图 15.1　神经周围导管放置操作所需物品示意图

柔软的外周神经导管：根据我们的经验，柔软的导管较易盘绕于包裹神经/神经丛的筋膜层里面。而较硬的导管可能会穿出筋膜，使导管头端偏离神经/神经丛，进入不太理想的部位，如血管、肺、肌肉或皮下组织。

强力皮肤粘合剂：为了固定神经周围导管，减少局部麻醉药从穿刺部位漏出，笔者常规在导管置入处的皮肤上使用 Dermabond® 或 Histoacryl®。粘合剂覆盖范围应达到导管置入点周围 1～2cm。应用皮肤粘合剂可避免建立导管皮下隧道，尽可能地保护患者的皮肤完整性。

稍弱的粘合剂：在导管置入部位周围大面积喷洒安息香胶或 Mastisol®，可以使导管牢固地盘绕于皮肤表面，然后在其上覆盖透明贴膜。这样能保证无菌贴膜较好地固定导管。

透明贴膜：透明贴膜非常重要，如 Tegaderm™，以便患者或护理人员每日数次观察导管置入部位的情况，及早发现感染的早期表现，如皮肤发红、炎症或出现脓液。

思乐扣（StatLock®）：这是一个小型塑料固定夹，可把导管末端接头粘贴固定于患者的皮肤上。即使有突然的牵拉外力作用于导管，如患者的注药泵跌落、输液管被衣服或床单缠绕牵扯，思乐扣也能保证导管不发生移位。同时，它还能预防导管接头脱落。

目前已有几款上市销售的神经周围导管穿刺器械包，但在本书出版时，超声专用的导管穿刺器械包为数不多，而且配套的物品不齐全。麻醉医生可使用现有的器械包、超声专用器械包或神经刺激器导管穿刺器械包进行操作，并随时按需要寻找一些器具添加到个人收藏里。如果你有中等量或大量的病例需要放置神经周围导管，这些收集工作将很快变成非常琐碎的任务。因此笔者要寻找有资质的企业研发超声引导神经周围导管穿刺专用器械包，以满足特殊的操作需要。

单人操作放置导管的准备

连续神经周围导管应由医生及其助手在严格无菌技术下进行，操作时要戴手术帽子、口罩、无菌手套，穿无菌手术衣，并对超声控制台和探头覆盖无菌保护套。当无法配备助手时，放置连续神经周围导管可由麻醉医生独立操作（图 15.2）。为了保证操作顺利进行并保持麻醉医生与仪器设备的无菌状态，麻醉医生必须事先准备好超声仪、超声探头和导管穿刺器械包。首先要摆好患者的体位，把超声仪放在病床旁患者头位附近，类似于单剂量神经阻滞技术。超声探头应自然悬挂

15 · 连续神经周围导管概述

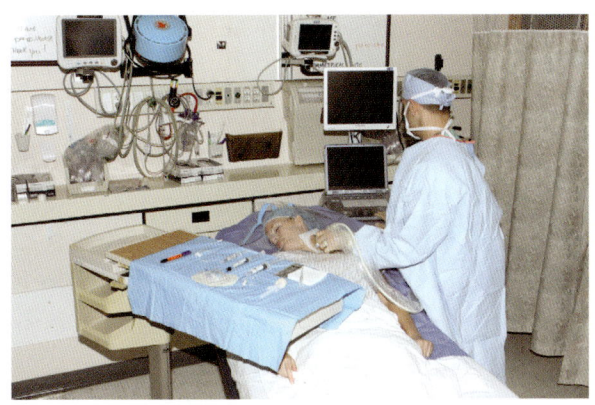

图 15.2　麻醉医生独立放置神经周围导管的正确准备

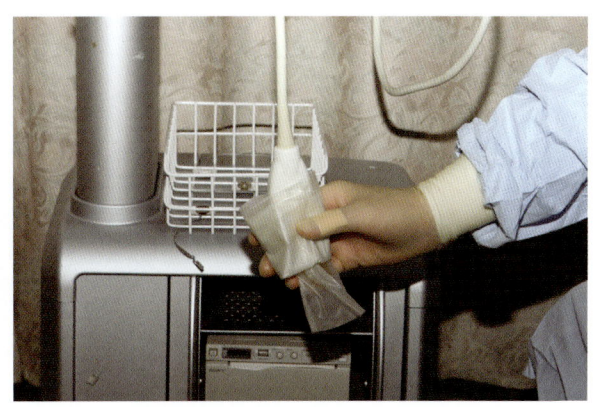

图 15.4　无菌保护套覆盖超声探头

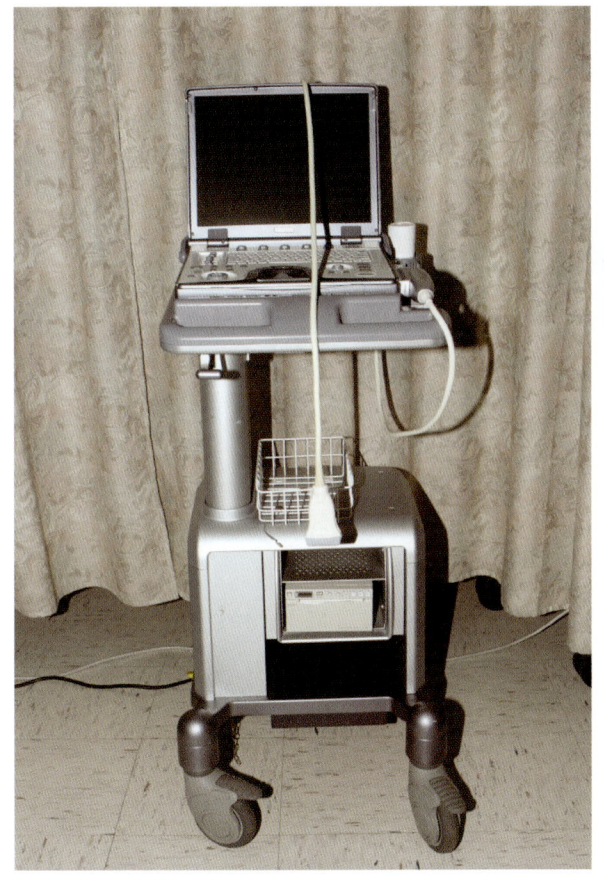

图 15.3　超声探头覆盖无菌保护套前的准备

在超声仪前（图 15.3），把无菌阻滞工作台放在阻滞操作者的对侧。此时，麻醉医生应戴好帽子、口罩、无菌手套，穿好无菌手术衣。

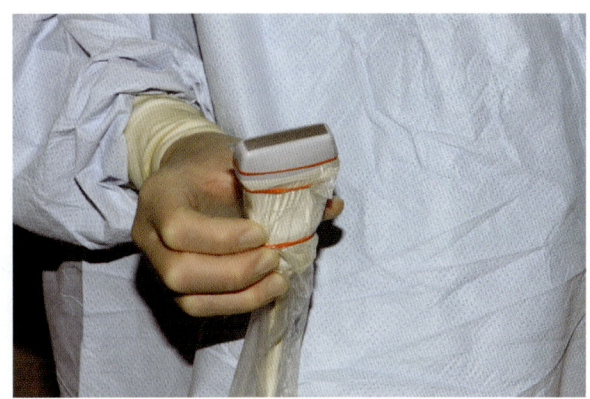

图 15.5　用两条橡皮筋固定保护套并均匀涂抹耦合剂的超声探头

接着，在操作部位广泛消毒，铺透明无菌巾。耦合剂放入无菌探头保护套内，再把保护套套住探头（图 15.4）。耦合剂必须均匀涂抹，确保在探头和保护套之间无气泡。用一根无菌橡皮筋捆扎在超声探头前端，使保护套紧贴探头。另一根无菌橡皮筋则捆扎在超声探头尾端，保证在操作探头时，不会因保护套下滑而影响操作（图 15.5）。在探头作好无菌保护后，超声仪面板也应覆盖无菌透明膜（图 15.6）。最后，把少量剩余的耦合剂涂抹到患者的皮肤，即可开始扫描检查和神经周围导管放置操作。

133

第四篇　外周神经周围导管

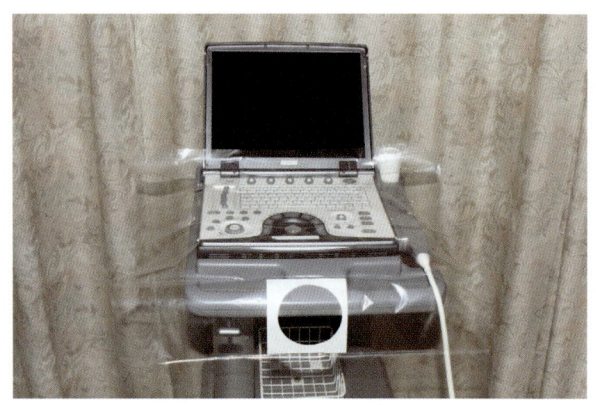

图 15.6　超声面板上的无菌透明保护膜

药物输注泵的选择

市面上可选择的输注泵种类很多，在评价选择时必须考虑以下因素。首先，输注泵的选择并无对错之分，只有哪一种对你最合适。实施者应考虑在 CPNB 中哪些是最重要的需求，而后选择最能够满足这些需求的输注泵。良好的输注泵应包括以下属性。

- **功能可靠性**：可靠性的定义为预期输注泵能正常工作，能以恒定速率持续给予背景输注（有些）并能满足患者自控镇痛（PCA）。笔者的经验显示弹性机械输注泵比电子泵更可靠。
- **输注速率的准确性**：准确性的定义是该泵能以设定速率输注，以及在整个输注过程保持速率一致性的能力。一般而言，电子泵的准确性高于合成弹性机械泵。而且在低气压状态下，弹性机械泵的输注速率会下降，此现象可见于高海拔地区。
- **患者自控镇痛**：输注泵是否具备单剂量追加功能、剂量调节选项和 PCA 的程序可控性都是主要的考虑因素。除了给予基础剂量之外，在 CPNB 泵使用 PCA 可有效改善患者的疼痛管理。因此，具备 PCA 功能的输注泵更有用，

尽管这可能增加泵的复杂性，影响其可靠性。麻醉医生可选择能分别设定 PCA 剂量和时间间隔的输注泵，以便对不同的患者采用个体化的 PCA 剂量和／或时间间隔。电子泵一般都有这种使用特性。笔者也可选用 PCA 剂量和时间间隔固定的输注泵，使用时无须更改设置，这是大多数弹性机械泵具备的特点。如同其他事物，电子泵与弹性机械泵各具优缺点。PCA 特定程序安装越多，个体化治疗的特异性越高，但发生机械故障或错误率越高，包括人为失误，可能会影响输注泵的总体可靠性。预设 PCA 剂量和时间间隔的输注泵容许的个体化治疗空间较窄，但能降低失误的风险，对泵的可靠性影响较少。

- **局部麻醉药总容量**：输注泵装载药物总容量是决定 CPNB 维持时间的因素。这对于门诊患者尤为重要，因为较之住院患者，留置神经周围导管的门诊患者无法轻易更换输注泵或补充泵注药物。大多数神经周围导管的计划留置时间至少两天。在维持输注剂量的基础上，还要考虑 PCA 的追加剂量和频次，麻醉医生应估算大概的药物理想容量以满足 CPNB 的目标维持时间。大部分输注泵都有最大预充容量限制，有些还可以超限充药，但在超过一定容量时，会影响背景输注速率的准确性，误差可能大于 10%。
- **输注泵的便携性**：许多输注泵的体积较小，注入局部麻醉药物后的总重量只有几磅。这些泵可装入小包内，配以可调节长度的系带，这样患者就能舒适地携带输注泵了。当输注泵内药物容量较多（比如超限充药），配备附加的 PCA 功能或较大的电子程序包，整个泵的体

积会增加,也更重,有可能影响其便携性。

- **使用和理解简便性**:输注泵使用和理解的容易程度对麻醉医生和患者均很重要。对于麻醉医生,输注泵与神经导管的连接和断开,清除历史记录和设定各项输注程序的难易程度必须考虑。只要放置和管理 CPNB 的麻醉医生团队都对输注泵的配置和程序设计感觉满意,一般不会出现问题。而患者能够很好地应用输注泵也是非常重要的。据笔者的经验显示,患者需要做的事情越少,输注泵的使用就越成功。最佳方案是在可靠地设定数据并连接到神经周围导管后,患者携带输注泵外出时可在必要时按动 PCA 按钮,且不用理会泵的其他事情。

- **一次性泵与重复使用泵的比较**:患者常规要求使用一次性输注泵。如果对住院患者留置 CPNB,可重复使用的非一次性泵可能是最佳选择。若是对门诊患者采取 CPNB,则以一次性泵更为有利。这对不需复诊拔出神经导管的门诊患者尤为重要。

- **输注泵的成本**:麻醉医生不能仅仅考虑输注泵的首次使用价格。如果选择了可重复使用的输注泵,麻醉医生应估算泵的使用周期和后续维护费用。而且还要考虑 CPNB 再次治疗和购买可重复使用泵的远期费用。对于一次性泵,则需考虑泵的持续使用时间及其相关价格。这有赖于泵的注药总容量,包括超限充药的容量、设定的输注速率、是否具备 PCA 功能、PCA 的给药量和间隔时间、补充药物的容量及费用。

完美的输注泵并不存在,但麻醉医生应根据 CPNB 的管理要求来选择具备相应使用特性,以符合这些需求的输注泵,这是非常重要的。

输注和剂量方案的选择

在选定输注泵后,下一步应确定输注药物的种类。现有许多短效和长效局部麻醉药的研究,主要集中于长效局部麻醉药,如罗哌卡因、布比卡因和左布比卡因,但尚无确切研究结果证实哪种药物最适用于 CPNB,尤其是对行动自如的门诊患者。在相同麻醉浓度下,罗哌卡因的运动神经阻滞较布比卡因轻,但和左布比卡因无统计学差异。罗哌卡因是目前应用最普遍的 CPNB 输注药物,特别是对门诊患者,浓度常用 0.2%。部分原因是罗哌卡因的局部麻醉药毒理学较安全、运动神经阻滞较轻微、价格合理。研究还显示,与单纯输注局部麻醉药比较,在长效局部麻醉药中添加可乐定、麻醉性镇痛药或肾上腺素联合输注并未见任何优势。

然后,麻醉医生应确定局部麻醉药的输注速率,以及是否使用 PCA 功能。许多研究试图探寻 CPNB 的最佳剂量方案,但有些因素会影响研究结果。例如放置神经周围导管的解剖部位(肌间沟、锁骨下或股神经等),患者是住院的还是日间手术的,有无使用特殊的局部麻醉药物,不同的外科手术,术后物理治疗计划都会影响 CPNB 输注方案的制订。一项研究发现,采用背景剂量持续输注复合 PCA 追加剂量在镇痛效果、减少麻醉性镇痛药物用量、减轻睡眠紊乱、提高患者满意度方面均优于仅单独使用背景剂量输注或单独使用 PCA,该研究结果具有高度可重复性。上述复合策略尤其适用于中重度术后疼痛。另外,数项研究显示,增加了 PCA 追加剂量的输注方案可降低背景输注速率。而且,在肝肾功能无异常的患者中,局部麻醉药物的血浆浓度在 CPNB 持续输注数日后仍在正常范围内。综上所述，目前仍无 CPNB 的最佳剂量方案。文献报道背景输注速率每小时 5～10ml，每间隔 20～60 分钟 PCA 追加 2～5ml 均可成功实施 CPNB。

出院指导和随访护理

不管是住院或门诊患者，任何神经周围导管治疗都应该制订患者离开 PACU 后的护理计划。包括向患者提供 CPNB 和输注泵的相关宣教、患者随访护理方案、导管拔除和输注泵送返/丢弃时间。

患者宣教

无论患者是出院回家或返回住院病房，我们均建议在他们离开 PACU 前，接受由麻醉医生或经区域麻醉或急性疼痛培训教育的护士提供的 CPNB 和输注泵的相关指导和宣教。患者从 PACU 或病房出院时，患者及其看护人员必须同时接受宣教，因为药物治疗可能影响患者的认知能力。除了书面的 CPNB 出院后护理管理指南，还要作出详细的口头解释。笔者的经典出院指南如下，但可不仅限于以下内容：

- CPNB 的定义及其工作原理的通则
- 输注泵基本信息，包括所含药物，可维持输注多长时间，如何识别药物何时耗尽
- 神经周围导管部位及敷料的护理和监护
- 输注泵的管理
- 特定部位 CPNB 治疗后患者可能发生的常见副作用
- 承重指导（如果有必要的话）
- 如果神经周围导管穿刺部位出现药液渗漏，应如何评估与处理
- 发生什么情况应该电话联系麻醉医生

- 如何拔出神经周围导管并观察导管的完整性
- 如何处置神经周围导管和输注泵
- CPNB 联系传呼机的号码

患者随访

对患者的随访频次应视以下几个因素而定：住院或门诊患者、手术种类、患者有无合并症、CPNB 所需的术后管理时程。保存住院和门诊患者的随访资料是很有价值的。对于住院患者，笔者每天至少观察巡视一次，直到拔除神经周围导管为止。对于门诊患者，可实施以下随访护理方案，包括：不同频次的电话联系、护理家访、使患者返回外科中心作随访。而且，笔者建议告知患者联系电话或护理指导，当患者出现 CPNB 的相关问题或并发症时可随时致电咨询或遵照指导处理。笔者对术后第一天的门诊患者至少电话随访一次，如有需要可能会增加电话联系的次数。另外，离院后仍留置 CPNB 的门诊患者应知晓全天候电话值班麻醉医生的联系电话或传呼机号码。在 CPNB 留置输注过程及拔除后出现的任何疑问或相关不良反应时，患者必须知道呼叫此号码。

导管拔除和输注泵的处理/归还

拔除神经周围导管有几种不同的处理方式。对于住院患者，可由麻醉医生或经规范培训的护士拔除导管，包括病房护士、麻醉护士、专业区域麻醉或急性疼痛护士。但门诊患者的导管拔除可能会出现很多问题，下列推荐方法可涵盖相关护理内容。其一、出院时应向患者及其陪护人员提供书面的居家拔除导管指南，并作详细的解释。其二、麻醉医生或规范培训护士致电指导患者或陪护人员如何拔除导管。其三、患者返回外科中心拔管，或在其他预约的医疗保健中心由正

式的医疗保健人员操作。上述方法经评估后，在技术优势上无差异。拔管方法的选择应根据现有资源和舒适程度而定。如果患者接受了在家拔除导管的指南，应在拔管后马上与麻醉医生联系，得到及时评估。笔者的经验是向患者及其陪护人员提供详尽的书面指南和口头解释，教会他们如何在家安全清洁地拔除导管。在术后第一天电话随访时，笔者会再次强调拔管指南并确认他们能够理解其中的内容。书面出院指南有笔者的CPNB传呼机号码，佩戴传呼机的值班麻醉医生可随时评估患者的即时情况。

作者的临床经验

- 导管穿刺部位药物渗漏是留置神经周围导管出院患者联系笔者最常见的原因。由于笔者在导管置入部位常规使用强力皮肤粘合剂，如 Dermabond® 或 Histoacryl®，明显降低了渗漏的发生，因此现在已经极为少见了。患者和电话值班麻醉医生的满意度大大提高。
- 无论是住院或门诊患者，若需要输注的药物容量较大，笔者建议不要使用双泵，尽量整合成一个输注泵。因为双泵可能出现更多的麻烦，包括购买和注药的问题，PACU或病区的护理人员会对双泵产生混淆。（有些门诊患者可留院观察24小时）。
- 在决定使用单输注泵时，应选择能够最大限度满足门诊CPNB患者需要的泵。相对于已经出院回家的患者，住院患者出现问题时可更容易且迅速地解决。因此笔者更注重那些可满足门诊CPNB患者需求的输注泵性能。
- 在笔者的实践中，基本上都是采用罗哌卡因作为CPNB持续输注的局部麻醉药物。虽然罗哌卡因的浓度和背景输注速率根据不同的导管留置部位、外科手术部位和术后物理治疗计划而有所改变，但笔者常用较高的背景输注速率（每小时8～10ml）复合PCA追加剂量2～5ml，间隔时间30分钟。

推荐阅读

De Ruyter M L, Brueilly K E, Harrison B A, et al. (2006). A pilot study on continuous perineural catheter for analgesia after total knee arthroplasty: the effect on physical rehabilitation and outcomes. *J Arthroplasty*, 21(8):1111–17.

Grossi P, Allegri M. (2005). Continuous peripheral nerve blocks: state of the art. *Curr Opin Anaesthesiol*, 18(5):522–6.

Ilfeld B M, Morey T E, Enneking F K. (2002). Continuous infraclavicular brachial plexus block for postoperative pain control at home: a randomized, double-blinded, placebo-controlled study. *Anesthesiology*, 96(6):1297–304.

Ilfeld B M, Morey T E, Wang R D, Enneking F K. (2002). Continuous popliteal sciatic nerve block postoperative pain control at home: a randomized, double-blinded, placebo-controlled study. *Anesthesiology*, 97(4):959–65.

Ilfeld B M, Morey T E, Wright T W, et al. (2003). Continuous interscalene brachial plexus block for postoperative pain control at home: a randomized, double-blinded, placebo-controlled study. *Anesth Analg*, 96(4):1089–95.

Ilfeld B M, Thannikary L J, Morey T E, et al. (2004). Popliteal sciatic perineural local anesthetic infusion: a comparison of three dosing regimens for postoperative analgesia. *Anesthesiology*, 101(4):970–7.

Ilfeld B M, Torey T E, Enneking F K. (2004). Infraclavicular perineural local anesthetic infusion: a comparison of three dosing regimens for postoperative analgesia. *Anesthesiology*, 100(2):395–402.

Kaloul I, Guay J, Cote C, et al. (2004). Ropivacaine plasma concentrations are similar during continuous lumbar plexus blockade using the anterior three-in-one and the posterior psoas compartment techniques. *Can J Anaesth*, 51(1):52–6.

Macaire P, Gaertner E, Capdevila X. (2001). Continuous

post-operative regional anesthesia at home. *Minerva Anestesiol*, **67**(9 Suppl 1):109–16.

Mizuuchi M, Yamakage M, Iwasaki S, *et al.* (2003). The infusion rate of most disposable, non-electric infusion pumps decreases under hypobaric conditions. *Can J Anaesth*, **50**(7):657–62.

Richmond J M, Liu S S, Courpass G, *et al.* (2006). Does continuous peripheral nerve block provide superior pain control to opioids? A meta-analysis. *Anesth Analg*, **102**(1):248–57.

Swenson J D, Bay N, Loose E, *et al.* (2006). Outpatient management of continuous peripheral nerve catheters placed using ultrasound guidance: an experience in 620 patients. *Anesth Analg*, **103**(6):1436–43.

White P F, Issioui T, Skrivanek G D, *et al.* (2003). The use of continuous popliteal sciatic nerve block after surgery involving the foot and ankle: does it improve the quality of recovery? *Anesth Analg*, **97**(5):1303–9.

16 肌间沟连续神经周围导管

（叶 靖译 陈晔明 审校）

简介

在肌间沟放置连续神经周围导管可为肩部和肱骨上段手术提供优质的术后镇痛，并能延长镇痛时间，效果远超过单剂量注射技术。置入连续神经周围导管是一项要求较高的技术，操作医生必须掌握肌间沟单剂量阻滞技术。因此，本章节不再赘述肌间沟神经阻滞的操作。

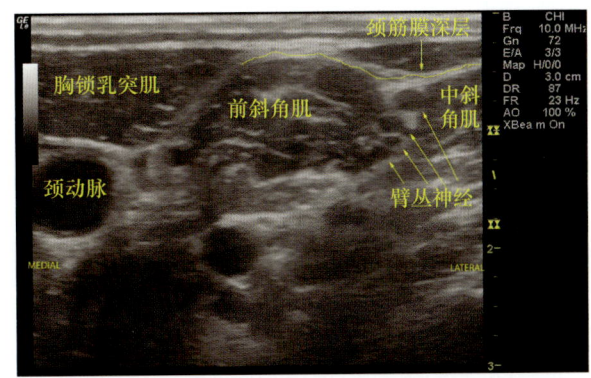

图 16.1 以颈动脉为定位结构的肌间沟神经阻滞超声解剖图

超声解剖复习

定位结构：颈动脉（图 16.1）

需要识别的结构	可能看见的结构
颈动脉	横突
颈内静脉	甲状腺
胸锁乳突肌	气管
前斜角肌	椎动脉
中斜角肌	
臂丛神经干/分支	
颈筋膜深层	
锁骨下动脉	
第一肋/胸膜	

物品准备

- 超声仪
- 高频线阵式超声探头
- Mayo 机架或床头桌
- 无菌手术衣，无菌手套，帽子和口罩
- 皮肤消毒剂
- 操作区无菌铺巾
- 超声控制台无菌覆盖套（最好是透明的）
- 超声探头无菌保护套及两条橡皮筋
- 无菌超声耦合剂
- 神经阻滞穿刺部位皮肤和皮下浸润用局部麻醉药
- 长度合适的钝头、大号 Tuohy 穿刺针（17G 穿刺针可放置 19G 导管；18G 穿

第四篇　外周神经周围导管

刺针可放置 20G 导管）
- 抽取局部麻醉药的 10ml 和 20ml 注射器
- 含肾上腺素的试验剂量局部麻醉药，以防误注入血管
- 无菌、柔软并有置入深度刻度标志的导管
- 用于连接注射器/输液管的导管接头
- 在穿刺点固定导管的强力皮肤粘合剂（Dermabond® 或 Histoacryl®）
- 稍弱的粘合剂（安息香胶或 Mastisol®），用于固定透明贴膜
- Tegaderm™ 或 OpSite™ 透明贴膜
- 思乐扣（StatLock®）
- 参见图 16.2

操作

技术小结

1. 监测生命体征，患者适度镇静
2. 无菌消毒和操作部位的铺巾
3. 超声探头套好无菌保护套、超声仪面板铺无菌单
4. 全面超声扫描以确定放置导管的最佳位置
5. 打局部浸润麻醉皮丘
6. Tuohy 针进针后注入 20ml 局部麻醉药
7. 从 Tuohy 针接口移开注射器或输液管
8. 经 Tuohy 针置入导管
9. 固定导管并退出 Tuohy 针
10. 经超声对导管定位，从导管逐步注入 10ml 局部麻醉药
11. 根据需要调整回退导管，使其达到最佳位置
12. 经导管注入含肾上腺素的试验剂量
13. 以强力皮肤粘合剂密封穿刺部位
14. 以合适的角度盘绕导管，涂上安息香胶并贴好 Tegaderm™ 贴膜
15. 用思乐扣固定导管接头于患者的皮肤上

患者与物品准备

由于放置连续神经周围导管的操作时间比单剂量神经阻滞长，穿刺针较粗，患者的脸常常被无菌铺巾覆盖，有可能造成患者的不适和焦虑。因此，给予适当镇静，在可能的情况下配备助手监测患者的生命体征，避免患者伸手污染到无菌操作区域。

连续神经周围导管应由医生及其助手在严格无菌技术下进行，操作时要戴手术帽子、口罩、无菌手套，穿无菌手术衣，并且超声机面板铺无菌单及超声探头套无菌保护套。

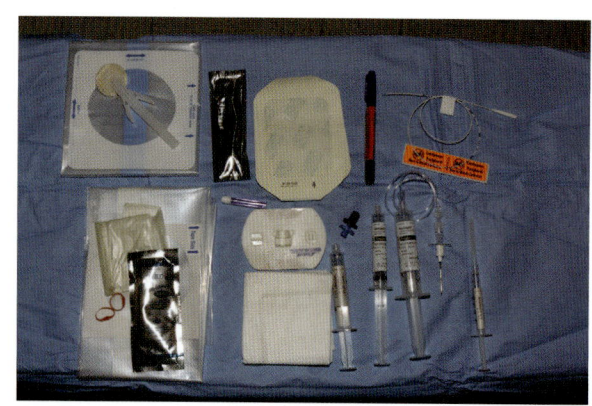

图 16.2　超声引导外周神经导管穿刺套件包的配置物品

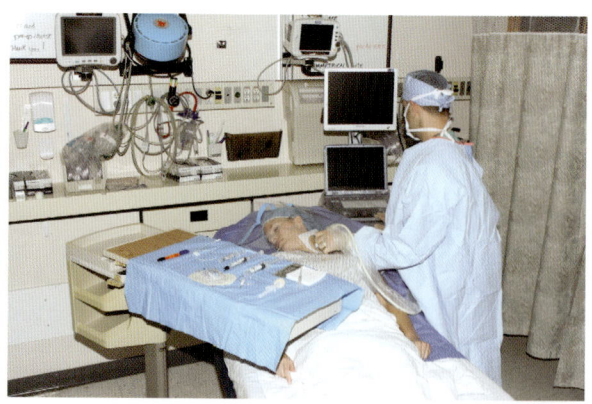

图 16.3　麻醉医生独立放置肌间沟外周神经导管的正确准备

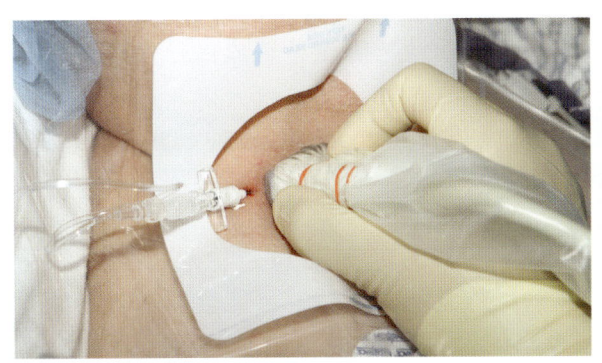

图 16.4 平面内法进针：穿刺针应离开探头边缘以小角度进针

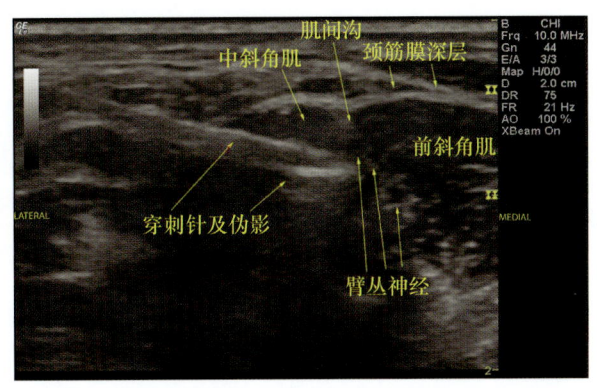

图 16.5 Touhy 针位于臂丛神经上干附近：注意其进针角度较小

当无法配备助手时，放置连续外神经周围导管可由麻醉医生独立操作（图 16.3）。麻醉医生单人操作时，超声仪、探头及导管穿刺套件准备步骤如下：

1. 参照单剂量神经阻滞技术摆好患者的体位，把超声仪放在病床旁患者头位附近，超声探头自然悬挂在超声仪前（参看图 15.3）。
2. 把摆放外周神经导管无菌器械的阻滞工作台自操作者对侧跨过患者置于患者被阻滞侧上方（参看图 16.3）。
3. 麻醉医生应戴好帽子、口罩、无菌手套，穿好无菌手术衣。
4. 广泛消毒颈部和锁骨上区域，铺透明无菌巾。
5. 将耦合剂放入超声探头无菌护套内，将该护套小心套放在已悬挂的探头上，并延伸套在探头导线上（参看图 15.4）。耦合剂必须均匀涂抹，确保在探头和保护套之间无气泡。用一根无菌橡皮筋捆扎在超声探头前端，使保护套紧贴探头。另一根无菌橡皮筋则捆扎在超声探头尾端，保证在操作探头时，不会因保护套下滑而影响操作（参看图 15.5）。
6. 在探头作好无菌保护后，超声仪面板覆盖无菌透明膜（参看图 15.6）。
7. 把少量剩余的无菌耦合剂涂在患者皮肤上，即可开始扫描检查。

> **补充注意事项**
>
> 在患者皮肤上涂抹过量耦合剂会影响穿刺针和导管的操控性。只要很少量的耦合剂就足够了。

超声扫描

放置神经周围导管的扫描方法与单剂量肌间沟臂丛神经阻滞相同。但导管放置最佳位置的确定有别于单剂量肌间沟臂丛神经阻滞，管尖的定位必须非常精准。在单剂量神经阻滞时应用的是高浓度大容量局部麻醉药，因此即使针尖准确性稍差也能达到阻滞目的。因为大容量药物可：①在臂丛神经的三干之间有效扩散，充分阻滞；②可逆向扩散阻滞臂丛神经根和颈浅丛；和/或③在颈部偏向尾侧注药时阻滞臂丛神经上干的分支肩胛上神经。如果导管位置不够准确，经管尖输注的局部麻醉药就不能到达初始大剂量的局部麻醉药能够到达的所有神经结构。

以超声扫描寻找臂丛神经上干和中干最清晰显像。尽量把管尖靠头端放置，使其位于臂丛神经上干和中干之间。但此举会增加局部麻醉药逆向阻滞臂丛神经根和颈浅丛，以及阻滞肩胛上神经的可能性。

> **补充注意事项**
>
> 穿刺针尽量靠头端进针的目的是满足肩部手术的麻醉需求。

穿刺针进针

采用平面内法，Touhy 针进针方式与单剂量肌间沟阻滞操作相仿，其目的是为了把针尖定位于臂丛神经上干和中干附近。要避免穿刺针接触或穿过臂丛神经。

穿刺针应离开探头边缘，而非紧贴探头（图 16.4）。此举可减小进针角度，使导管潜行更长距离才能接近臂丛神经（图 16.5）。请记住小角度进针可令针头更容易显示。由于穿刺针的直径较大，在置管时即使成角较大，也能在超声下显像。不过笔者仍推荐小角度进针以固定导管，并可在退针后使导管显示更清晰。

因臂丛神经在肌间沟区域的位置较表浅，在导管置入臂丛神经附近时缺乏大肌肉固定，仅有几厘米的长度停留在皮下组织和肌肉处，尤其是瘦小的患者，有可能增加导管移位或脱出的风险。所以，小角度进针可使导管在组织下潜行更长距离才能接近臂丛神经，有助于固定导管。

与单剂量神经阻滞相比，放置神经周围导管需要内径更大的穿刺针。但应选择可通过导管的最小型号的穿刺针，否则如此粗钝的穿刺针会造成相当大的组织损伤。反复穿刺可致挫伤、疼痛、动脉和静脉撕裂。粗针遗留的穿刺孔道还会引起导管置入后的局部麻醉药渗漏。颈筋膜深层可作为预防局部麻醉药渗漏的屏障。若的确需要反复多次进针，建议在超声显像下确定针尖位于颈筋膜深层以下，减少穿透颈筋膜深层的次数。局部麻醉药渗漏可引发以下问题：

- 局部麻醉药的渗漏会降低臂丛神经附近的药物容量，造成治疗失败和患者不适。
- 药物渗漏引起的局部潮湿会使固定导管的敷料贴脱落，增加导管脱出的风险。
- 敷料贴的潮湿和药物渗漏会令患者感觉非常不适，可能会要求提早拔除导管。

> **补充注意事项**
>
> 必须保持超声监视穿刺针尖。若非如此，操作者可能难以判断针尖的位置，以及它进入了什么组织结构。能够被监视的阻滞针部分只是处于狭窄的超声声束下的部分（故应保持阻滞针尖时刻处于超声声束下，译者注）。
>
> 不要用 Touhy 穿刺针触碰臂丛神经干。
>
> 在阻滞操作过程中，粗大的 Touhy 穿刺针可能会出现伪影。

注射局部麻醉药及调整穿刺针位置

Touhy 穿刺针靠近臂丛神经上干和中干时，可注射局部麻醉药（图 16.6）。观察局部麻醉药物扩散的影像以确定针尖是否位于准

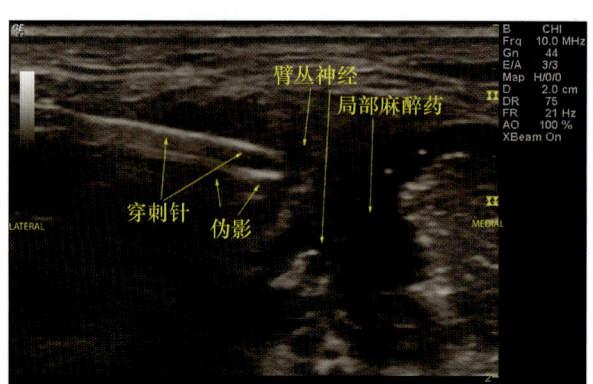

图 16.6 经 Touhy 穿刺针注射局部麻醉药：注意臂丛神经被局麻药与周围组织分离开

确的筋膜层面。如果不是的话，应该重新调整针尖的位置。切记保持针尖在小范围内移动，并使针尖位于颈深筋膜下。在置入导管前注射药物的目的有以下几方面：

- 对注射过程中局部麻醉药物扩散的观察，可作为针尖准确定位的保证，导管在之后亦能置入正确的筋膜层。
- 局部麻醉药物的注入可扩张周围组织，使导管放置更加容易。
- 如果导管在开始时不能置入正确位置，预注局部麻醉药物可阻滞臂丛神经，即使患者无法受益于错位的导管，也能获得单次阻滞效果。
- 由于局部麻醉药物和周围组织的声阻抗有差异，药物的团状影像可使针尖和导管更易于识别。

补充注意事项

回抽试验阴性不能排除药物误注入血管内。

即使回抽试验阴性，如果未见局部麻醉药扩散的显像，也应警惕药物注入血管内的可能性，因为药物可能进入了血管而非外周神经周围。

无论使用多大的总容量，都不要经穿刺针注入全部的局部麻醉药，留下最后 10ml 待经导管注入用。

导管放置

经 Touhy 穿刺针放置导管过程中，会在通过针尖时遇到一定的阻力。此时应紧握 Touhy 穿刺针，保持其固定于原位，以利于导管顺利通过针尖，否则会导致进针过深。穿刺针的过度移动会使导管放置错位。

要成功完成超声直视下神经周围导管置入及送管，必须在导管向臂丛神经送入时正确放置探头的位置，这是在初学阶段放置导

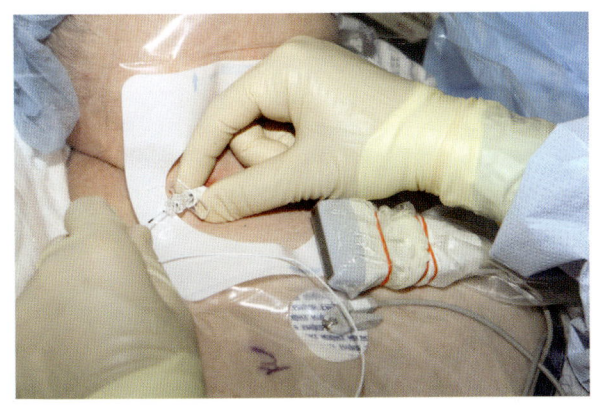

图 16.7 把超声探头放在无菌贴膜上。一手扶稳 Touhy 穿刺针，另一只手把导管送过针尖

管过程中难度最大的一步操作。

麻醉医生独立完成超声直视下引导神经周围导管置入的方法有两种。

1. 局部麻醉药物注入完成后，把超声探头放在无菌贴膜上，并小心地从穿刺针尾处移除延长管，一只手扶稳 Touhy 穿刺针，另一只手把导管送过针尖（图 16.7）。送入导管过程中，会在导管通过针尖时感觉到轻微阻力。若感觉阻力非常大，切勿强行送管。此时应旋转针尖或退针 1～2mm，然后尝试再次送管。如果还是送管失败，则把导管轻柔地退出，在超声直视下经穿刺针注射几毫升局部麻醉药，进一步扩展组织，再重新放管。在导管通过针尖后，以超声探头寻找针尖处的导管，应该见到导管已经穿出针尖 1cm 或 2cm 了。之后可在超声直视下继续送管，而无须紧握穿刺针了（图 16.10）。

2. 更先进的方法是一只手同时握好超声探头并持穿刺针，另一只手送导管前进。以示指和中指夹着超声探头，拇指和示指握持穿刺针侧翼（图 16.8）。也可用拇指在穿刺针侧翼下方承托，预防在置入导管期间把穿刺针连带送入（图 16.9）。以单手握持探头和穿刺针，就能解放另一只手在超声引导直视下轻松完成从针尾移开延长管，经阻滞针送管

第四篇　外周神经周围导管

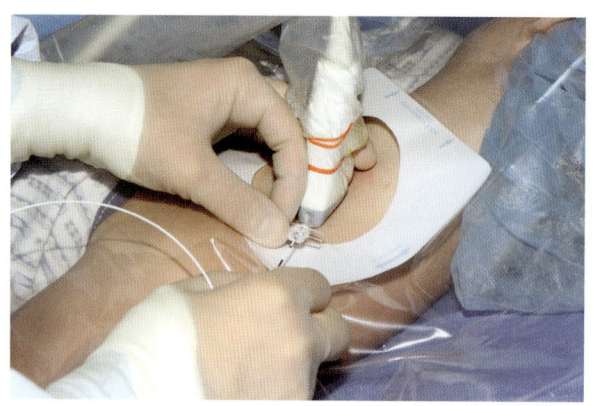

图 16.8　以示指和中指夹着超声探头，拇指和示指握持穿刺针侧翼

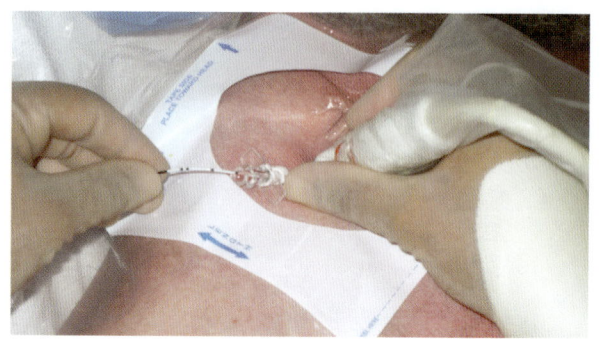

图 16.9　拇指在穿刺针侧翼下方承托，预防在置入导管期间把穿刺针连带送入

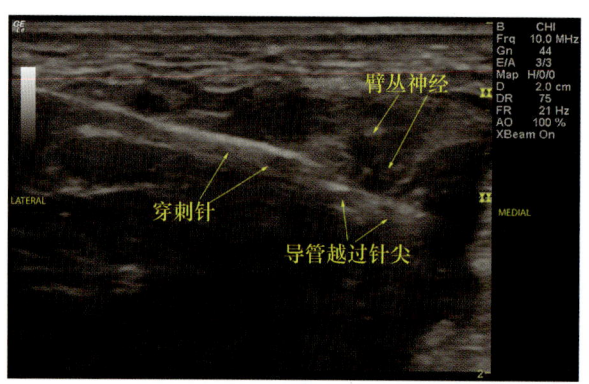

图 16.10　导管在臂丛神经下方穿出 Touhy 针尖，进入一团局部麻醉药影像中

等系列动作了（图 16.10）。

超声监视导管送入的全过程非常重要。导管置入的最佳深度应视放置过程的具体情况而定。导管在被置入过程中可能不发生盘曲而直行远离臂丛神经并穿破包绕局部麻醉药的筋膜层；但更常见的是在针尖附近因注射局部麻醉药而形成的间隙内盘曲。由于针尖比较靠近臂丛神经，导管理应会盘曲在臂丛神经附近的筋膜层内，这是神经周围导管最理想的位置。当导管开始盘曲时，超声声束内无法覆盖导管的全貌，只能显示一些高回声片断。目标筋膜层内组织轻微移动的图像也有助于证实导管盘曲。置管过深会使导

管过度卷曲，可致使导管打结或缠绕住神经。通常，导管越过针尖 3～5cm 就足够了。

补充注意事项

虽然神经周围导管盘曲在神经附近是最理想的，但并非必须达到这样的效果。导管稍微卷曲有助于预防导管移位。

如果导管毫无卷曲，直行于筋膜层下，可在退出 Tuohy 针后稍稍退出导管，在超声直视下使导管尽量靠近臂丛神经放置。

不可在导管越过针尖后往外拔出导管，以防锋利的 Touhy 穿刺针斜口切割导管。被切割过的导管可能会在再次置管或患者自己拔管时断裂。

导管位置的确定

在确认外周神经导管到位后，边慢慢把穿刺针退出皮肤，边固定导管（图 16.11）。在导管尾端连接含有局部麻醉药的 10ml 注射器。再次通过超声探头对导管位置进行核实。沿着导管进入皮肤的部位和经过的软组织再到臂丛神经查找，或查找臂丛神经旁的高回声线条影（图 16.12）。19G 导管在放置后较难显像，虽然它比应用于单剂量阻滞的 22G 穿刺针粗，且其在组织内不一定是直线前进的路径，所以只能在狭窄的声束内显示极小部

16 · 肌间沟连续神经周围导管

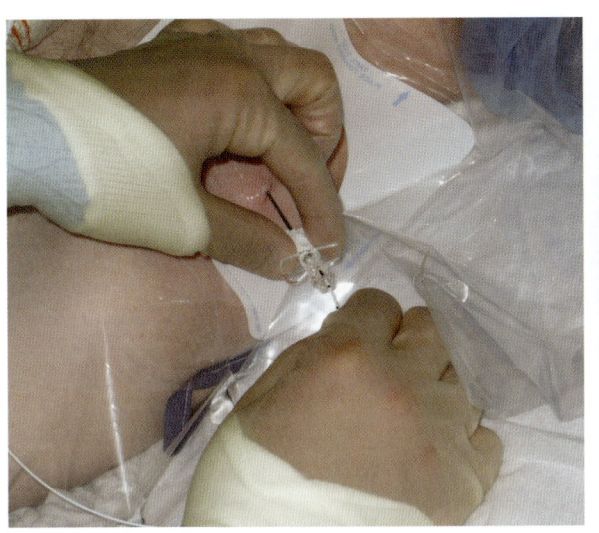

图 16.11　固定导管同时退出 Touhy 穿刺针

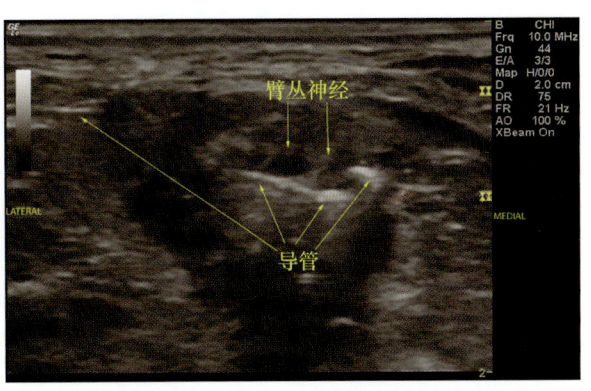

图 16.12　穿刺针拔出后，导管位于臂丛神经下方。导管尖端已盘曲在臂丛神经附近，可停止送管。从屏幕左上角导管在皮肤处的置入点追踪扫描，或在臂丛神经旁寻找高回声显像区，都能找到导管

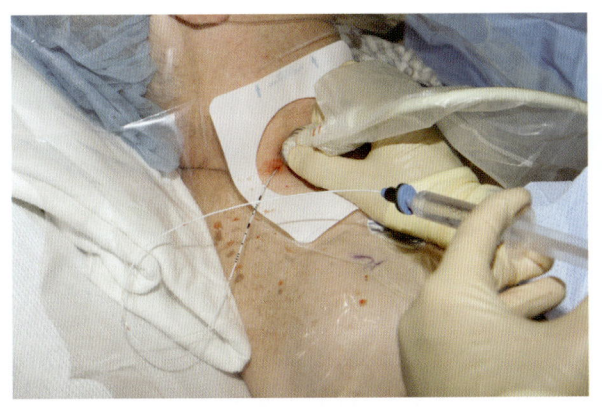

图 16.13　经导管注射定位导管尖端

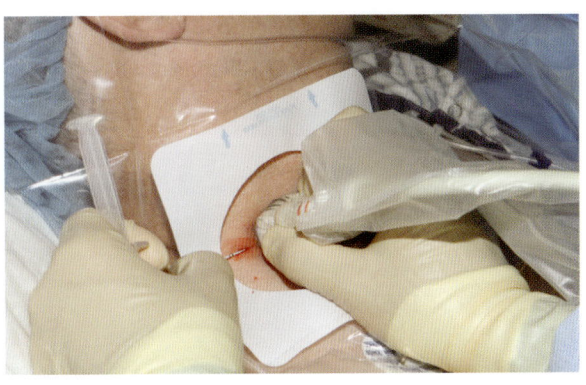

图 16.14　导管尖端放置过深，远离臂丛神经，在超声直视下轻柔退管

分。仅凭超声很难对导管前端定位。利用少量局部麻醉药物或生理盐水造成低回声暗区，有助于寻找导管前端。常规做法是先用超声扫描探寻导管的大概位置，然后再通过注射少量液体作导管前端的准确定位（图 16.13）。因为如果单凭注射液体时观察的方法，可能还没找到导管前端，就已经用完局部麻醉药（或生理盐水）了。若导管前端放置过深且远离臂丛神经的话，可在超声直视下轻柔退管（图 16.14）。也会出现导管无法到达最佳位置或难以确定准确位置的情况，应完全拔出导管，重新置管。

在固定导管之前，应经导管推注含有肾上腺素的试验剂量局麻药 5ml，以再次确定导管尖端没有误入血管内。

补充注意事项

与导管连接的注射器内芯的节律搏动注射可引起导管前端的颤动或位移（水脉冲法）。此法不需要使用过多的局部麻醉药物，也能帮助超声对导管尖端的定位。

第四篇　外周神经周围导管

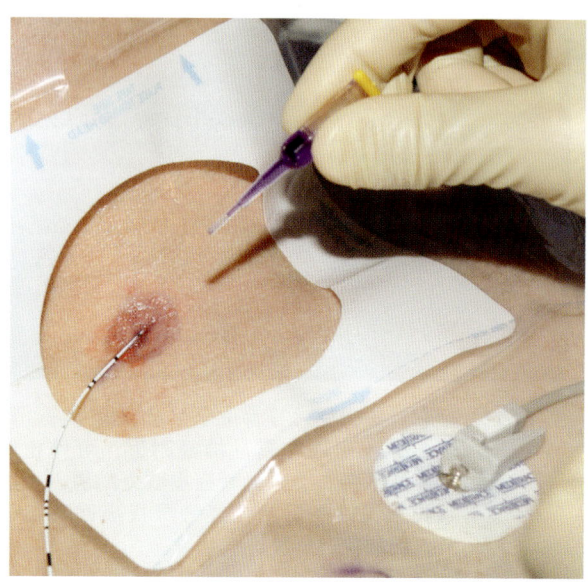

图 16.15　在导管置入点涂抹强力皮肤粘合剂：此举有助于固定导管，封闭粗大 Tuohy 穿刺针遗留的孔洞，预防局部麻醉药液渗漏

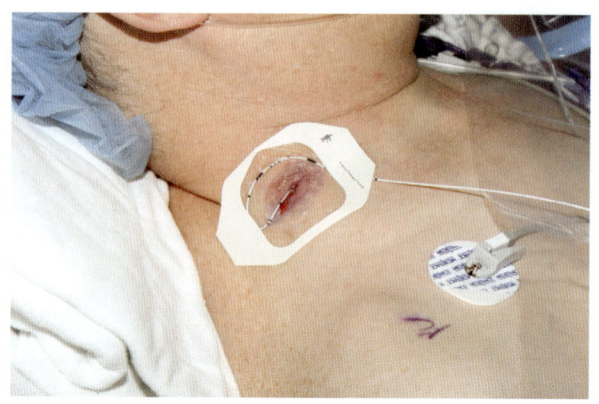

图 16.16　导管周围涂抹强度较弱的皮肤粘合剂，并在其上覆盖小的透明贴膜

避免在未知导管尖端位置时一次性经导管注射大量局部麻醉药。

在注射液体观察定位时，经 17G 穿刺针放置的 19G 导管前端显像效果优于 20G 导管。

避免注射空气或液气混合物作管端定位。因为空气进入椎动脉或颈动脉会对患者造成灾难性后果。

固定导管并包扎穿刺点

在确认管端位置及试验剂量阴性后，可把导管妥善固定于皮肤。

用无菌纱布仔细擦除患者皮肤上存留的超声耦合剂。在导管置入点涂抹强力皮肤粘合剂，如 Dermabond®（Ethicon 公司，Summerville, NJ，美国）或 Histoacryl®（B/BRAUN，德国；TissueSeal, LLC, AnnArbor, MI, 美国），并待其晾干（图 16.15）。粘合剂应覆盖导管置入点周围 1～2cm 的范围。使用皮肤胶是为了密封导管置入点，减少导管移位和输注泵给药过程药液渗漏的发生，尤其是在应用患者自控镇痛（PCA）功能的时候。

之后，在导管穿刺部位附近更大的区域涂抹黏附力稍弱的安息香胶（Aplicare 公司，Branford, CT，美国）或 Mastisol®（Ferndale Laboratories, 公司，Ferndale, MI, 美国），再粘贴贴膜。在覆盖透明贴膜前，可把导管尾段盘旋，以缩短松散的导管（图 16.16）。透明贴膜有利于患者自行观察是否出现感染症状，如红斑、渗出或流脓等。贴好贴膜后，把注药接头扣入固定于穿刺点周围的思乐扣（StatLock®，C.R.Bard 公司，Covington, GA, 美国）内，进一步固定导管。

补充注意事项

在导管置入点涂抹皮肤胶是预防麻醉药液渗漏和导管移位的关键步骤。黏附力稍弱的安息香胶或 Mastisol® 不能在穿刺点形成足够的密封效果，以确保导管的固定或避免导管周围的药物渗漏。

作者的临床经验

- 输注方案：肩部手术患者使用每小时

8ml 浓度为 0.2% 罗哌卡因，复合 PCA 追加剂量 2～5ml，间隔时间 30min。具体的输注方案应视手术范围、患者病情、患者既往史及合并症、还有导管与臂丛神经的距离而定。

- 虽然脓毒症或未经治疗的菌血症被视为单剂量神经阻滞的相对禁忌证，但笔者认为这些是放置神经周围导管的绝对禁忌证。
- 在放置神经周围导管期间，如发生血管穿破或回抽时导管内有血液流出，笔者会因以下原因终止操作：
  - 外周血肿使导管的放置空间受限，容易并发感染风险；
  - 在持续输注压力下，经受损血管壁吸收局部麻醉药的潜在危险增加。
- 笔者不会对曾行颈部金属植入物手术的患者放置连续神经周围导管，以免增加颈部金属植入物的感染风险。

推荐阅读

Ilfeld B M, Morey T E, Wright T W, *et al.* (2003). Continuous interscalene brachial plexus block for postoperative pain control at home: a randomized, double-blinded, placebo-controlled study. *Anesth Analg*, **96**(4):1089–95.

Macaire P, Gaertner E, Capdevila X. (2001). Continuous post-operative regional anesthesia at home. *Minerva Anestesiol*, **67**(9 Suppl 1):109–16.

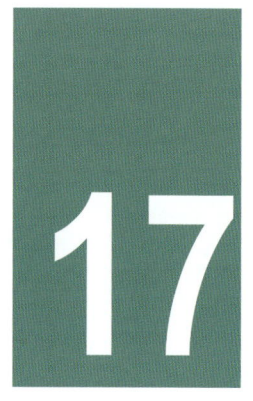

17 锁骨上连续神经周围导管

（蓝 岚 译 陈晔明 审校）

简介

锁骨上置管比单剂量注射技术更能延长镇痛时间。连续导管留置是高级技术，具体实施医生应该已掌握单次锁骨上臂丛注射技术；因此，本章节不再——赘述如何完成锁骨上神经阻滞的详细内容。

超声解剖复习

定位结构：锁骨下动脉（图17.1）

物品准备

- 超声仪
- 高频线阵超声探头
- Mayo 支架或床边桌
- 无菌隔离衣，无菌手套，帽子，口罩
- 皮肤消毒剂
- 操作部位铺无菌巾
- 无菌的超声仪控制面板铺巾（最好透明的）
- 有两个橡皮筋的无菌超声探头套
- 无菌的超声耦合剂
- 在穿刺针穿刺点做皮肤和皮下组织浸润的局麻药

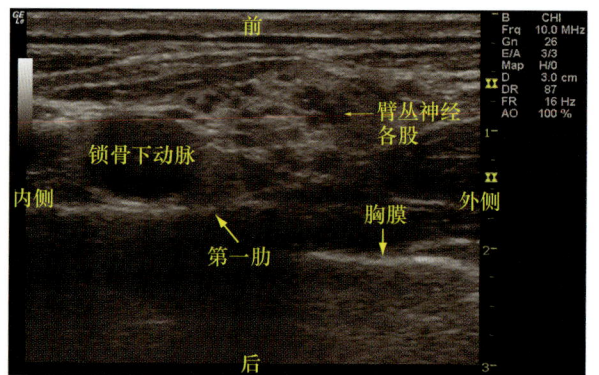

图17.1 左锁骨上窝的超声视图

需要确认的结构	可能看到的结构
锁骨下动脉	前斜角肌[1]
第一肋	中斜角肌[1]
臂丛神经各股	锁骨下静脉
	刺刀伪影
	镜像伪影
	胸膜

注：[1] 从骶尾端向头端扫描时可能看到

- 钝头、大口径、4cm 的 Tuohy 针（17G 用于放置 19G 导管；18G 用于放置 20G 导管）
- 局麻药抽于 10ml 和 20ml 注射器内
- 含肾上腺素的血管内试验剂量

17·锁骨上连续神经周围导管

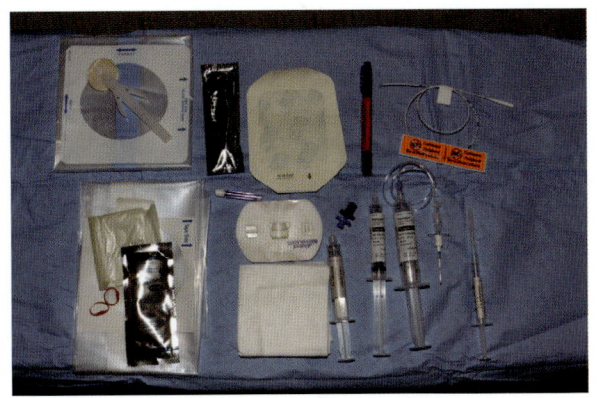

图 17.2　超声引导下神经周围导管穿刺包内物品

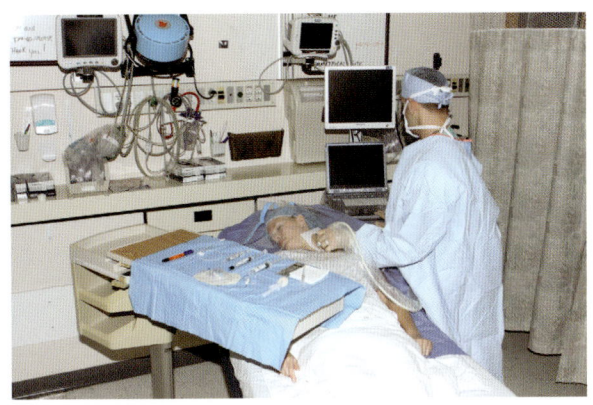

图 17.3　麻醉医生独立放置锁骨上神经周围导管时用物的正确摆放

- 有刻度的柔软无菌导管
- 注射器/输液管的接头
- 强力皮肤粘合剂（Dermabond® 或 Histoacryl®）用于穿刺点固定导管
- 稍弱的皮肤粘合剂（安息香胶或 Mastisol®）用于固定透明贴膜
- 透明的 Tegaderm™ 或 OpSite™ 贴膜
- 思乐扣（StatLock®）
- 如图 17.2 所示

操作

技术小结

1. 建立监测及患者适当镇静
2. 操作部位消毒铺巾
3. 无菌铺巾覆盖超声探头和超声控制面板
4. 完成全面超声扫描寻找合适的导管穿刺位置
5. 打好局麻皮丘
6. 置入 Tuohy 针并注射 20ml 局麻药
7. 从 Tuohy 针移除连接管
8. 通过 Tuohy 针置入导管
9. 固定导管退出 Tuohy 针
10. 超声影像定位导管位置，然后通过导管注射 10ml 局麻药
11. 必要时后退导管使之达最佳位置
12. 通过导管注射含肾上腺素的试验剂量
13. 强力皮肤粘合剂封闭穿刺点
14. 盘曲导管并涂上安息香胶并贴上 Tegaderm™ 贴膜
15. 用思乐扣固定导管接头在患者身上

患者和物品准备

由于放置连续神经周围导管的操作时间比单剂量神经阻滞长，穿刺针较粗，患者的脸常常被无菌铺巾覆盖，有可能造成患者的不适和焦虑。因此，给予适当镇静，在可能的情况下配备助手监测患者的生命体征，避免患者伸手污染到无菌操作区域。

在有条件的情况下，连续神经周围导管应由医生及其助手在严格无菌技术下进行，操作时要戴手术帽子、口罩、无菌手套，穿无菌手术衣，并对超声控制台和探头覆盖无菌保护套。当无法配备助手时，放置连续神经周围导管可由麻醉医生独立操作（图 17.3）。麻醉医生单人操作时，超声仪、探头及导管穿刺套件准备步骤如下：

1. 参照单剂量神经阻滞技术摆好患者的体位，把超声仪放在病床旁患者床头附近，超声探头自然悬挂在超声仪前（参看图 15.3）。

149

第四篇　外周神经周围导管

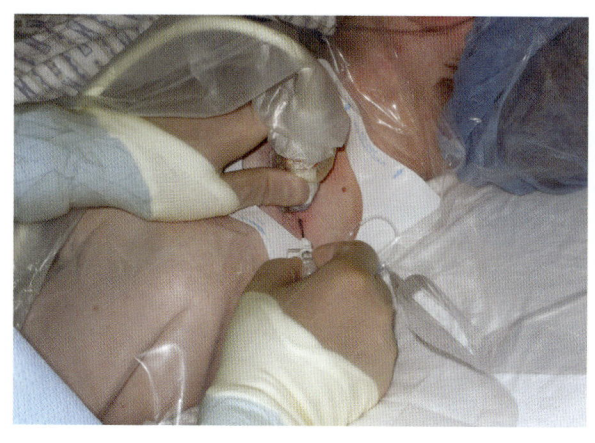

图17.4　采用平面内法从外侧向内侧穿刺进针

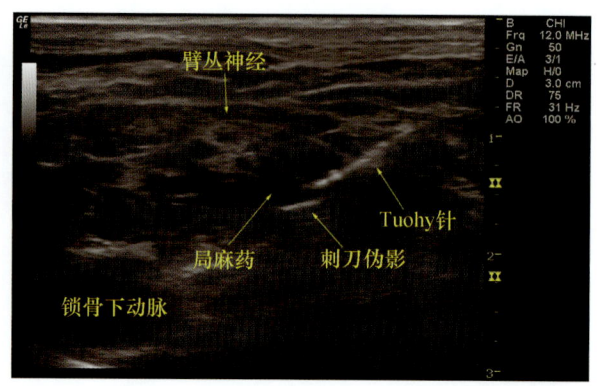

图17.5　穿刺针在臂丛神经束下，并注射局麻药

2. 把摆放外周神经导管无菌器械的阻滞工作台自操作者对侧跨过患者置于患者被阻滞侧上方（参看图17.3）。

3. 麻醉医生应戴好帽子、口罩、无菌手套，穿好无菌手术衣。

4. 广泛消毒颈部和锁骨上区域，铺透明无菌巾。

5. 将耦合剂放入超声探头无菌护套内，将该护套小心套放在已悬挂的探头上，并延伸套在探头导线上（参看图15.4）。耦合剂必须均匀涂抹，确保在探头和保护套之间无气泡。用一根无菌橡皮筋捆扎在超声探头前端，使保护套紧贴探头。另一根无菌橡皮筋则捆扎在超声探头尾端，保证在操作探头时，不会因保护套下滑而影响操作（参看图15.5）。

6. 在探头作好无菌保护后，超声仪控制台面板覆盖无菌透明膜（参看图15.6）。

7. 把少量剩余的无菌耦合剂涂在患者皮肤上，即可开始扫描检查。

补充注意事项

在患者皮肤上涂抹过量耦合剂会影响穿刺针和导管的操控性。只要很少量的耦合剂就足够了。

扫描

神经周围导管扫描与单剂量注射锁骨上臂丛神经阻滞方法一致。然而，导管放置的理想位置可能与单剂量注射锁骨上阻滞不同。在单剂量注射阻滞中使用高浓度、大容量的局麻药可以不要求太精确的穿刺针位置。一旦初始剂量的作用消失，从导管尖端注射的局麻药可能就不会到达臂丛神经的所有分支，因此，导管尖端的放置必须精确无误。超声扫描要寻找臂丛神经分支股部最密集的部位，大概在锁骨上窝向头侧几厘米。

穿刺针置入

就像单剂量注射锁骨上阻滞一样，Tuohy针采用平面内法进针，在超声引导下从外侧向内侧方向接近臂丛神经（图17.4）。目标位置是在臂丛神经下方放置穿刺针，并置入导管（图17.5）。

穿刺时穿刺针要离开一点探头边缘，不要紧贴探头边缘。穿刺针远离探头使导管在到达臂丛前走行一段距离，同时也有利于采用小的穿刺角度，小的穿刺角度会使针的显示更清晰。由于管径较大，用来放置导管的针即使在相对陡峭的穿刺角度也可清晰成像。然而，仍建议采用小的穿刺角度来确保导管固定牢固，即使移去穿刺针，导管也能清晰成像。

由于大部分患者锁骨上窝的臂丛神经位置表浅，导管皮下潜行时没有大块肌肉可资固定，特别在瘦弱患者更加如此，只有几厘米的导管部分固定在皮下组织和肌肉；这会增加导管移位和脱出的风险。使用小角度置入穿刺针和导管，在到达臂丛神经前潜行一段距离，会使导管更稳固。

相对于单剂量注射阻滞使用的针，放置神经周围导管需要使用大口径穿刺针。穿刺的次数应尽量少，因为这些大而钝的穿刺针仍会引起组织损伤。反复穿刺会引起皮下青紫、疼痛和撕裂动、静脉。这些大而钝的穿刺针也会造成窦道，引起导管放置后局麻药渗漏。若需要反复穿刺，调整方向时针尖应保持在皮下。多个皮肤穿刺口增加局麻药渗漏的概率，带来以下问题。

- 局麻药渗漏减少了臂丛神经周围的局麻药容量，使连续导管阻滞失败。
- 局麻药渗漏导致皮肤潮湿，使覆盖导管穿刺点的贴膜变松，增加导管脱出的概率。
- 贴膜潮湿和局麻药液渗漏令患者非常不舒服，并导致患者要求尽早拔除导管。

补充注意事项

最重要的是保持针尖部分始终在视野内，否则我们就不能确定针的位置和穿破什么结构。能够被监视的穿刺针部分只是处于狭窄的超声声束下的部分（故应保持穿刺针尖时刻处于超声声束下，译者注）。

不清楚针尖的确切位置会使穿刺针无意间刺入肺、锁骨下动脉或臂丛神经。

用于放置导管的粗大穿刺针在超声下会形成枪刺伪影。

注射局麻药和调整穿刺针位置

当确认Tuohy针在臂丛神经下方时，可以开始注射局麻药。观察药液扩散的情况以确定针尖在正确的筋膜层面内。如果局麻药液扩散没有在正确的筋膜层面内，穿刺针要重新调整位置。在导管放置前通过Tuohy针注射药液有如下几个目的。

- 注射局麻药并观察药液扩散，以确定针头位置在正确筋膜处平面内，这样导管也会在相应的筋膜层面内。
- 局麻药注射能撑开周围组织，使导管容易放置。
- 即使导管一开始没有放在正确的位置，先前注射的一些局麻药也会获得部分的阻滞效果
- 由于局麻药和周围组织声阻抗不同，局麻药的积聚使针尖和导管更容易显示。

补充注意事项

回抽试验结果阴性不能排除血管内注射。

即使先前回抽试验结果阴性，若没有看到局麻药扩散应警惕血管内注射的可能性，因为这表明局麻药注射到血管内而不是神经周围。

无论计划注射多少局麻药量，通过针注射大部分药量，但需留下最后10ml通过导管注射。

置入导管

通过Tuohy针置入导管，当导管穿出Tuohy针尖时会遇到阻力。Tuohy针须保持固定不动以便导管通过针尖。若导管通过针尖时Tuohy针没有在恰当位置，强行置管会使穿刺针过深。穿刺针移位太多会导致导管放

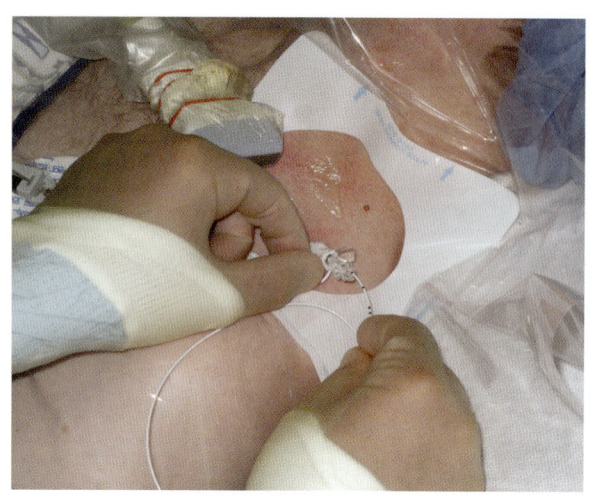 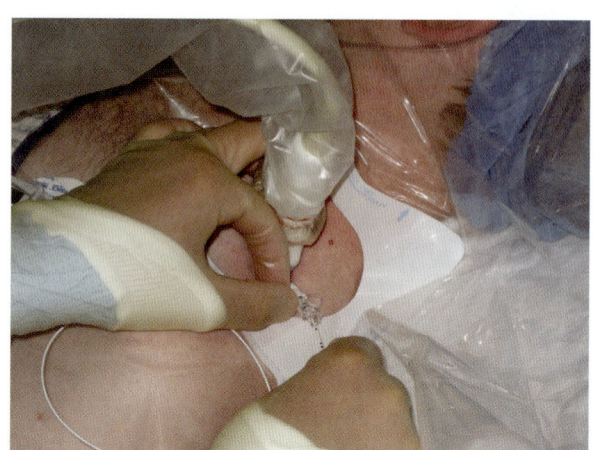

图 17.6 超声探头放在无菌铺巾上，一手握住 Tuohy 针，另一手置入导管通过针尖

图 17.7 示指和中指握住超声探头，示指和拇指握住 Tuohy 针翼

在错误位置。

要确保导管在超声直视下放置，为达到这个目的，当导管向着臂丛神经前进时，探头必须正确放置。初学阶段，这可能是放置神经周围导管最有难度的部分。

在没有助手情况下，有两种方法在超声直视下完成导管放置。

1. 当局麻药注射完成后，超声探头放置在无菌铺巾上，从 Tuohy 针轻轻断开尾端延长管。然后握紧 Tuohy 针，置入导管并通过针的尖端（图 17.6）。当导管前进通过针的尖端时会感到一些阻力。如果有太大阻力就不要送管。当碰到阻力时，旋转 Tuohy 针尖，或后退 1～2mm，再尝试置入导管。如果这些方法失败，轻轻地拔出导管，在超声直视下通过针注射几毫升的局麻药扩张组织，再重新置入导管。一旦导管通过针尖，用超声探头在患者身上寻找导管头端，导管应通过针尖 1 或 2cm。当导管头端通过针尖，就无需握住针也能送入导管了（图 17.9）。

2. 一个更好的方法需要一只手握住超声探头和 Tuohy 针，而另一只手置入导管。用示指和中指握住超声探头，而示指和拇指夹住穿刺针（图 17.7）。或者当导管通过针置入时，将拇指放在 Tuohy 针翼下方，避免针移动更深入（图 17.8）。用一只手固定探头和针，另一只手移开延长管，在超声直视下置入导管（图 17.9）。穿刺针移动深入会导致导管放置在错误位置，刺破血管或引起气胸。

导管前进时的全程可视化非常重要。导管置入的最佳深度应视放置过程的具体情况而定。导管在前进过程中可能不发生盘曲而直行远离臂丛神经并穿破包绕局部麻醉药的筋膜层；但更常见的是在针尖附近因注射局部麻醉药而形成的间隙内盘曲。由于针尖比较靠近臂丛神经，导管理应会盘曲在臂丛神经附近的筋膜层内，这是神经周围导管最理想的位置。当导管开始盘曲时，超声声束无法覆盖导管的全貌，只能显示一些高回声片断。目标筋膜层内组织轻微移动的图像也有助于证实导管盘曲。置管过深会使导管过度卷曲，可致使导管打结或缠绕住神经。通常，导管越过针尖 3～5cm 就足够了。

17 · 锁骨上连续神经周围导管

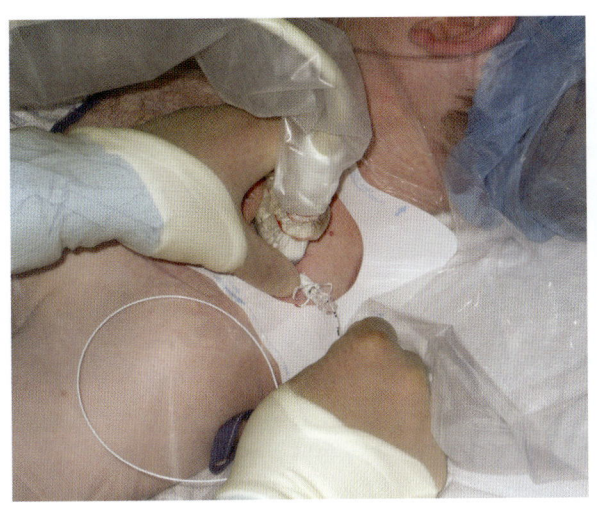

图17.8 当导管置入时,拇指放在Tuohy针翼下方穿刺针的移动

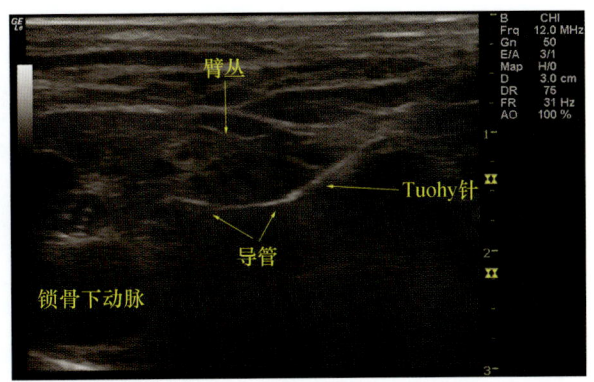

图17.9 导管离开针并没有盘曲

> **补充注意事项**
>
> 虽然神经周围导管盘曲在神经附近是最理想的,但并非必须达到这样的效果。导管稍微卷曲有助于预防导管移位。
>
> 如果导管毫无卷曲,直行于筋膜层下,可在退出Tuohy针后稍稍退出导管,在超声直视下使导管尽量靠近臂丛神经放置。
>
> 不可在导管越过针尖后往外拔出导管,以防锋利的Touhy穿刺针斜口切割导管。被切割过的导管可能会在再次置管或患者自己拔管时断裂。

确认导管位置

在确认神经周围导管到位后,边慢慢把穿刺针退出皮肤,边固定导管(图17.10)。在导管尾端连接含有局部麻醉药的10ml注射器。再次通过超声探头对导管位置进行核实。沿着导管进入皮肤的部位和经过的软组织再到臂丛神经查找,或查找臂丛神经旁的高回声线条影(图17.11)。19G导管在放置后较难显像,虽然它比应用于单剂量阻滞的22G穿刺针粗,但其在组织内不一定是直线前进的

路径,所以只能在狭窄的声束内显示极小部分。仅凭超声很难对导管前端定位。利用少量局部麻醉药物或生理盐水造成低回声暗区,有助于寻找导管前端。常规做法是先用超声扫描探寻导管的大概位置,然后再通过注射少量液体作导管前端的准确定位(图16.13)。因为如果单凭注射液体时观察的方法,可能还没找到导管前端,就已经用完局部麻醉药(或生理盐水)了。若导管前端放置过深且远离臂丛神经的话,可在超声直视下轻柔退管。也会出现导管无法到达最佳位置或难以确定准确位置,应完全拔出导管,重新置管。

在固定导管之前,应经导管推注含有肾上腺素的试验剂量局麻药5ml,以再次确定导管尖端没有误入血管内。

> **补充注意事项**
>
> 与导管连接的注射器内芯的节律搏动可引起导管前端的颤动或位移(水脉冲法)。此法不需要使用过多的局部麻醉药物,也能帮助超声对导管尖端的定位。
>
> 避免在未知导管尖端位置时一次性经导管注射大量局部麻醉药。
>
> 在注射液体观察定位时,经17G穿刺针放置的19G导管前端显像效果优于20G导管。
>
> 避免注射空气或液气混合物作管端定位。

153

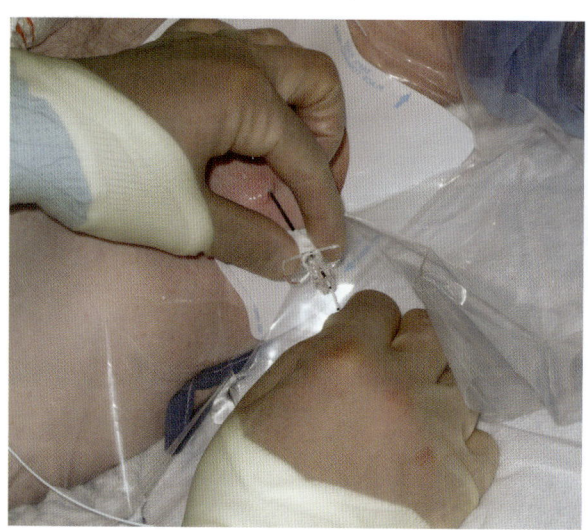

图 17.10　当 Tuohy 针缓慢拔出时固定好导管

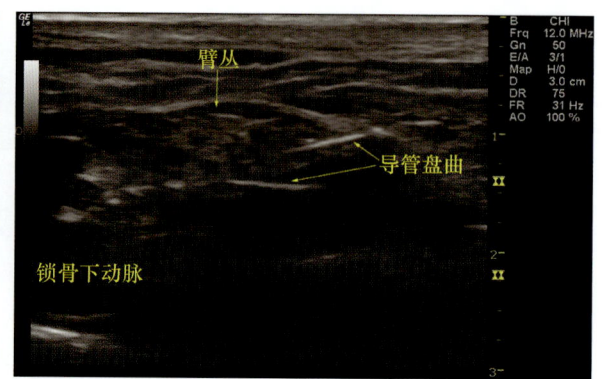

图 17.11　拔出穿刺针，导管在臂丛神经下方盘绕。从皮肤穿刺点到臂丛神经可看到导管

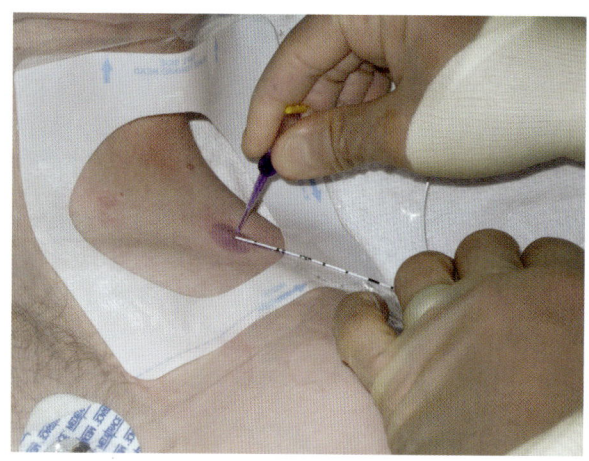

图 17.12　在导管置入点周围涂上强力皮肤粘合剂。这有助于固定好导管，封闭 Tuohy 针造成的针孔，防止局麻药渗漏

固定导管和处理穿刺点

在确认管端位置，试验剂量结果阴性后，可把导管妥善固定于皮肤。

用无菌纱布仔细擦除患者皮肤上存留的超声耦合剂。在导管置入部位涂抹强力皮肤粘合剂，如 Dermabond®（Ethicon 公司, Summerville, NJ, 美国）或 Histoacryl®（B/BRAUN, 德国；TissueSeal, LLC, AnnArbor, MI, 美国），待其晾干（图 17.12）。粘合剂应覆盖导管置入点周围 1～2cm 的范围。使用皮肤胶是为了密封导管穿刺部位，减少导管移位和输注泵给药过程药液渗漏的发生，尤其是在应用患者自控镇痛（PCA）功能的时候。

之后，在导管穿刺部位附近更大的区域涂抹黏附力稍弱的安息香胶（Aplicare 公司, Branford, CT, 美国）或 Mastisol®（Ferndale Laboratories, 公司, Ferndale, MI, 美国），以粘贴敷料。在覆盖透明贴膜前，可把导管尾段盘旋，以缩短松散的导管（图 16.16）。透明贴膜有利于患者自行观察是否出现感染症状，如红斑、渗出或流脓等。贴好贴膜后，把注射接头扣入固定于穿刺点周围的思乐扣（StatLock®, C.R.Bard 公司, Covington, GA, 美国）内，进一步固定导管（图 17.13）。

补充注意事项

在导管置入点涂抹皮肤胶是预防麻醉药液渗漏和导管移位的关键步骤。黏附力稍弱的安息香胶或 Mastisol® 不能在穿刺点形成足够的密封效果，以确保导管的固定或避免导管周围的药物渗漏。

17 • 锁骨上连续神经周围导管

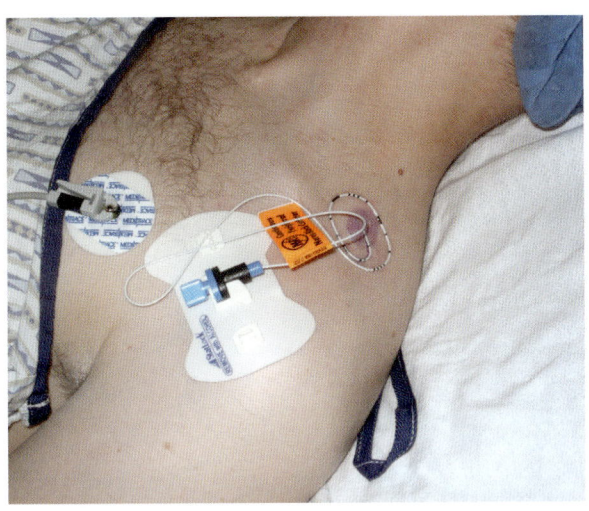

图 17.13 贴好膜后用思乐扣固定好锁骨上神经周围导管

作者的临床经验

- 输注方案：肩部手术患者使用每小时 8ml 浓度为 0.2% 罗哌卡因，复合 PCA 追加剂量 2～5ml，间隔时间 30min。具体的输注方案应视手术范围、患者病情、患者既往史及合并症、还有导管与臂丛神经的距离而定。
- 输注方案：对于上臂、前臂或手的手术，我们用 PCA 功能，采用 0.2% 或 0.3% 罗哌卡因 10ml/h，每 30～60min 注射 2～5ml。具体的输注方案应视手术范围、患者病情、患者既往史及合并症、还有导管与臂丛神经的距离而定。
- 虽然脓毒症或未经治疗的菌血症被视为单剂量神经阻滞的相对禁忌证，但笔者认为这些是放置神经周围导管的绝对禁忌证。
- 在放置神经周围导管期间，如发生血管穿破或回抽时导管内有血液流出，笔者会因以下原因终止操作：
  - 外周血肿使导管的放置空间受限，容易并发感染风险；
  - 在持续输注压力下，经受损血管壁吸收局部麻醉药的潜在危险增加。
- 笔者不会对曾行颈部金属植入物手术的患者放置连续神经周围导管，以免增加颈部金属植入物的感染风险。

推荐阅读

Ilfeld B M, Morey T E, Wright T W, *et al.* (2003). Continuous interscalene brachial plexus block for postoperative pain control at home: a randomized, double-blinded, placebo-controlled study. *Anesth Analg*, **96**(4):1089–95.

Macaire P, Gaertner E, Capdevila X. (2001). Continuous post-operative regional anesthesia at home. *Minerva Anestesiol*, **67**(9 Suppl 1):109–16.

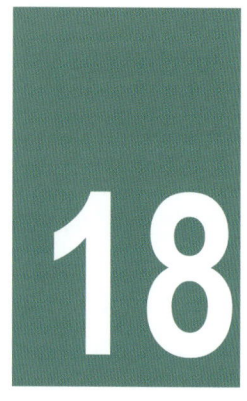

18 锁骨下连续神经周围导管

（刘晓军 译 叶 靖 审校）

简介

超声引导单次锁骨下臂丛阻滞技术进展到神经周围置管技术后，我们就能够为上肢手术提供更长时间的术后镇痛。这一技术用于上肢远端手术，尤其是对于肘关节以下的手术，镇痛效果最佳。锁骨下臂丛阻滞置管操作与单次阻滞一样在肩部前方及胸壁处三角肌胸大肌间沟区域实施。神经阻滞导管可以在此处沿臂丛向腋窝走行方向置入臂丛神经束周围。尽管超声引导下臂丛神经周围置管和超声引导下单次注射神经阻滞技术类似，但该技术需要在单次神经阻滞技术已达到很熟练的程度时才能开展。

超声解剖知识复习

定位标志：腋动脉（图18.1）

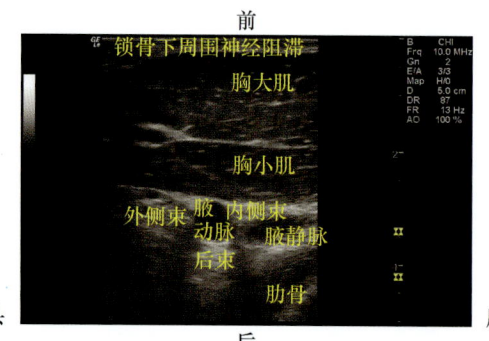

图18.1 三角肌胸大肌间沟处锁骨下超声解剖

需要辨认的解剖结构	可能看见的解剖结构
腋动脉	胸大肌
腋静脉	胸小肌
臂丛神经束	肋骨/肺
	变异的血管

物品准备

- 超声仪
- 高频超声探头
- Mayo支撑台或者操作台
- 无菌手术衣，无菌手套，帽子和口罩
- 皮肤消毒剂
- 操作部位用无菌单
- 无菌超声操作键盘罩（最好是透明的）
- 无菌超声探头套和两个橡皮筋
- 无菌超声耦合剂
- 皮肤和皮下局部麻醉用局麻药
- 8cm大号钝头Tuohy针（17G针用来置19G管；18G针用来置20G管）
- 抽入10ml和20ml注射器的局麻药
- 含肾上腺素的血管内试验剂量
- 无菌带刻度的软导管
- 用来连接注射器或输液管的导管接头
- 强力皮肤粘合剂，如Dermabond®（Ethicon, Inc., Summerville, NJ, 美国）或

Histoacryl®（德国贝朗；TissueSeal, LLC, Ann Arbor, MI, 美国），用于固定导管于穿刺点

- 稍弱的皮肤粘合剂，如安息香胶（Aplicare, Inc., Branford, CT, USA）或 Mastisol®（Ferndale Laboratories, Inc., Ferndale, MI, 美国）用来固定贴膜
- 透明贴膜如 Tegaderm™（3M Health Care, St. Paul, MN, 美国）
- 思乐扣 StatLock®（Venetec International, San Diego, CA, 美国）或类似导管固定装置
- 如图 18.2 所示

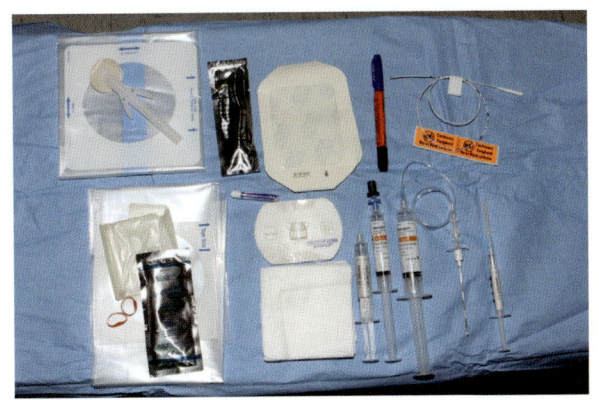

图 18.2 超声引导神经阻滞器械包

操作

技术小结

1. 监护仪监测且患者适度镇静
2. 无菌消毒和铺巾
3. 超声探头套好无菌套和超声仪操作键盘铺无菌单
4. 实施全面超声扫描，找到置管最佳部位
5. 皮肤打局麻皮丘
6. 置入 Tuohy 针并注入 30ml 局麻药
7. 断开 Tuohy 针与注射器
8. 经 Tuohy 针置管
9. 固定导管退出 Tuohy 针
10. 在超声影像上定位导管位置，然后通过导管再注入 10ml 局麻药
11. 将导管后撤至最佳位置
12. 通过导管注射混有肾上腺素的试验剂量的局麻药
13. 置管部位用强力皮肤粘合剂密封
14. 盘曲导管外端并用安息香胶和贴膜
15. 导管用思乐扣或类似装置固定在患者身上

患者及物品准备

与单次注射神经阻滞比较，连续导管置入需要更多时间，且要用到粗大的穿刺针，患者面部经常被铺上无菌单，这样可能让患者感觉难受和焦虑。如果可能，有一个助手帮助且使患者充分镇静，则有助于监护患者，并确保患者不污染操作部位。

连续的神经周围导管阻滞必须在医生和助手严格无菌操作下进行，需要戴外科帽子、口罩，穿无菌手术衣，戴无菌手套，同时超声探头和控制台亦使用无菌罩。当没有助手时，连续的神经周围置管可由麻醉医生单独操作（图 18.3）。由一位麻醉医生单独操作需要准备超声仪、探头和导管器械包，具体如下：

1. 如同单次注射操作，摆好患者体位，将超声仪放在床头，用无菌套将超声探头包好悬挂于超声仪前（见图 15.3）。
2. 将放置了无菌置管器械包的操作台自操作者对侧跨过患者置于患者被阻滞侧上方（图 18.3）。
3. 麻醉医生戴好帽子、口罩，穿好无菌衣并戴好手套。
4. 三角肌及胸大肌区和锁骨上区大面积消毒，然后在此区贴一透明无菌膜。
5. 将耦合剂放入超声探头无菌护套内，

第四篇　外周神经周围导管

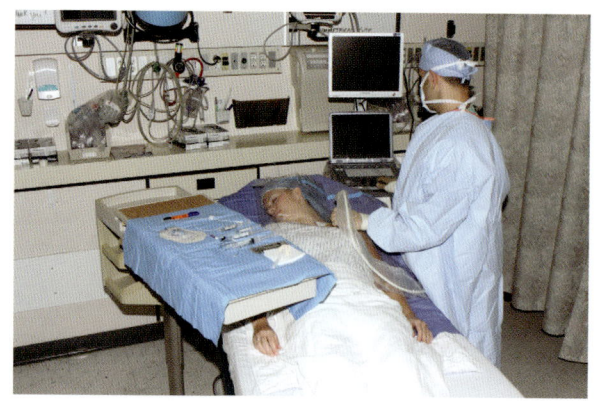

图 18.3　麻醉医生单独操作置入锁骨下神经周围导管时物品的正确摆放

将该护套小心套放在已悬挂的探头上，并延伸套在探头导线上（见图 15.4）。将耦合剂均匀涂在超声探头顶端非常重要，以保证探头和护套之间没有气泡。用一橡皮筋套扎探头顶端使探头和护套贴紧，另一橡皮筋套扎探头稍低位置，保证手握探头时护套不滑动（见图 15.5）。

6. 套好超声探头后，在超声仪控制面板铺上一透明无菌巾（见图 15.6）。

7. 将少量的耦合剂涂于患者身上，开始超声扫描。

补充注意事项

患者身上过多的耦合剂会妨碍穿刺和导管置入。建议在患者身上涂少量耦合剂。

扫描

在神经周围置入导管的超声扫描与单次注射锁骨下臂丛阻滞方法一样。但是，导管头端的位置比单次注射要求更精确。单次穿刺使用局麻药浓度更高、用量更大，以弥补穿刺针位置欠精准的不足。除非导管位置放置准确，否则当初始剂量起效后，经导管前端注射的局麻药可能不能够到达初始麻醉剂量所阻滞的所有组织结构。因此，应对锁骨下穿刺置管部位进行全面扫描，以找到最佳位置放置神经周围导管。置管目标应远离肺组织，在臂丛后束附近一般无变异血管，其头侧到目标结构组织之间应当没有任何血管结构，因此后束附近是粗大的穿刺针容易置入的目标。

穿刺针置入

像超声引导锁骨下单次臂丛阻滞一样，穿刺针在"平面内法"超声束引导下置入。进针方向由头端向尾向后，指向臂丛神经束（图 18.4a 和 b）。整个操作过程保证针径超声下可视，且随时清楚针尖的位置。进针路径应刚好指向腋动脉后方。在神经周围进行置管穿刺针的位置与单次锁骨下神经阻滞不一样，注射局麻药前针尖理想的位置应紧邻外侧束，而不是后束（图 18.5）。这样能减少因为满足置管要求所进行的进针次数。应该特别注意避免触及臂丛神经束以降低神经损伤的潜在风险。

神经周围置管需要使用比单次神经阻滞粗大的穿刺针。由于直径更粗，即使进针角度很大，用于置管的穿刺针可能更容易在超声下显像。当然，粗大的穿刺针也带来许多潜在的风险。首先，穿刺时患者疼痛不适更剧烈，所以我们建议使用大号针进行穿刺前不仅要做好皮肤的局部麻醉，而且要使局麻药浸润到穿刺要经过的皮下和胸肌组织。其次，置管用大号钝头穿刺针在穿刺时能留下窦道，使得置管后局麻药物漏出。使用这些粗大穿刺针多次穿刺将增加局麻药从目标区漏出的机会，使得患者感觉不适。如果需要多次穿刺，不要将穿刺针退出皮面在另一部位穿刺在皮肤上刺出另外一个针眼，而是在同一进针点通过调整方向在皮下组织重新进针。在皮肤不同部位穿刺不仅使得局麻药物漏出并浸湿贴膜，而且使固定的贴膜松开，

(a)

(b)

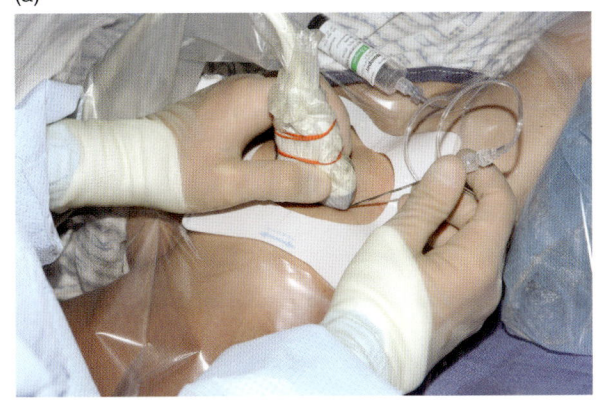
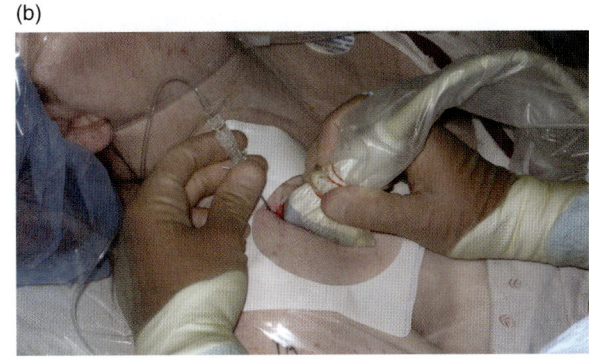

图 18.4　锁骨下周围神经置管平面内法进针穿刺针位置

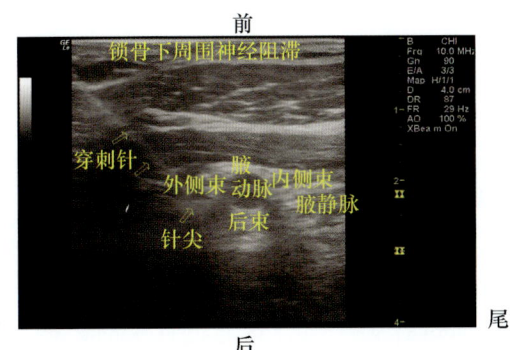

图 18.5　锁骨下周围神经置管注射局麻药前穿刺针的理想位置

注射局麻药和穿刺针调整

神经周围置管前经 Tuohy 针注射局麻药有以下几个目的：

- 注射局麻药并观察其扩散方向，证实穿刺针在正确的筋膜层面内，以便导管亦置入在正确的筋膜层面内。
- 局麻药物注射扩张周围组织，使置入导管更容易。
- 如果置入导管尖端位置不好，即使患者因导管位置错误无法获益于导管，在置管前注射一定量的局麻药，最起码也能使患者获益于单次注射神经阻滞。
- 由于局麻药与周围组织的声阻抗不同，一定量的局麻药将使针尖和周围神经导管超声显像更容易。

锁骨下区周围神经导管置入期间最初注射局麻药与单次神经阻滞注药不同的是开始注射的位点，应将针尖置于靠近臂丛神经外侧束而不是后束处。一旦确认该位置，先注射大约预定局麻药量的 1/4 到 1/3。与非置管阻滞类似，注射局麻药前，每注射约 3～5ml 药液后以及每次调整穿刺针位置时均应回抽确认。如果注射阻力很大，停止注射并调整

导管移位。同时，尽可能减少在胸小肌后方穿刺留下孔洞以减少局麻药从目标区漏出。再次，粗大钝头穿刺针更容易伤及动静脉，导致出血甚至血肿。

补充注意事项

需要超声下持续监视的穿刺针最重要部位就是针尖，否则操作者就不能确定针尖位于何处及可能刺破什么组织。穿刺针能被看到的部分是位于狭窄的超声束下穿过的部分。

千万不要让 Tuohy 针触及臂丛神经束。

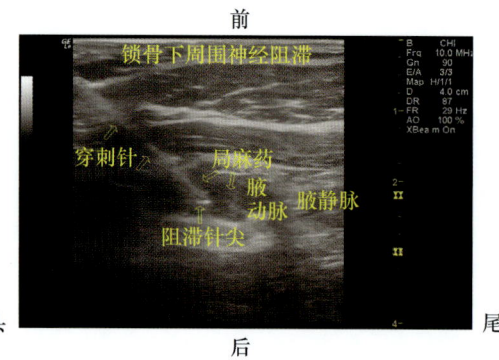 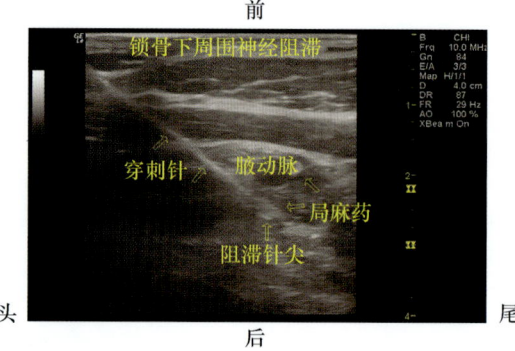

图 18.6　开始在外侧束处注射局麻药　　　图 18.7　进一步在后束处注射局麻药

针的位置。应确保在超声显像下监视在臂丛外侧束周围扩散的局麻药低回声区且包裹于限制良好的间隙内，并且在腋动脉周围向后束及中间束扩散（图 18.6）。仅仅在此点注射局麻药可能不会令其向臂丛三束合适地扩散，当在外侧束处注入预计的局麻药后，就继续沿原路进针到后束，将剩余的局麻药注射完毕。跟通常一样，超声监视所注射局麻药在特定的间隙内扩散到臂丛的三束非常重要（图 18.7）。如果必要的话，可令针尖稍微前进少许跨过后束，以使更多局麻药扩散至内侧束。将备好的局麻药全部注射完毕后，确认针尖置于邻近后束的位置，处在包绕臂丛的扩张的筋膜层内。这可使神经周围导管能够置入并盘曲在臂丛后束处。若干研究显示臂丛阻滞时在后束单次注射局麻药成功率最高。这可能是因为局麻药能在腋动脉头侧和尾侧穿过较短距离分别到达侧束和中束。因此，我们将神经周围导管放置在后束处并用其实施局麻药输注。

补充注意事项

回抽结果阴性不能除外血管内注射。
如果超声不能看见局麻药扩散影像，需时刻警惕血管内注射的可能，尽管先前回抽结果阴性，这也意味着局麻药被注射到血管内而不是神经周围。

不论计划用局麻药总量是多少，先经穿刺针注入比总量少 10ml 的药量，另外 10ml 留着经导管注入。

置管

一旦导管经 Tuohy 针置入，当它通过针尖时将遇到阻力。Tuohy 针必须固定好使导管容易通过针尖。当导管通过针尖时，如果针的位置固定不好而用力推导管以克服针尖阻力，会使针的位置进得更深。穿刺针移位过多将使置管位置不当。

置管目的是在超声直接监视下置入导管。要完成这一操作，当朝向臂丛置管时超声探头位置必须合适。这可能是神经周围置管最困难的部分。

在超声直接监视下由麻醉医生单独操作完成置管有两条途径：

1. 一旦完成首次剂量局麻药注射，超声探头放在无菌巾上，将注射器延长管接口与 Tuohy 针轻轻断开。然后，一手抓住 Tuohy 针，另一只手送入导管至刚好穿过穿刺针前端（图 18.8）。置入导管至针尖时，可能会遇到一定的阻力。如果阻力过大不要继续置管。出现这种情况，旋转 Tuohy 针或将针后退 1～2mm，然后再次置管。如果这些办法都失败，轻轻移除导管并在超声监视下注射一定量的局麻药使组织膨胀，然后重新置管。一旦导管通过 Tuohy 针尖，将探头放回患者身上，找到导管头端，确认只超过针头 1～2cm。当导管头端穿过 Tuohy 针尖，在超声直接监视下继续置管而不必紧紧固定阻滞针。

2. 一个更好的方法是一手握住超声探头并捏住 Tuohy 针，另一只手置入导管。当准备好置管时，以某种方式握住超声探头以空出其余手指固定穿刺针。有几种不同的方法达到这一目的，取决于操作者手的大小和操作习惯。方法一是操作者用一只手的拇指和示指根部的掌心部位紧紧控制超声探头，同时用拇指和示指或中指尖握住针柄或针尾（图 18.9a 和 b）。另一种方法是操作者用拇指和示指捏住探头，同时用食指和中指固定针（图 18.10a 和 b）。无论如何，关键点是用一只手同时固定好超声探头和穿刺针，另一只手断开 Tuohy 针的延长管后经针尾置管。当置管至针尖遇到阻力时两指头需牢牢固定住 Tuohy 针。

置管时监视导管非常重要。置管的理想长度取决于其置入时的走行方式。在置入导管时，它既可能不会卷曲而远离臂丛神经走行并穿过含有最初注射局麻药的筋膜层面，也极有可能在穿刺针尖附近注射局麻药后形成的间隙内卷曲。由于针尖邻近臂丛神经，导管应在臂丛神经附近的正确的筋膜层面内盘曲，这是周围神经置管的理想位置。当导管开始卷曲，导管整体不会全在超声束内。因此，卷曲的导管只能看到强回声片段，因为导管只有通过超声束的部分才能被看到。通过目标筋膜层面内组织的运动也可确认导管卷曲。置入导管太长可能导致卷曲过度，形成扭结或圈套神经。一般来说，导管穿过针头 3～5cm 就足够了。

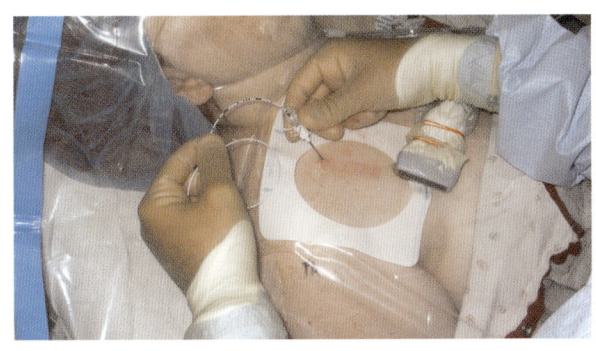

图 18.8　将超声探头放于无菌单上，一手持 Tuohy 针，另一手置入且刚好通过针尖

(a)
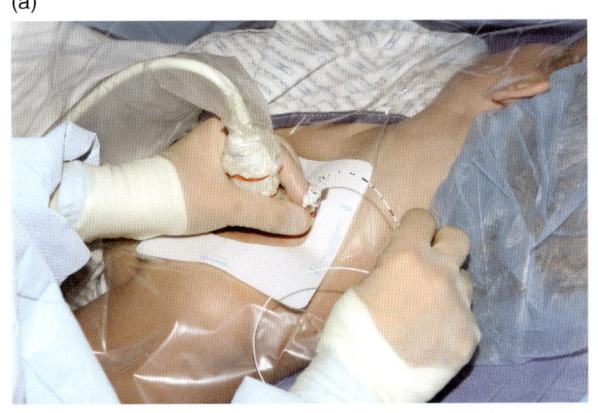

(b)
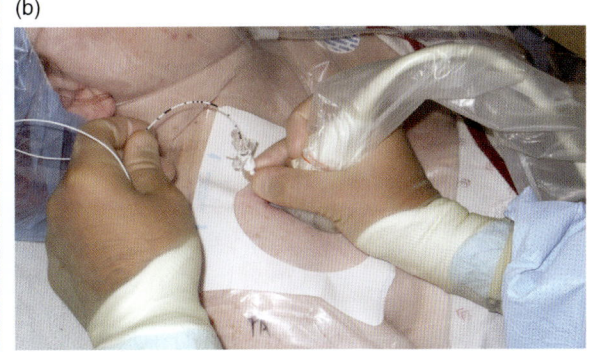

图 18.9　手掌握住超声探头，拇指与示指或中指固定 Tuohy 针，在超声监视下经穿刺针置入神经周围导管

第四篇　外周神经周围导管

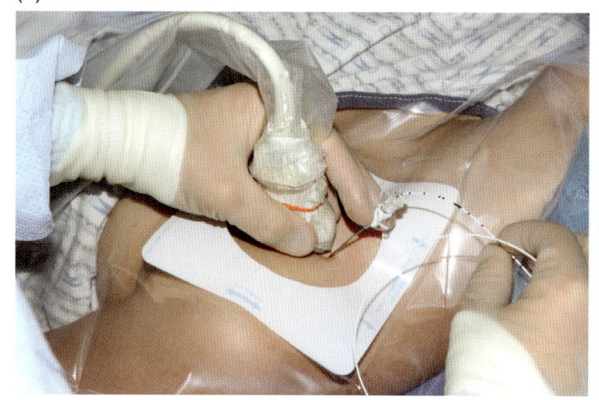
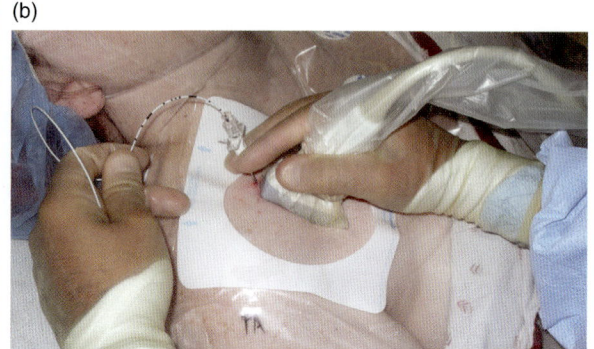

图 18.10　示指和中指固定 Tuohy 针，在超声监视下经穿刺针置入神经周围导管

补充注意事项

尽管神经周围导管卷曲是理想的，但不是必需的。令导管卷曲有助于防止导管从目标结构区移位。

如果神经周围导管在筋膜层显示是直的没有卷曲，退出 Tuohy 针后，可以在超声引导下将其向后拉至靠近臂丛后束的位置。

不要在针内退管，这样可能会使导管在锐利 Tuohy 针头斜面的剪切力作用下被切割。被切割的导管在重新置管或拔除导管时容易被折断。

确认导管位置

一旦神经周围导管被置于满意的位置，顶住导管，缓慢退针（图 18.11）。针拔除后，导管接上 10ml 局麻药注射器。然后将超声探头置于患者身上，通过自穿刺点软组织追踪导管径路，或在臂丛神经周围寻找线状强回声导管来检视导管位置。19G 导管置入后难以被发现，尽管它比用于单次注射技术的 21G 穿刺针粗，但其走行径路通常不是直线，因此，在狭窄的超声束内只有一小部分能被看见。当导管在筋膜层面内卷曲时，通过超声扫描去确认导管头端十分困难。水定位技术有助于确认导管头端。为了做到这一点，首先通过超声在臂丛神经旁边找到导管的一部分，然后通过导管注入少量的局麻药或生理盐水（图 18.12）。每注射少量局麻药后在导管尖端可看到伴发扩散的低回声区。如果导管尖端所置的位置离臂丛后束较远，在超声直视下，轻轻拉回导管直到导管尖端刚好邻近臂丛后束（图 18.13）。这时可以注射剩余的局麻药，并观察到局麻药扩散至臂丛所有的三束。有时如果导管置入的位置不适合或找不到导管头端的位置，有必要完全拔除导管重新操作。

在固定置入的神经周围导管前，需通过导管注入含肾上腺素的试验剂量来确认导管头端不在血管内。

补充注意事项

如果开始用注水定位技术来定位导管，那么在全面扫描臂丛神经旁的导管之前，操作者可能在找到导管头端前已用完局麻药。

连接到导管的注射器芯有节律的搏动（水脉冲）可导致导管头端摆动。这可能有助于不用太多的局麻药来定位导管头端。

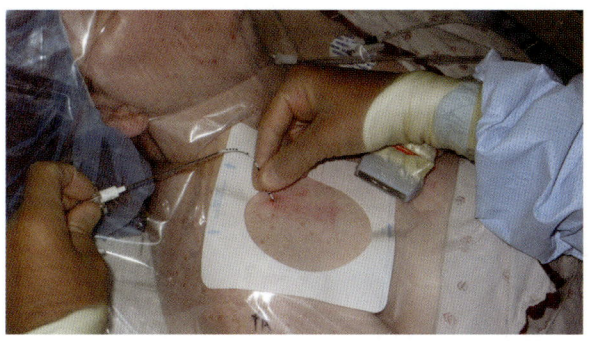

图 18.11　固定导管并拔除穿刺针同时使导管位置不变

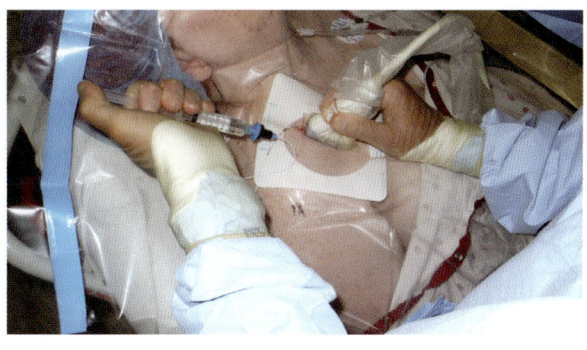

图 18.12　经导管注射定位导管头端

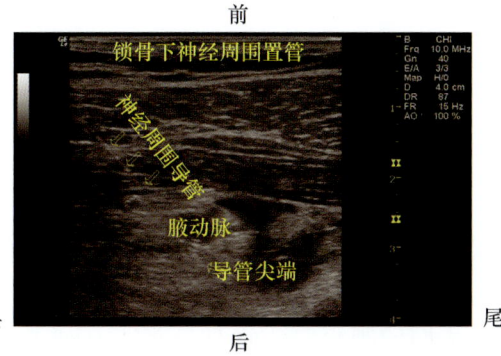

图 18.13　在锁骨下后束处神经周围导管头端的理想位置

美国）或 Histoacryl®（B/BRAUN，德国；TissueSeal，LLC，Ann Arbor，MI，美国）等，涂于置管部位并令其干燥（图 18.14）。粘胶应覆盖导管周围 1～2cm 的范围。使用皮肤胶的目的是密封穿刺部位，在泵入局麻药期间减少导管移位和局麻药漏出，尤其是当患者使用自控镇痛（PCA）时。

在置管部位周围较大范围涂上黏附力稍弱的皮肤粘合剂固定，如安息香胶（Aplicare，Inc.，Branford，CT，美国）或 Mastisol®（Ferndale Laboratories，Inc.，Ferndale，MI，美国），盘曲导管末端（缩短松散导管的长度），然后贴上透明贴膜（图 18.15）。透明贴膜可令患者能自行检查穿刺部位潜在的感染症状（如红斑、渗液、渗出等）。贴好导管固定贴后，导管远端接口固定于思乐扣（StatLock®，C. R. Bard，Inc.，Covington，GA，美国）内，将导管进一步固定于置入点附近（图 18.16）。

避免在不知道导管头端的位置时经过导管一次注射大量的局麻药。

通过 17G 穿刺针置入的 19G 导管，在导管头端观察注射液要优于 20G 导管。

如果操作者确认导管位置或其头端十分困难，可在观察超声屏幕同时通过导管注射少量空气。位于导管头端的空气在超声下表现为高回声征象。

固定导管和处理穿刺点

一旦导管头端位置理想，且确认试验结果为阴性后，可将导管固定于皮肤。

用无菌纱布小心擦除患者皮肤表面的耦合剂。强力皮肤粘合剂或皮肤胶，如 Dermabond®（Ethicon，Inc.，Summerville，NJ，

补充注意事项

导管置入点涂上皮肤胶水是防止导管固定后麻醉药漏出及导管移位关键的步骤。黏附力不太强的粘合剂，如安息香胶或 Mastisol®，在导管置入点皮肤处不能形成足够密封以固定导管或避免导管周围局麻药漏出。

第四篇 外周神经周围导管

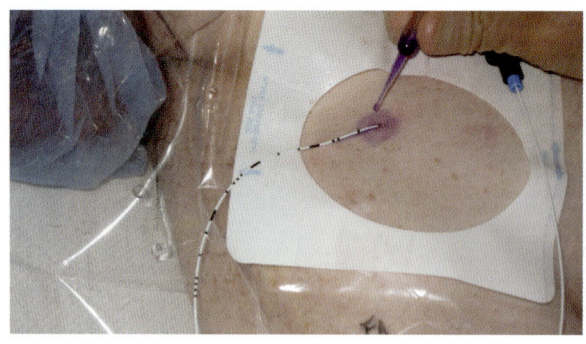

图 18.14 在导管穿刺点滴强力皮肤粘合胶，这有助于固定导管，并密闭粗大 Tuohy 针留下的针眼，从而阻止局麻药漏出

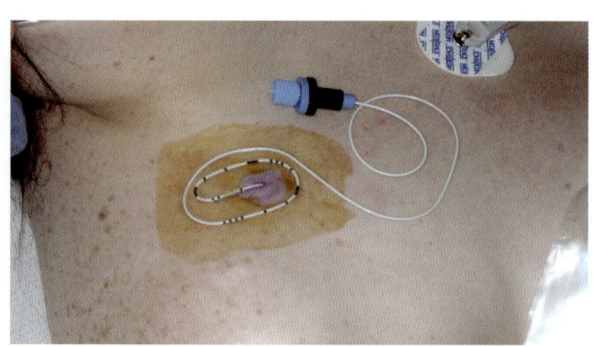

图 18.15 导管部位覆盖一稍弱的皮肤粘合胶和一小而透明的贴膜

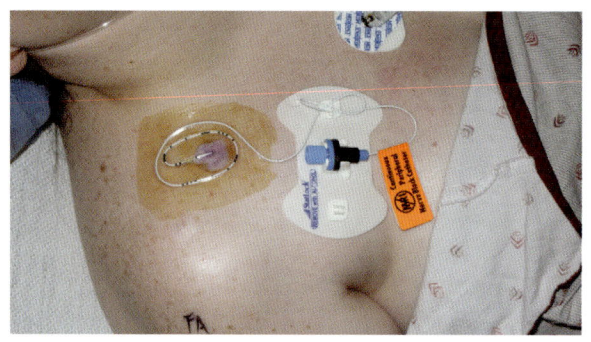

图 18.16 完全覆盖并固定的锁骨下神经周围导管和思乐扣

作者的临床经验

- 药物输注方法：我们发现最有效的方法是使用 0.2%～0.3% 的罗哌卡因维持较高的基础输注速度 10ml/h，设置 PCA 剂量为 2～5ml，时间间隔为 30～60min。我们目前使用的泵容量是 550ml，能满足患者离开 PACU 后大约 2～2.5 天良好镇痛效果的需要。使用 0.2% 还是 0.3% 的罗哌卡因输注液取决于手术范围。范围越广且越远心端部位的手术，涉及的神经末梢越多，越倾向于使用 0.3% 的罗哌卡因。
- 我们在神经周围置管使用的起始局麻药总量与单次注射神经阻滞时一样，仅最后剩余 10ml 在导管置好后注入。
- 尽管败血症或菌血症被认为是单次神经阻滞的相对禁忌证，但我们认为它是神经周围置管的绝对禁忌证。
- 如果在神经周围置管期间的任何时候穿刺误入血管，我们将中止操作。我们的观点是：这种情形下在血肿周围留置导管存在感染的风险，而且在持续泵入局麻药时亦有渗入血管内的风险。
- 当在锁骨下区域消毒准备时，我们建议也同时消毒锁骨上区。当锁骨下区的结构定位太深而不能被超声较好地识别，或者有异常的脉管系统妨碍穿刺的安全，操作者可将超声探头移至较表浅且解剖结构恒定的锁骨上区域进行神经阻滞操作，而不必终止，又重新在新的穿刺部位消毒铺巾，并更换无菌手术衣和手套。
- 如果在后束和外侧束周围注射局麻药后，没有扩散至内侧束，继续进针跨过后束。操作者亦可在锁骨下动脉之下转动针头向上面的内侧束进针，将针头置于 4～5 点钟的位置，然后再注射并观察局麻药扩散。当进行神经周围置管时，我们尽可能避免像操作单次注射神经阻滞技术那样，重新调整 Tuohy 针由浅向深部的腋动脉至内侧束的方向进针。这样能最大限度地减少反复进针的次数并降低大号针扎中血管（腋静脉）的风险。同样，在针尖通过后束向内侧束注入局麻药后，操作者只需在神经周围置管前将针头退至后束，而不需要像经腋动脉浅面入路至内侧束那样完全重新进针。
- 我们发现没必要另外穿刺皮下隧道来固定导管，只需按照本章前面介绍的步骤操作就行。

推荐阅读

Ilfeld B M, Le L T, Ramjohn J, *et al.* (2009). The effects of local anesthetic concentration and dose on continuous infraclavicular nerve blocks: a multicenter, randomized, observer-masked, controlled study. *Anesth Analg*, **108**(1):345–50.

Ilfeld B M, Torey T E, Enneking F K. (2004). Infraclavicular perineural local anesthetic infusion: a comparison of three dosing regimens for postoperative analgesia. *Anesthesiology*, **100**(2):395–402.

Porter J M, McCartney C J, Chan V W. (2005). Needle placement and injection posterior to the axillary artery may predict successful infraclavicular brachial plexus block: a report of three cases. *Can J Anaesth*, **52**(1):69–73.

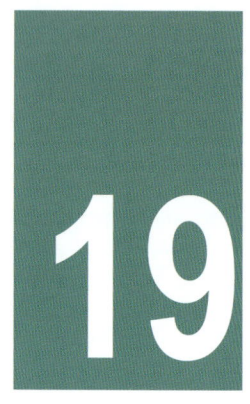

19 连续坐骨神经周围导管：近端入路和腘窝外侧入路

（刘晓军 译　叶　靖 审校）

简介

使用神经周围连续输注导管是坐骨神经阻滞后延长下肢麻醉与镇痛时间的一种选择。通常适用于大腿后部、小腿、足及外踝手术的患者。

坐骨神经周围置管可以在其分为胫神经和腓总神经之上的任何部位进行。超声显像除了能引导导管置入和定位，也是用来识别置管最佳部位的实用工具。

神经周围置管技术较复杂。在尝试开展超声引导置管之前，应先掌握单次注射坐骨神经阻滞技术。

超声解剖复习

大腿远端（腘窝外侧）入路

定位标志（大腿远端入路）：腘动脉和股二头肌（图19.1和图19.2）

见第12章：超声引导坐骨神经阻滞：腘窝外侧／大腿远端入路。

臀肌下入路

定位标志（臀肌下入路）：股骨大转子和筋膜（图19.3）

见第11章：超声引导坐骨神经阻滞：近

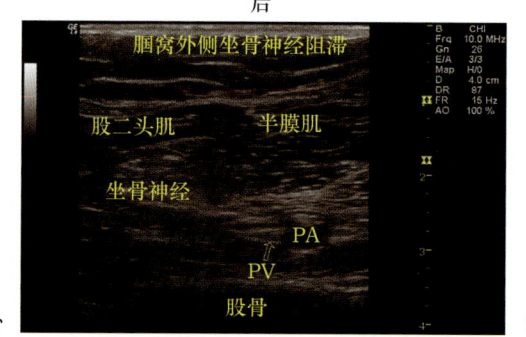

图19.1　坐骨神经靠近腘窝顶部的横断面图像。PA=腘动脉；PV=腘静脉（局部塌陷）

图19.2　左大腿远端腘窝上方坐骨神经分出腓总神经和胫神经前的横断面图像

需要辨认的结构	可能会看到的结构
坐骨神经（胫神经／腓总神经）	半腱肌
腘动脉	半膜肌
股二头肌	腘静脉

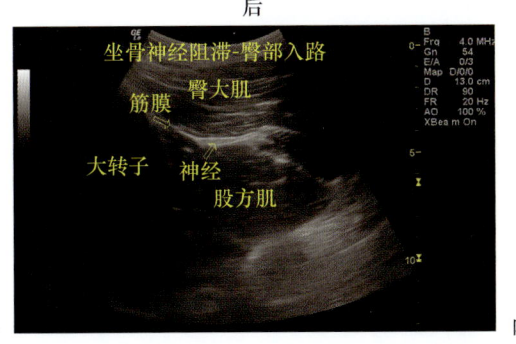

图19.3 臀肌下入路坐骨神经的横断面图像

需要辨认的结构	可能会看到的结构
坐骨神经分为胫神经和腓总神经的部位	股骨
	筋膜
股骨大转子	股方肌
筋膜层	坐骨结节
臀大肌	

端入路。

物品准备

- 超声仪
- 高频线阵（大腿远端到中端入路）或低频曲阵（大腿近端入路）超声探头
- Mayo 支架或床头桌
- 无菌衣、无菌手套、帽子和口罩
- 皮肤消毒剂
- 操作部位用的无菌铺巾
- 无菌超声控制面板铺巾（最好透明）
- 无菌超声探头套附2个橡皮带
- 无菌超声耦合剂
- 用于进针部位皮肤和皮下浸润的局麻药
- 8cm长钝头大号Tuohy针（用17G针放置19G导管；18G针放置20G导管）
- 抽于10ml和20ml注射器内的局麻药

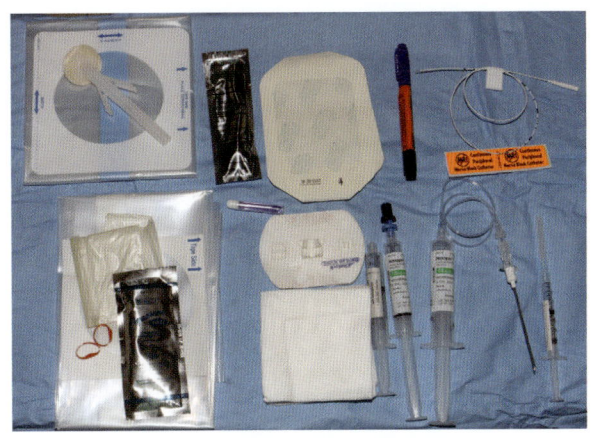

图19.4 超声引导神经周围置管套件内物品

- 含有少量肾上腺素的血管内试验量
- 带刻度标记的无菌软导管
- 用于连接注射器或输液管的导管接头
- 强力皮肤粘合胶（Dermbond® 或 Histoacryl®）
- 皮肤粘合胶（安息香胶 Mastisol®）用于固定透明贴膜
- 透明贴膜（Tegaderm™ 或 OpSite™）
- 思乐扣（StatLock®）
- 详见图19.4

操作

技术小结

1. 建立监护，患者镇静并摆好体位
2. 穿刺区域消毒铺巾
3. 超声探头包无菌套，超声仪铺无菌巾
4. 实施全面超声扫描找到置管最佳部位
5. 皮肤打局麻皮丘
6. Tuohy针穿刺，注射20～30ml局麻药
7. 断开Tuohy针尾连接管
8. 经Tuohy针置管
9. 固定导管同时退出Tuohy针
10. 用超声定位导管，经导管再次注入10ml局麻药

11. 必要时退后导管使其位置最佳

12. 通过导管注射含有少量肾上腺素的局麻药试验量

13. 用强力皮肤粘胶密封穿刺点

14. 用安息香胶涂于周围皮肤，导管盘曲好后贴透明贴膜

15. 导管接头用思乐扣或类似装置固定于患者身上

患者及物品准备

实施坐骨神经置管时，患者摆侧卧位，这样能全面扫描坐骨神经及沿大腿由远端到近端的神经周围结构。在决定置管理想部位时，能够扫描坐骨神经的长度就十分重要。

由于置管需要的时间比单次神经阻滞多，并需用粗大穿刺针，使得患者更痛苦和焦虑。条件允许的话，充分镇静并有助手配合，有助于监测患者生命体征以及保证患者不触及操作区域而污染该部位。

神经周围置管应严格无菌操作技术，操作医生和助手戴好帽子、口罩及穿戴无菌衣、无菌手套，同时超声探头及控制面板均要求有无菌套。当没有助手时，神经周围置管可由麻醉医生单独操作（图19.5）。单独操作时麻醉医生准备超声仪、探头、穿刺置管包步骤如下：

1. 患者背向医生侧卧，将超声仪放于患者床旁头侧。用无菌套将超声探头包好悬挂于超声仪前（见图15.3）。

2. 将放置置管器械包的操作台自操作者对侧跨过患者置于患者被阻滞侧上方（图19.5）。

3. 麻醉医生戴好帽子、口罩，穿好无菌衣，戴好手套。

4. 在大腿实施阻滞区域大范围的消毒后，贴一透明无菌薄膜（图19.6）。

5. 将耦合剂放于无菌超声探头护套内，将该护套小心套在已悬挂的探头上，并套住探头导线（见图15.4）。将耦合剂均匀涂于头上，保证其与无菌护套之间无气泡十分重要。用橡皮筋绑在超声探头前端以保持套紧，另一橡皮筋缠在探头稍低位置保证手握探头时护套不易滑动（见图15.5）。

6. 包裹好超声探头后，在超声仪控制面板上铺无菌透明巾（见图15.6）。

7. 将少量无菌耦合剂涂于患者皮肤，开始超声扫描。

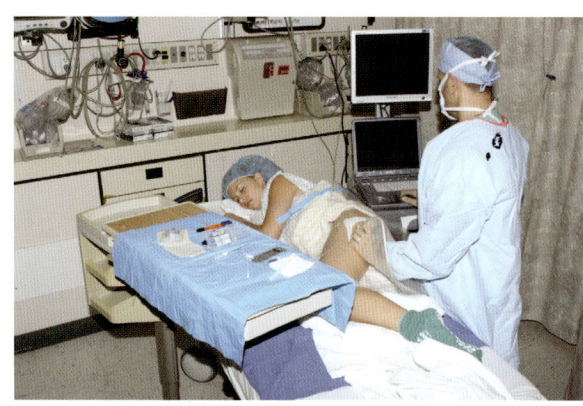

图 19.5　由麻醉医生单独操作坐骨神经周围置管的物品准备

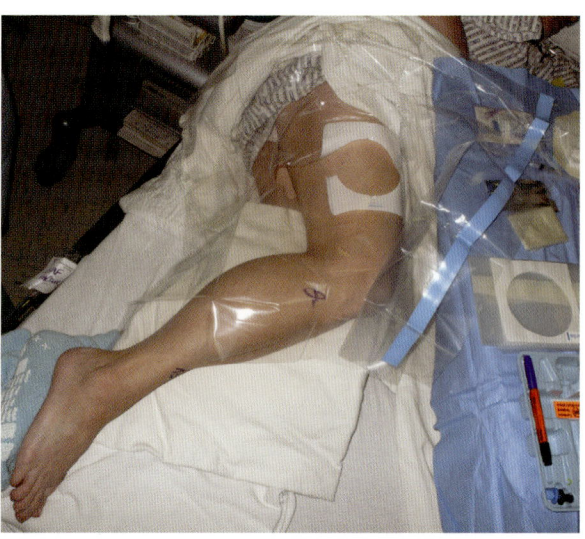

图 19.6　实施坐骨神经周围置管时的铺巾

扫描

大腿远侧

对于足和外踝的手术,可在大腿远端腘窝顶处实施坐骨神经阻滞。

实施该操作时,应如前所述那样将高频线阵探头包好。开始扫描时,将超声探头沿患者大腿后面靠近腘窝顶的位置横向扫描(图 19.7)。按照惯例,探头方向指示器一般指向患者右侧。

在这一区域全面扫描,找到定位标志(如腘窝顶的腘动脉、股二头肌),在该区辨认坐骨神经(或胫神经和腓总神经)(图 19.8a)。一旦获得清晰的图像,沿着大腿向近端追踪,标记腓总神经和胫神经会聚的地方。这一部位最适合远端入路置管(图 19.8b)。

> **补充注意事项**
>
> 患者仰卧位时实施远端坐骨神经置管操作方便(腘窝悬空仰卧位或小腿抬高位)。然而仰卧位置管的不足之处是当置管定位需要时,不能沿大腿向更近端扫描(如大腿中部或更高位置)。
>
> 一般来说,使用高频探头扫描大腿远端到中近端,低频探头用于大腿近端或臀肌下入路扫描。

大腿近端入路

更近端处(如大腿近端或臀肌下)的坐骨神经置管,适用于大部分(近心端)腿部或大腿的手术。

沿着大腿上端扫描,可以选用被无菌套套好的低频或高频探头。如前所述,如果超声波需要穿过更深的组织才能获取扫描图像,就要用低频探头。

探头放在股骨大转子和坐骨结节之间开始横向扫描大腿近端(图 19.9)。进行全面扫描,沿大腿向远端移动探头,必要时微调探头(如倾斜、旋转或向内、向外移动),以辨认主要定位结构(如股骨大转子、股骨等)。一旦找到坐骨神经后,沿大腿近端或臀部追踪坐骨神经至期望的导管置入点(图 19.10a、b 和 c)(亦可见第 11 章:超声引导坐骨神经

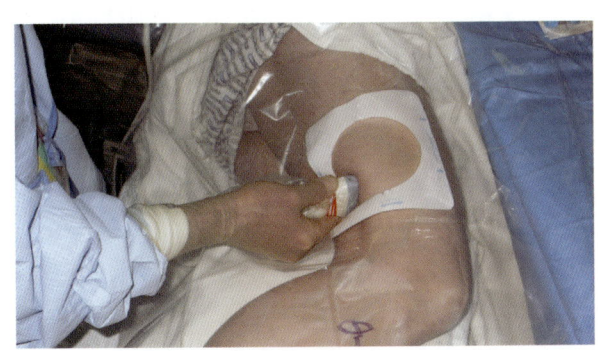

图 19.7 坐骨神经周围置管前扫描大腿远端

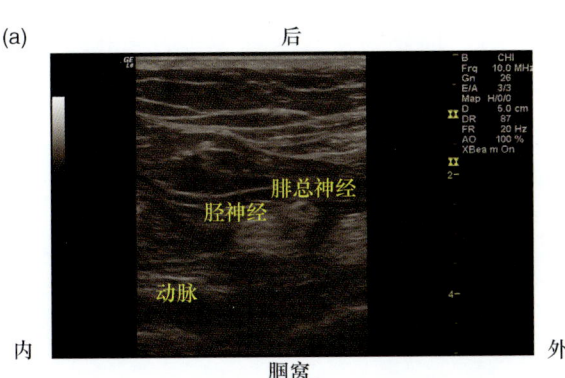

(a)

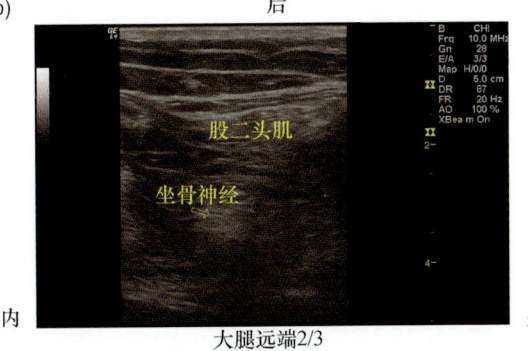

(b)

图 19.8 从腘窝顶向大腿远端扫描坐骨神经横断面图像,辨认腓总神经和胫神经会聚处

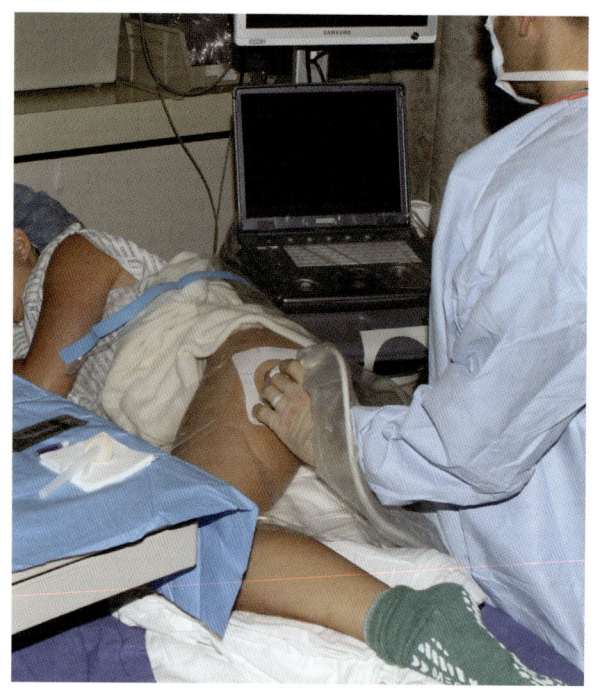

图 19.9 坐骨神经置管前扫描大腿近端（臀肌下入路）

下超声束内，则可见其呈线性强回声。再强调一下，不要盲目进针，应将针尖穿过神经周围环绕的筋膜至神经附近（图 19.13 和图 19.14）。

注射局麻药及调整穿刺针位置

在置入导管前，通过穿刺针在坐骨神经周围注射局麻药（图 19.15）。这样做有以下几个目的：

- 注射局麻药，并在超声下观察局麻药扩散，有助于经穿刺针置管前确认针尖在正确的筋膜层内。
- 注射局麻药能使周围组织扩张，置管更容易。
- 如果导管位置不理想，置管前注射局麻药，至少患者还能因单次注射神经阻滞获益。
- 由于局麻药和周围组织的声阻抗不同，大量局麻药将使神经周围导管在置管过程中更易监视到。

穿刺针应置入到神经附近，穿透周围筋膜而不能真正接触神经。注射局麻药时会显示神经离开肌肉（水分离现象）（图 19.16）。每次注射 3～5ml 局麻药，间断回抽以确认针尖在血管外。可以从神经上方或下方接近神经让局麻药环形包绕，神经看起来呈"漂浮"状（似"炸面圈征"或"眼球征"）（图 19.17）。一般一次 20～30ml 的容量就足够了。注药后，将穿刺针尖放置于充满局麻药的筋膜层内的神经附近，准备置管。

阻滞：近端入路）。

进针

在合适的置管部位辨清坐骨神经后，在大腿中外侧超声探头相应的位置行皮肤局部浸润。使用 Tuohy 针或其他设计为周围神经置管用的钝头穿刺针，经局麻皮丘在超声束平面内进针。

在沿着患者大腿远端处置管操作时，超声探头位于下方，穿刺点在远离超声探头的外侧处（就像患者仰卧位时进行单次腘窝外侧入路坐骨神经阻滞一样；见第 12 章：超声引导坐骨神经阻滞：腘窝外侧/大腿远端入路）（图 19.11）。而在大腿中近段，这一点就改变了，患者侧卧位，穿刺针距超声探头要更近一些。在臀肌下入路坐骨神经阻滞时，穿刺针需要紧邻超声探头置入（图 19.12）。

进针时，在超声仪屏幕相应外侧缘寻找进针时的组织运动，一旦穿刺针位于探头

> **补充注意事项**
>
> 回抽无血不能排除血管内注射。
> 如果不能看见局麻药扩散，应警惕血管内注射的可能性，这提示尽管先前回抽试验阴性，局麻药也可能被注入血管内，而不是神经周围。

19·连续坐骨神经周围导管：近端入路和腘窝外侧入路

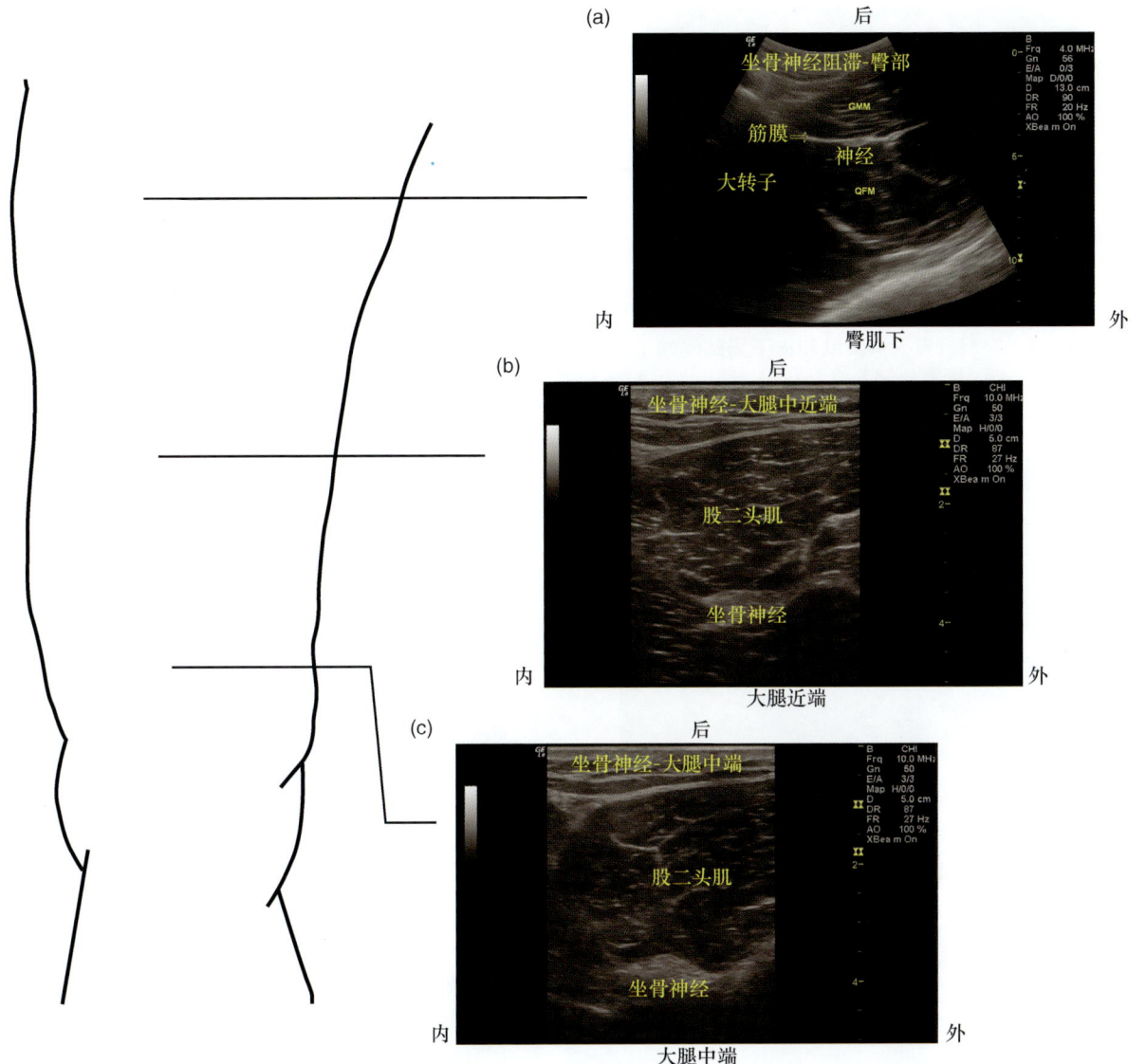

图 19.10 沿大腿后方近端向远端扫描横切图像。GMM= 臀大肌；QFM= 股方肌（图 b 和图 c 是用高频线阵探头获得的图像）

不管计划注射局麻药的总剂量是多少，先经穿刺针注射总量减去 10ml 的药量，预留 10ml 经导管注射。

置管

在首次注射局麻药后，一旦神经周围的筋膜层扩张，通过穿刺针置入导管至局麻药充盈的神经周围空间。一旦导管到达 Tuohy 针尖，会遇到阻力。在置入导管通过 Tuohy 针尖时，该针须固定在原位。如果在导管通过针尖时针固定不好，送入导管时可能使穿刺针移动至较深的位置。穿刺针移位太多可能使导管置入至错误的位置。

导管置入的目的是在超声直接监视下置入并送进导管。目标结构位置常常很深，以

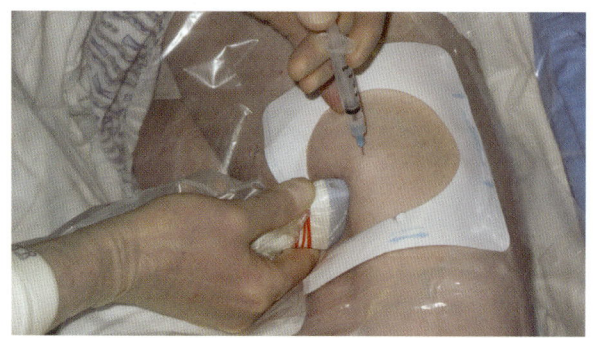

图 19.11 穿刺针置入点皮肤和皮下局部浸润（大腿远端/腘窝外侧入路）

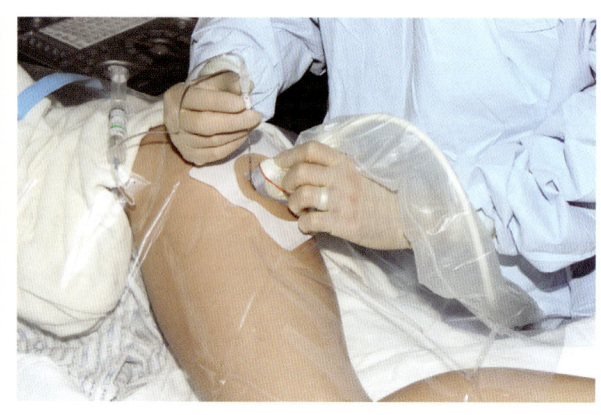

图 19.12 坐骨神经周围置管过程中 Tuohy 针穿刺（臀肌下入路）

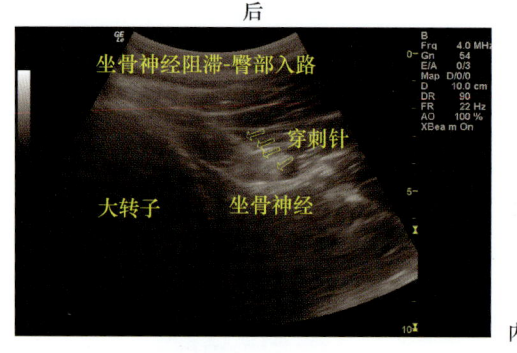

图 19.13 坐骨神经置管过程中 Tuohy 针朝坐骨神经方向进针（臀肌下入路）

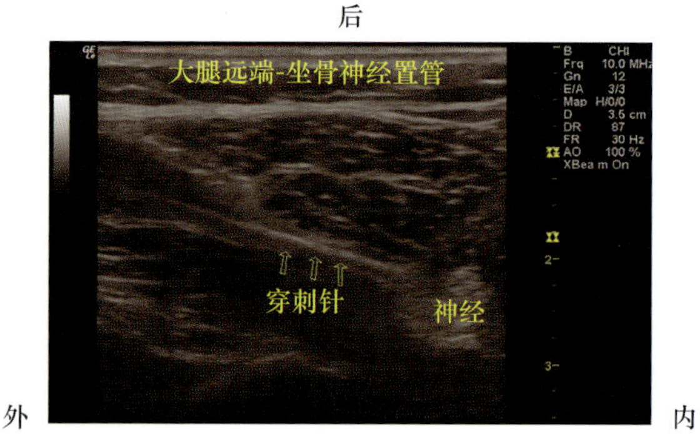

图 19.14 坐骨神经置管过程中 Tuohy 针朝坐骨神经方向进针（大腿远端/腘窝外侧入路）

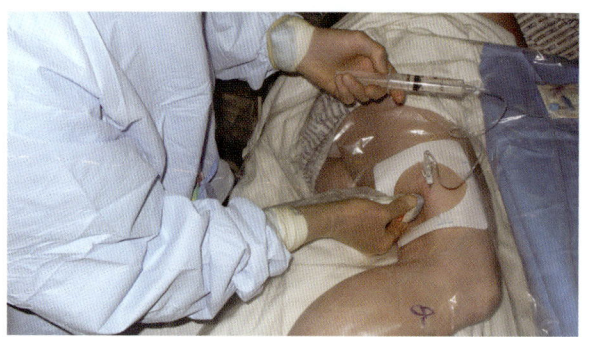

图 19.15 注射局麻药前穿刺针进针位置（大腿远端/腘窝外侧入路）

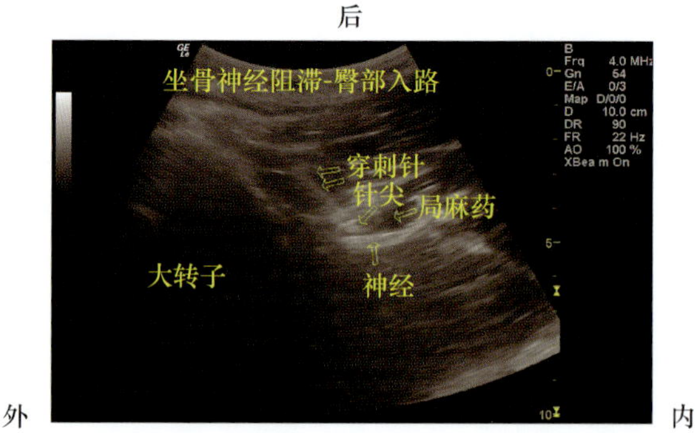

图 19.16 坐骨神经置管前在神经周围注射局麻药（臀肌下入路）

致用超声探头持续监视目标区域的同时不能兼顾稳定穿刺针（图 19.18 和图 19.19）。要做到这一点，向坐骨神经送入导管时探头必须正确放置在患者身上。这可能是初学者放置神经周围导管最困难的部分。

超声直视下单人操作置管有两种方式：

1. 注射初始剂量的局麻药后，将超声探

19 • 连续坐骨神经周围导管：近端入路和腘窝外侧入路

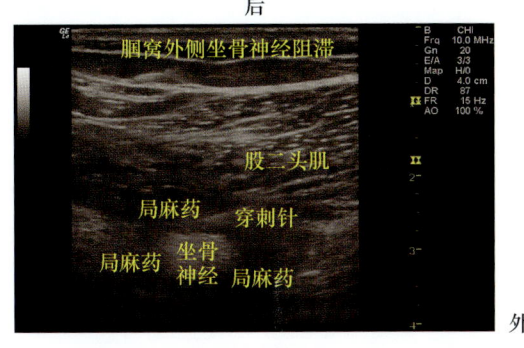

图 19.17　坐骨神经置管前在神经周围注射局麻药（大腿远端/腘窝外侧入路）

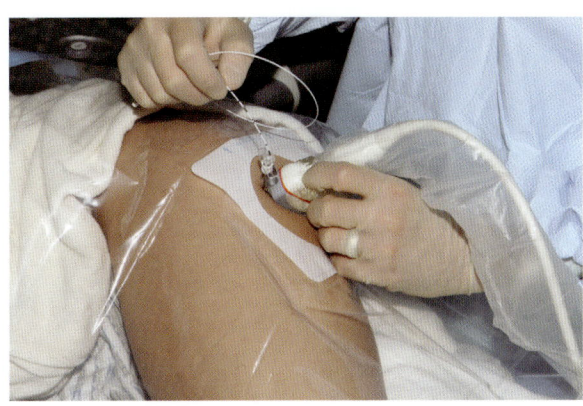

图 19.18　坐骨神经周围置管（臀肌下入路）

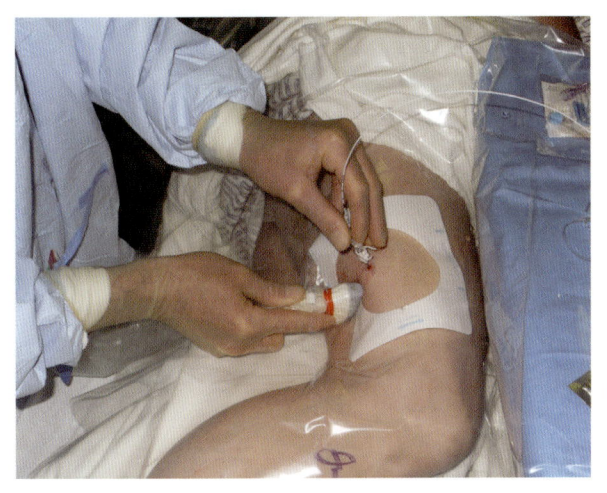

图 19.19　坐骨神经周围置管（大腿远端/腘窝外侧入路）

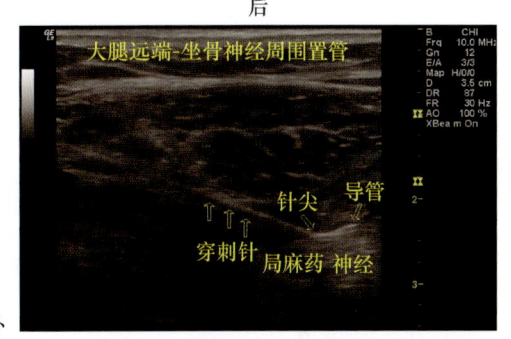

图 19.20　超声直接监视下置入坐骨神经周围导管（大腿远端/腘窝外侧入路）

头放置于无菌贴膜之上，将延长管与 Tuohy 针分开。然后，用一只手固定 Tuohy 针，另一只手将导管向内送至 Tuohy 针尖端。在导管送出 Tuohy 针尖端时可能会感觉到稍有阻力。如果置管时阻力过大应停止继续置管。可以旋转 Tuohy 针尖端方向或者将针向外拔出 1～2mm 后尝试继续置管。如果以上尝试均未成功，可以轻轻拔出导管，在超声监视下通过 Tuohy 针注入数毫升局麻药物，以进一步扩张组织，然后再次尝试置管。当导管通过 Tuohy 针尖端后，用超声探头寻找导管尖端位置，一般可能超过 Tuohy 针尖端

1～2cm。接下来可以在超声引导下继续放置导管（图 19.20）。当导管头端通过 Tuohy 针尖端后就不需要再固定 Tuohy 针（图 19.18，图 19.19）。

2. 另一种更好的方法需要用一只手同时固定超声探头和 Tuohy 针，另一只手置入导管。这种方法适用于臀肌下入路进行坐骨神经周围置管。在置管时，应用拇指和示指握持超声探头，示指和中指固定 Tuohy 针（图 19.21）。另一种方法是用拇指和示指固定 Tuohy 针末端，余下手指握持超声探头。这样另一只手可以先将延长管与穿刺针分开，然后经穿刺针置管。由于导管通过针尖时会感到阻力，此时应牢牢固定 Tuohy 针。初学

173

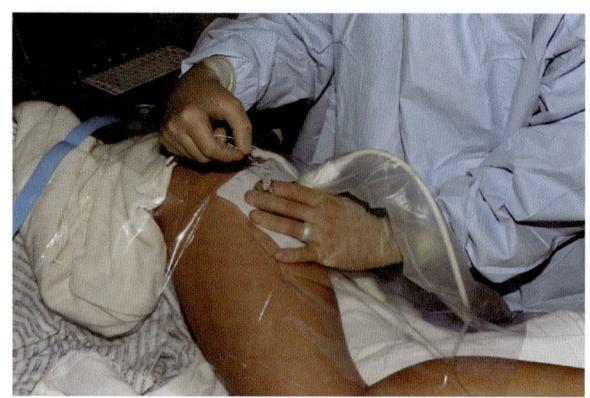

图 19.21 固定 Touhy 穿刺针的同时在超声监视下经穿刺针送入神经周围导管

补充注意事项

虽然导管盘曲在神经周围是比较理想的置管方式，但不是必须的。导管盘曲是为了避免导管置入后移位远离目标结构。

如果导管直接沿筋膜间隙走行，没有盘曲，我们可以拔除 Tuohy 针后在超声直视下回退导管，以确保导管在接近坐骨神经的理想位置。

切勿在 Tuohy 针中回退导管，因为 Tuohy 针的尖端锋利且有一定角度，可能在回退过程中切割导管。经过切割损伤的导管在重新置入或拔除的过程中，可能出现断管的情况。

者，特别对于手偏小者，使用这种手法会比较别扭。还有一可替代的办法是，用几个手指握持超声探头，将拇指或其他任一手指放在 Tuohy 针尾的固定翼下方支撑穿刺针，避免置管同时将针送入更深的位置。无论哪种方法，关键点都是用一只手同时固定超声探头和 Tuohy 针，而另一只手可以将延长管与穿刺针分开，并进行置管操作。

监视导管置入过程是很重要的。置管的理想长度取决于其置入时的走行方式。当我们置入导管时，它既可能不会卷曲而远离坐骨神经并穿过含有最初注射局麻药的筋膜层面，也极有可能在 Tuohy 针尖附近的初始注射局麻药后形成的间隙内卷曲。由于 Tuohy 针尖的位置靠近坐骨神经，导管应在正确的筋膜间隙中盘绕在坐骨神经的周围。这也是周围神经置管的最佳位置。一旦导管开始盘绕，在超声束下就不能看到完整的导管。因此，只有在超声束下的部分导管是可见的，盘曲的导管形成高回声段。观察到目标筋膜层内的组织运动是判断导管盘曲的另一个方法。置管长度过长可能造成导管过度盘曲，从而使导管打结或者圈套神经。通常情况下，导管超过针尖 3～5cm 是比较合适的距离。

确认导管位置

当置入神经周围导管后，固定导管于原位，缓慢回退 Tuohy 针留下导管。退出针后，在导管接上有局麻药的 10ml 注射器。然后，需再次用超声从穿刺点循软组织来追踪确认导管位置，或在坐骨神经附近寻找导管形成的高回声线。尽管 19G 导管比单次注射用的 21G 穿刺针粗，但由于导管很少沿笔直路径走行，而只有位于很窄的超声束下的小部分导管才可能显示，因此 19G 导管在置入后超声扫描很难找到。而当导管在筋膜层面内卷曲，用超声也很难确认导管尖端的位置。利用水定位技术可以帮助我们确认导管位置。首先我们在超声下找到坐骨神经附近的一段导管，通过导管脉冲式注入少量局麻药物（或生理盐水）（图 19.22）。每次注入少量的局麻药物后在导管尖端都会形成液体的低回声区。如果导管尖端距离坐骨神经较远，可以在超声直视下轻轻回退导管，直至导管尖端位于最接近坐骨神经的位置，此时可以在超声引导下向目标区域注入局麻药物确认导管位置以使其能提供目标区域连续麻醉（图 19.23，图 19.24）。当注入余下剂量的局麻药物后我们可

19 • 连续坐骨神经周围导管：近端入路和腘窝外侧入路

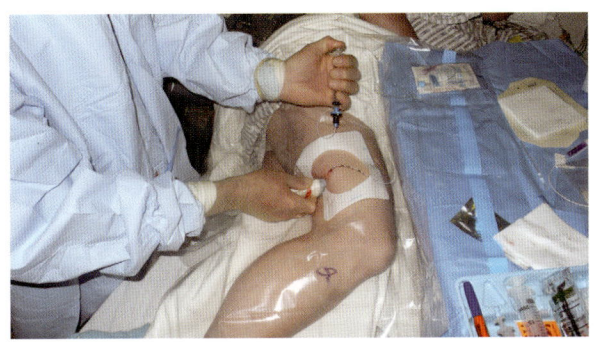

图 19.22　确认导管尖端位置（大腿远端/腘窝外侧入路）

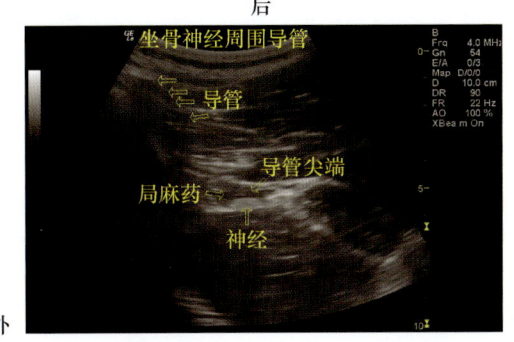

图 19.23　调整好位置后的坐骨神经周围导管（臀肌下入路）

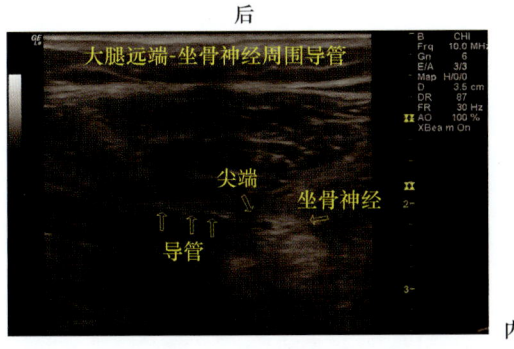

图 19.24　调整好位置后的坐骨神经周围导管（大腿远端入路）

以观察到局麻药物在坐骨神经周围扩散。一旦发现导管未达到最佳的位置或未能探测到导管的位置，必须完全拔出导管，重新进行穿刺置管。

为了确保神经周围置管的安全，我们可以通过导管注入含肾上腺素的试验剂量，以确保导管尖端没有误入血管。

补充注意事项

如果一开始就利用水定位技术来寻找导管，可能会遇到导管尖端尚未找到，但局麻药物已用完的情况。

为了解决这一问题，我们采用通过导管有节律地脉冲式地注入局麻药物的办法，这将使得导管尖端在超声显示下摆动。利用这种方法，我们可以减小定位针尖时局麻药的用量。

应该避免在不能确定导管尖端位置时一次性注射大量的局麻药物。

与 20G 导管相比，我们从 17G 穿刺针置入的 19G 导管在显示导管尖端方面有较大优势。

当碰到难以确定导管尖端的情况时，我们可以在超声直视下通过导管注入少量空气（1～2ml）。此时导管尖端会出现明显的高回声区。

导管在皮肤上的固定

当确认导管尖端在合适的位置并且试验剂量阴性，将导管固定在皮肤上。

用无菌纱块仔细擦净皮肤上的超声耦合剂。在导管的置入点周围 1～2cm 的范围涂抹强力皮肤粘合剂或者胶水，如 Dermabond® 或 Histoacryl® 等，并等待其晾干。皮肤粘合剂能够封闭穿刺点，减少导管的移动并且可以减少注药时尤其是采用患者自控镇痛模式给药时局麻药物的渗漏（图 19.25）。

在穿刺点周围的较大范围内涂抹黏性稍低的液体粘合剂，如安息香胶或者 Mastisol®。将导管尾端盘旋（以缩短导管的长度），并用透明贴膜固定在皮肤上。透明贴膜可以使

175

患者能够更好地观察皮肤潜在的感染征象，如红肿、渗液及分泌物。我们利用思乐扣（StatLock®）将导管的注药接头进一步固定在穿刺点附近（图19.26）。

> **补充注意事项**
>
> 在导管置入点周围涂抹皮肤粘合剂是避免局麻药渗漏和导管移位的关键。安息香胶或Mastisol等粘合剂强度不够，就不能有效封闭穿刺点，也不能避免局麻药物在导管周围渗漏。

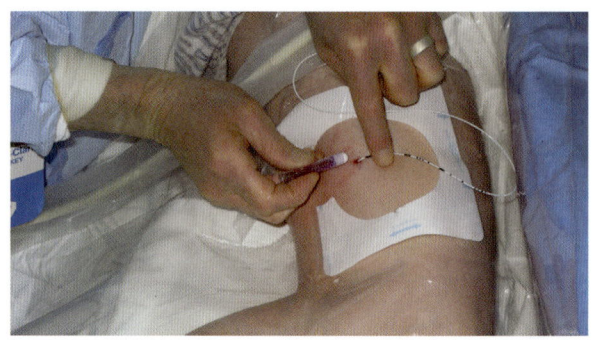

图19.25　将强力皮肤粘胶涂于导管置入点。这样可以固定导管，密封因粗大的Touhy针穿刺造成的孔，预防局麻药渗漏

作者的临床经验

- 给药方案：在绝大多数坐骨神经周围置管麻醉中，我们选用0.2%罗哌卡因，开始给药速度为10ml/h。在此基础上，可以增加患者自控镇痛剂量（每30分钟输注2～5ml局麻药）。
- 根据对阻滞区域的要求，我们通常选择容易观察到坐骨神经的位置置管。一般来说，越靠近近端，越难找到坐骨神经，在肥胖患者中尤甚。
- 一般我们不做坐骨神经前入路置管，虽然有经验的医生能够很容易做到这一点。
- 我们发现按以上的方法固定导管比较牢固，不必采用皮下隧道固定导管。
- 在穿刺置管的全过程中，一旦出现血管刺破，我们强烈建议改变置管位置或取消操作。因为在这种情况下，有可能出现留置导管在密闭的血肿空间可能产生感染的风险以及注药压力引起的局麻药物入血的风险。
- 依照给患者安装的输注泵内局麻药的总量，导管可留置2～3天，一般情况下留置导管不超过3天。
- 患者接受任何形式的坐骨神经阻滞均

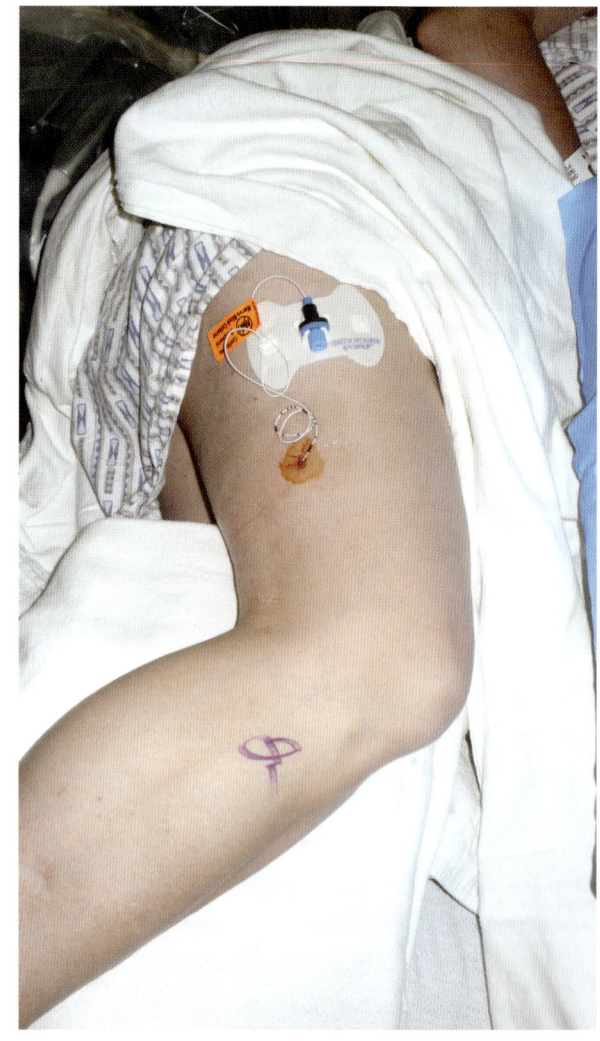

图19.26　贴好贴膜并用思乐扣固定的坐骨神经周围导管

存在神经阻滞后跌倒的风险，所以在实施阻滞（和置管）前应向患者交代相关情况。

推荐阅读

Minville V, Zetlaoui P J, Fessenmeyer C, Benhamou D. (2004). Ultrasound guidance for difficult lateral popliteal catheter insertion in a patient with peripheral vascular disease. *Reg Anesth Pain Med*, **29**(4):368–70.

Sinha A, Chan V W. (2004). Ultrasound imaging for popliteal sciatic nerve block. *Reg Anesth Pain Med*, **29**(2):130–4.

Swenson J D, Bay N, Loose E, *et al*. (2006). Outpatient management of continuous peripheral nerve catheters placed using ultrasound guidance: an experience in 620 patients. *Anesth Analg*, **103**(6):1436–43.

Tsui B C, Finucane B T. (2006). The importance of ultrasound landmarks: a "traceback" approach using the popliteal blood vessels for identification of the sciatic nerve. *Reg Anesth Pain Med*, **31**(5):481–2.

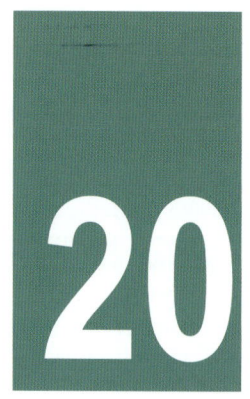

连续股神经周围导管

（唐建军 译　陈晔明 审校）

简介

当超声引导单次注射股神经阻滞技术进展到神经导管技术时，便可以为膝关节、大腿和髋部的几种手术提供一个持续时间较长的术后镇痛。和单次注射技术一样，股神经周围导管也在腹股沟区域放置，在这里，神经周围导管可以留置在股神经近端部分。虽然超声引导下股神经导管的留置和单次注射股神经阻滞操作上相似，但如果单次注射技术还不是非常娴熟，则不适宜进行导管留置操作。

超声解剖复习

定位标志：股动脉（图 20.1）

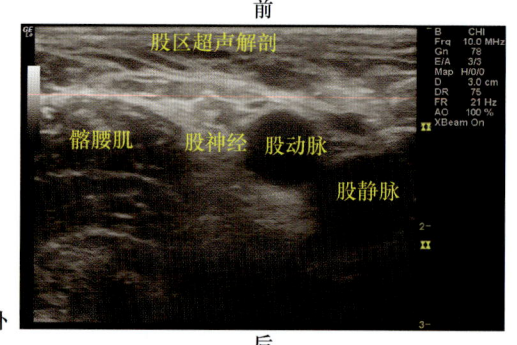

图 20.1　近腹股沟褶皱区的正常股区超声解剖图

需要辨认的组织	可能看到的组织
股动脉	髂腰肌
股静脉	股深动脉
股神经	旋股外侧动脉
	异常血管

物品准备

- 超声仪
- 高频超声探头
- Mayo 架或床头桌
- 无菌衣、无菌手套、帽子和口罩
- 皮肤消毒剂
- 穿刺部位用无菌铺巾
- 无菌超声面板覆盖膜（最好是透明的）
- 带两个橡皮筋的无菌超声探头套
- 无菌超声耦合剂
- 阻滞针穿刺点皮肤和皮下浸润用局麻药
- 视患者身材选用：钝头大口径 4～8cm 长的 Touhy 针（17G 阻滞针用于置入 19G 导管；18G 阻滞针用于置入 20G 导管）
- 局麻药抽好于 10ml 和 20ml 注射器内

20·连续股神经周围导管

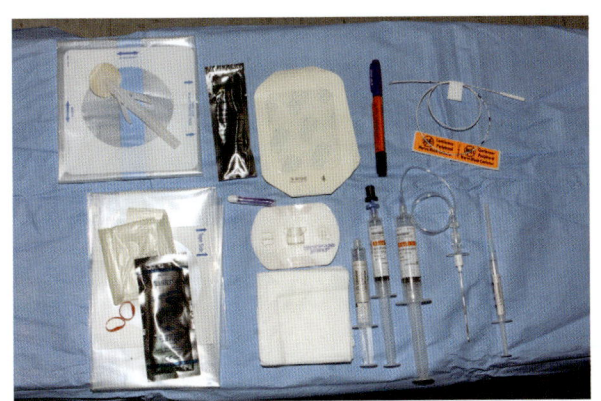

图 20.2 超声引导的神经周围导管套件所含物品

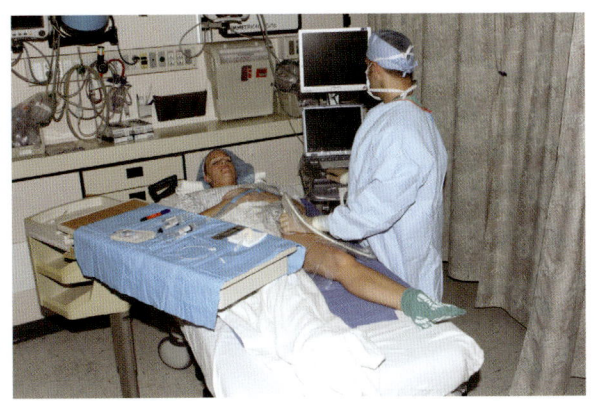

图 20.3 由麻醉医生独立实施股神经周围导管时的合理布局

- 含有肾上腺素的试验剂量
- 无菌的、有刻度标记的柔软导管
- 接注射器或输注接口的导管接头
- 用于固定穿刺点导管的强效皮肤粘胶如 Dermabond® 或 Histoacryl®
- 用于粘合透明敷料的弱性粘合剂如安息香胶或 Mastisol®
- 透明贴膜
- 思乐扣（StatLock®）
- 如图 20.2

操作

技术小结

1. 连接监测及适度镇静患者
2. 消毒及操作部位铺巾
3. 无菌铺巾覆盖超声探头和超声仪面板
4. 全面超声扫描寻找合适的导管穿刺位置
5. 打好局麻皮丘
6. 置入 Tuohy 针并注射 20ml 局麻药
7. 从 Tuohy 针断开延长管
8. 通过 Tuohy 针置入导管
9. 固定导管于原位，退出 Tuohy 针
10. 超声影像定位导管位置，然后通过导管注射 10ml 局麻药
11. 必要时后退导管以令其达最佳位置
12. 通过导管注射含肾上腺素的试验剂量
13. 强力皮肤粘合剂涂于导管穿刺点周围
14. 盘绕导管并涂上安息香胶并贴上 Tegaderm™ 贴膜
15. 用思乐扣固定导管在患者身上

患者和物品准备

由于连续导管的放置比单次注射神经阻滞需要的时间更长，并且需要用到较大口径穿刺针，这个过程对于患者来说可能更不舒服，而且会引起紧张。给患者适当的镇静，有条件的话，配备一名助手监测患者，确保患者不会触碰操作区域污染穿刺部位。

连续神经周围导管的放置应该由医生和其助手在严格无菌条件下进行，医生和助手最好穿上无菌衣，戴手术帽、口罩和无菌手套，给超声探头和控制面板套上无菌套。如果没有助手，连续神经周围导管的放置则可由一名麻醉医生单独完成（图 20.3）。麻醉医生准备超声仪、探头及导管工具的步骤如下：

1. 摆好患者体位，将超声仪放在靠近患者床头的地方，然后将超声探头自由悬挂在超声仪的前端（如图 15.3）。
2. 把摆放神经周围导管无菌器械的阻滞

工作台自操作者对侧跨过患者置于患者被阻滞侧上方（图20.3）。

3. 麻醉医生穿上无菌服，戴上帽子、口罩及无菌手套。

4. 腹股沟区大面积消毒，然后在上方覆盖一张透明无菌膜。

5. 将耦合剂放在无菌的超声探头护套里，然后将护套仔细套在悬挂着的探头上（如图15.4）。最重要的是耦合剂一定要均匀分布在探头前端，以确保探头和护套之间没有气泡。然后用橡皮筋缠在探头顶部以确保紧密贴合，用另一圈橡皮筋缠在探头稍低位置以免操作时护套滑落（如图15.5）。

6. 用透明无菌膜将超声仪面板覆盖好。

7. 将少量耦合剂抹在患者身上，扫描就可以开始了。

扫描

神经周围导管的扫描与单次注射股神经阻滞是一样的，但是，导管尖端的位置需要更精确一些。单次注射时，使用较高浓度和较大剂量的局部麻醉剂可以避免穿刺位置不够精确带来的问题。除非定位非常准确，否则一旦初次剂量的作用消退，通过导管尖端输注的局部麻醉药可能无法到达初次剂量作用的所有神经结构。通过对大腿根部腹股沟褶皱区的全面扫描，可以确定神经周围导管放置的理想位置，它应该在股深动脉和旋股外侧动脉分支的近端。股神经附近或其外侧组织里应当没有异常血管，有利于大口径的针通过。

穿刺

就像单次神经阻滞一样，穿刺采用平面内法引导。穿刺针宜由外侧向内侧走行，从后方接近股神经（图20.4）。应该确保能在超声屏幕上监视穿刺针，并在整个操作过程中始终清楚针尖的所在位置。针的运行轨迹应该只限在股神经的外侧，引导穿刺针达到股神经后方，这与单次股神经阻滞是一样的。

穿刺点可以远离探头外侧边缘（图20.5）。这种做法使得穿刺针需要在皮下组织中潜行更远才能到达目标点，但这样有利于拔针后固定导管，尤其是对于特别瘦的患者。同时，在远离探头边缘的地方穿刺使得进针角度更小一些。前面提到过，越小的穿刺角度使穿刺针的可视化越容易，这有助于引导针尖进入理想位置。

相较于单次阻滞所用的穿刺针，神经周围导管的置入需要用大口径穿刺针。由于针

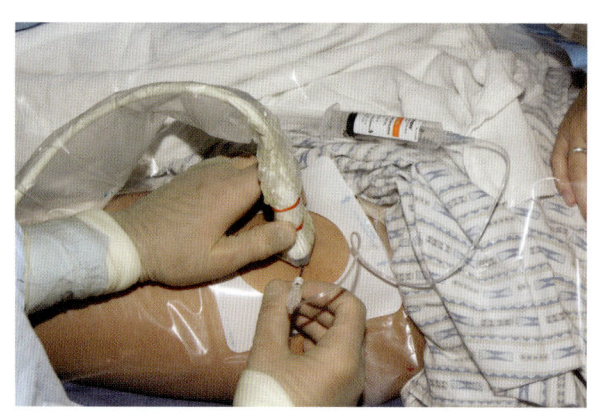

图20.4 股神经导管放置时平面内法进针探头及穿刺针的位置

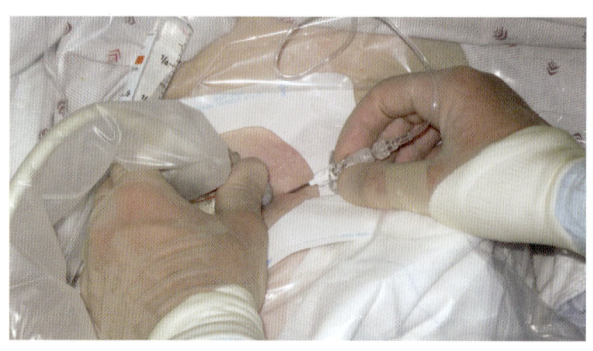

图20.5 在超声探头外侧缘进针

更粗，有可能会带来一些潜在问题。第一，它们通常使得患者更不舒服，所以我们建议不仅在粗针穿刺之前局麻穿刺点皮肤，而且应该沿进针路径浸润麻醉皮下组织和髂腰肌。第二，在导管放置时使用粗的钝针会形成皮下隧道，在留置导管后引起局麻药渗漏。反复穿刺也会造成目标区域局麻药渗漏并导致患者不适。如果需要反复进针，则不要将针拔出皮肤再重新穿刺，只需经同一个针眼在皮下组织和阔筋膜深面调整针的指向。皮肤上有多个针眼会导致局麻药渗漏，浸湿贴膜，从而使贴膜变松，导管移位。再者，阔筋膜可以充当一个屏障，阻止局麻药渗透到周围皮下组织，所以在调整方向时使针尖始终处于阔筋膜深面。第三，粗的钝针可以撕裂动静脉，造成出血或血肿。

> **补充注意事项**
>
> 最重要的是始终保持针尖超声下可见。如果看不到，将无法确定它的位置及其穿透的组织。能够被监视的穿刺针部分只是处于狭窄的超声声束下的部分（故应保持穿刺针尖时刻处于超声声束下，译者注）。

注射局麻药和调整穿刺针位置

在置入神经周围导管之前先通过 Tuohy 针注射局麻药基于以下几个目的：

- 注射局麻药并观察药液的扩散是为了确定针尖位于正确的筋膜层内，从而引导导管也应被送入正确的筋膜层。
- 注射局麻药可以撑开周围组织，使得导管更容易置入。
- 即使导管最终定位不正确而没起到作用，那么先前注射的局麻药至少可以发挥单次注射阻滞的效果。
- 由于局麻药和周围组织的声阻抗有差

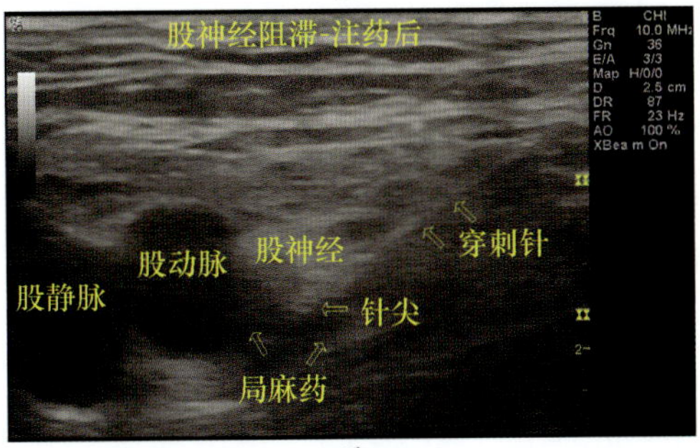

图 20.6 股神经导管放置之前经定位正确的穿刺针注射首次剂量及局麻药扩散情况

异，注射的少量局麻药可使针尖和神经周围导管显影更好。

在股神经导管放置之前注射局麻药的程序，与单次注射股神经阻滞是一样的。将局麻药注射到股神经后部，通过观察局麻药的扩散确定针尖位于正确的筋膜层内。如果需要调整针尖位置处于正确的筋膜层，或者为使局麻药围绕股神经更好地扩散，需注意将针尖始终保持在阔筋膜以下。待足量局麻药注射完成后，确保针尖位于股神经后方（图 20.6）。这样才能便于送入神经周围导管并令其盘曲在股神经附近，从而实现导管尖端的理想定位。

> **补充注意事项**
>
> 回抽无血并不能完全排除误注血管的可能性。
>
> 即使先前抽吸试验结果阴性，如果没看到局麻药的扩散，请警觉血管内穿刺的可能性，因为这有可能提示局麻药被注入血管或不在神经周围。
>
> 无论选择多少局麻药注入量，总之留下 10ml 由导管注入，其他全部由穿刺针注入。

导管置入

导管通过 Tuohy 针置入，在穿出穿刺针的尖端时会受阻，此时应保持 Tuohy 针固定不动以利于送入导管，强行推送导管将导致针插入更深。针移动过多可能致使导管位置错误。

本步骤的目的是在超声可视化状态下置入和推进导管（图 20.7）。要达到这一目标，在导管向股神经推进时，探头必须正确摆放，这可能是初学者放置神经周围导管技术最难的部分。

对于一个没有助手的麻醉医生，在直视状态下完成导管推进有两种方法。

1. 当首剂局麻药注射完成以后，将超声探头搁在无菌铺巾上，轻轻将延长管从 Tuohy 针尾移开。然后一手持 Tuohy 针，另一只手将导管推送出针尖（图 20.8）。推进导管时，在针尖处可能会遇到一些阻力。如果阻力太大，则不要继续推进，而应该旋转针或将针尖退回 1～2mm，然后再次推进导管。如果这些尝试都失败了，轻轻拔出导管，在超声直视下，由针头注入几毫升局麻药以撑开组织，重新置管。一旦导管通过了针尖，拿起探头找到导管的前端，导管前端应该只超过针头 1 至 2 厘米，然后用同样的方法将导管的剩余部分推进（图 20.7）。当导管前端穿过针尖以后，导管便可直接推进了，无需再用手持针。

2. 有一种更先进的方法，那就是一手持超声探头和 Tuohy 针，另一手送入导管。当准备好置入导管时，一手持探头，用拇指和示指捏住针翼，其余手指握住探头正确定位，另一只手则断开延长管，送入导管（图 20.9）。我们必须要用指尖捏紧 Tuohy 针，因为在将导管送过针尖时会遇到阻力。初学者会感觉该手法较难掌握，特别是对于那些手掌不够大的操作者。或者，用手指握住探头，大拇指放在 Tuohy 针的一侧针翼底下支撑针体，以免在导管送入时针尖进入太深（图 20.10）。无论采用何种方式，关键是用一手同时持稳探头和针，然后另一只手送入导管。

导管推进时保持持续观察很重要。导管置入的最佳深度取决于置管的过程。它可能要么远离股神经直行，穿出筋膜层；或者因为先前注射局麻药撑开一个空间，它更有可能在靠近针尖的这个空间内开始盘曲。由于针尖靠近股神经，所以导管一般会在近股神经处的正确的筋膜层面内盘曲，这是神经周围导管的最佳定位。一旦导管开始盘曲，导管整体不会全在超声波束内，因为只有处于超声波束的部分才能显影，因此，盘曲的导管只能显示为几个回声片段。还可以借助目标

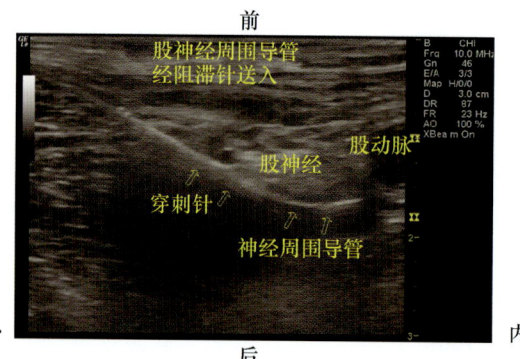

图 20.7 在超声直接监视下经穿刺针送入股神经周围导管

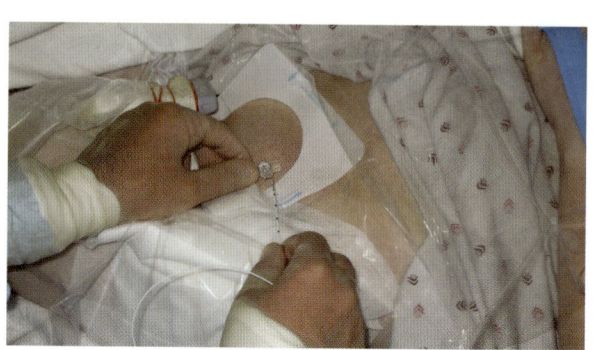

图 20.8 一手持 Tuohy 针，一手送入导管

20 · 连续股神经周围导管

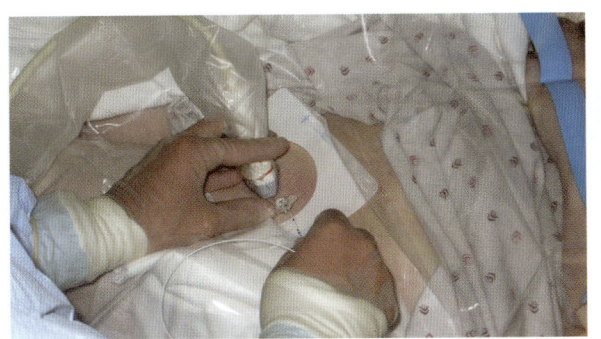

图 20.9　固定 Touhy 针的同时在超声监视下经穿刺针送入神经周围导管

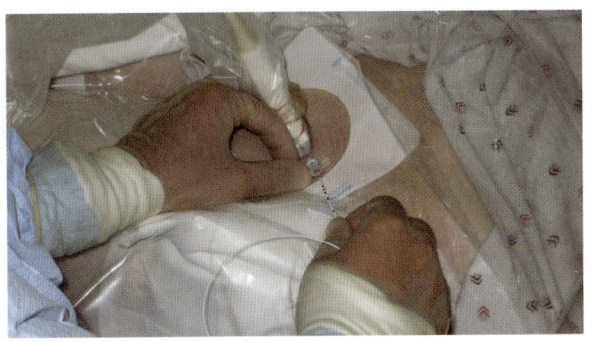

图 20.10　支撑 Touhy 针翼的同时在超声监视下经穿刺针送入神经周围导管

筋膜层内组织的微动确认导管位置是否正确。导管推入过长会导致过度的盘曲，甚至有可能造成导管打结或缠住神经。一般来说，将导管推出针尖 3 至 5 厘米就足够了。

补充注意事项

虽然神经周围导管的适度盘曲是比较理想的情况，但它也不是必需的。使导管盘曲可以防止导管从目标区域移位。

如果导管推进时直接穿透筋膜层而没有盘曲，则在超声直视下，拔出 Tuohy 针后，将导管回退到靠近股神经的适当位置。

不要在 Tuohy 针上直接回退导管，因为锋利且成角的针尖可能会划伤导管。而被划伤的导管有可能在重新置入或在患者自己拔出的过程中断裂。

导管位置的确认

神经周围导管被置入后，保持导管在原位不动，慢慢退出穿刺针（图 20.11）。然后在导管上连接一支 10ml 局麻药注射器。接下来，将超声探头重新放回试着观察导管，可以通过从导管置入点软组织开始来追踪导管，或通过查找高回声的线状影，寻找股神经附近的导管。19G 的导管在置入后很难显影。虽然导管比用于单次注射的 22G 针粗，但它不总是沿直线走行，因此，只有一小部分导管位于超声声束内。当导管在筋膜层盘曲时，单凭扫描是很难判断导管尖端位置的。可采用以下方法：首先观察近股神经的一段导管，然后通过导管给予小剂量的脉冲注射局麻药（或生理盐水）（图 20.12）。伴随着每一次注射，导管尖端会相应出现低回声区扩大。如果导管尖端离股神经后部太远，轻轻地将其拉回一点，在超声下观察其移动，直到它位于股神经后方的最佳位置（图 20.13）。然后注入剩余的局麻药，观察局麻药在股神经周围的扩散。如果导管没被置于最佳位置，或者导管的位置无法确定，需要将导管全部拔出，重新置入。

在固定神经周围导管之前，需要通过导管给予含有肾上腺素的试验剂量，以再次确定导管尖端不在血管内。

补充注意事项

如果一开始没有对股神经处的导管先进行重点扫描，就用注射局麻药的方法寻找导管，那么有可能在确定导管尖端位置之前，局麻药就提前用完了。

通过对注射器推芯施加节奏性的脉冲力可能引起导管尖端颤动（水脉冲法），这将有助于导管尖端的定位，而无需使用大量局麻药。

第四篇　外周神经周围导管

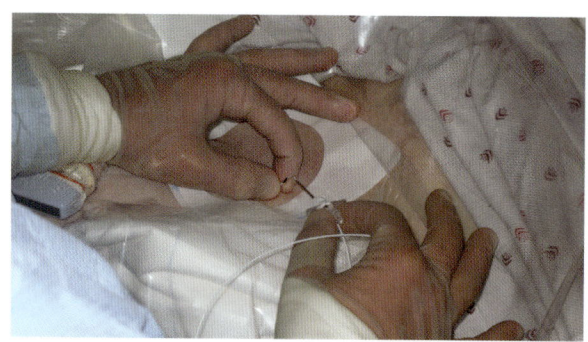

图 20.11　固定导管于原位，退出穿刺针

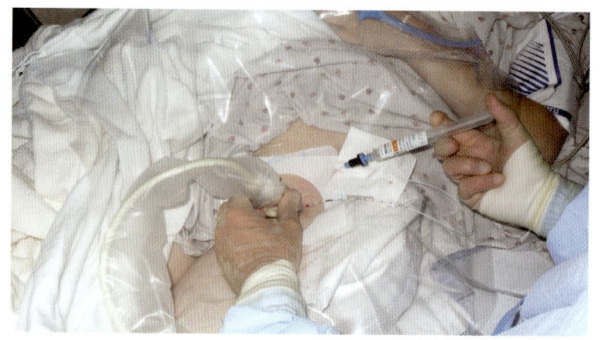

图 20.12　经导管注射以定位导管尖端

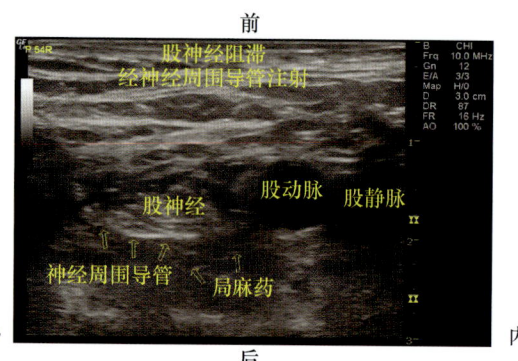

图 20.13　股神经周围导管尖端的理想位置是股神经后方

在不确定导管尖端位置的情况下，避免一次性通过导管贸然注射大量局麻药。

通过导管尖端观察注液的效果，经17G 阻滞针置入的 19G 的导管效果优于 20G 的导管。

如果操作者在确定导管或其尖端位置时遇到很大困难，则可在超声监视下通过导管注入少量空气，这些空气会显示为源自导管尖端的高回声。

导管固定

在导管尖端正确定位以及试验剂量确认阴性后，便可把导管固定在皮肤上了。

用无菌纱布仔细清除患者皮肤表面的耦合剂，在导管置入点周围涂上强力皮肤粘合剂或皮肤胶，如 Dermabond® 或 Histoacryl®，并待其晾干（图 20.14）。涂抹范围应该覆盖导管周围大约 1～2cm 区域。用皮肤胶是为了密封导管置入点，最大限度减少导管的移动和局麻药的渗漏，特别是在那些使用了自控镇痛功能的患者。

在导管置入点周围更广泛的区域涂上弱性液体粘合剂，如安息香胶或 Mastisol®，以粘贴贴膜。在覆盖透明贴膜前，可把导管尾段盘曲，以缩短松散的导管（图 20.15）。透明贴便于患者监测发生感染的可能迹象（如红疹、渗液或流脓）。贴好贴膜后，把注射接头扣入固定于穿刺点周围的思乐扣（StatLock®）内，进一步固定导管（图 20.16）。

补充注意事项

导管置入点用皮肤胶密封是防止局麻药渗漏和导管移位的关键步骤。弱性粘合剂，如安息香胶或 Mastisol，不能在导管口形成良好的密封效果。

作者的临床经验

- 膝关节手术的输注方案：我们发现用 0.1%～0.2% 的罗哌卡因以 10ml/h 的较高

20·连续股神经周围导管

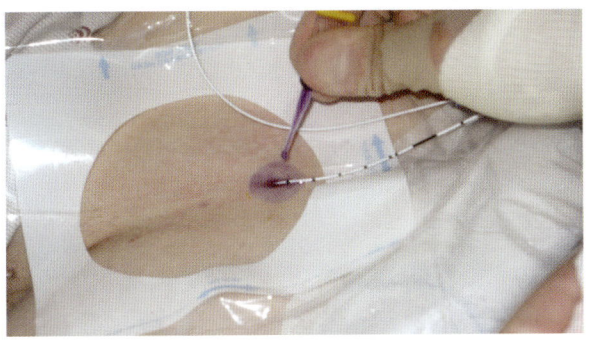

图 20.14 在导管置入点周围涂上强力皮肤粘合剂，这有助于固定导管，密封针眼，防止局麻药渗漏

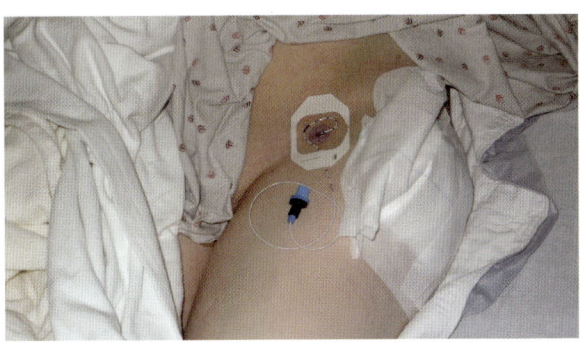

图 20.15 导管置入点周围涂上次强力皮肤粘合剂，并贴上一个小的透明贴膜

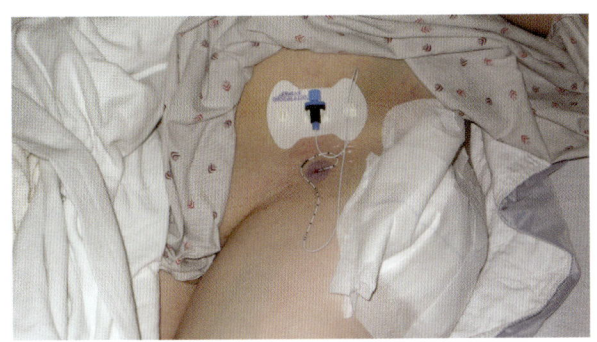

图 20.16 充分覆盖并用思乐扣固定股神经导管

基础输注速率以及 2～5ml/30～60min 的 PCA 效果是最好的。目前我们使用的 550ml 容量的输注泵能使患者在出 PACU 后 2～2.5 天内得到较好的镇痛。

- 有些手术需要术后进行早期、积极的物理治疗和/或行走，术后不用支具，膝关节可以屈曲，比较常见的例如前交叉韧带修复术。术中麻醉时我们一般采用 0.1% 的罗哌卡因。
- 对于其他的膝关节手术类型，如不需要术后早期行走或承重（如膝关节多韧带修复或微骨折修复），或需术后应用支具以防止膝关节屈曲（如全膝关节置换术），我们一般使用 0.2% 的罗哌卡因。
- 我们发现 0.1% 和 0.2% 的罗哌卡因

用于镇痛时两者之间的差别很小，但是在一些涉及范围更广的大型手术，如全膝关节置换术，术后疼痛非常剧烈，用 0.2% 的罗哌卡因可以更好地控制患者的疼痛。

- 大多数情况下，为保留运动功能，我们输注 0.1% 的罗哌卡因，效果显著优于 0.2% 的罗哌卡因。
- 髋部手术的输注方案：我们发现用 0.1%～0.2% 的罗哌卡因以 10ml/h 的较高基础输注速率以及 2～5ml/30～60min 的 PCA 是最成功的。目前我们使用的 550ml 容量的输注泵能满足患者在出 PACU 后 2～2.5 天内得到较好的镇痛。
- 接受髋部手术的患者，通常术后膝关节不装支具，允许腿部在物理治疗和行走过程中屈曲，因此保留运动功能十分重要。所以我们通常采用 0.1% 的罗哌卡因。
- 一般来说，髋部手术的疼痛程度不如膝关节手术。我们发现髋部手术后（如全髋关节置换术或髋关节内镜检查）用 0.1% 和 0.2% 的罗哌卡因镇痛，两者之间的差别很小。
- 放置神经周围导管时首次注射的总剂量与单次注射神经阻滞时是一样的。只

185

是导管放置后最后 10ml 的局麻药要通过导管注入。

- 虽然脓血症和未经治疗的菌血症被认为是单次注射神经阻滞的相对禁忌证，但我们把它们视为放置神经导管的绝对禁忌证。
- 在放置神经导管过程中，无论何时出现误刺中血管的情况，我们都选择放弃置管。我们担心导管留置在有血肿的局限空间内会造成感染，以及在加压条件下持续输注的局部麻醉剂会渗漏到血管内。
- 对于全膝关节或全髋关节置换术以及髋关节镜检查的患者，我们一般在术后患者转到 PACU 时立刻放置神经导管，这可避免导管被放置在消毒区域或术中 X 线照射术野，也避免在手术中导管移位。
- 为了达到髋关节手术后的最佳镇痛效果，应尽量将导管放置在股部近心端，通常是在腹股沟褶皱和腹股沟韧带之间的位置。
- 我们认为不需要特意为固定导管而做皮下隧道，只要按照本章所介绍的步骤实施就可以了。
- 接受持续股部外周神经阻滞的患者，在从阻滞到整个导管留置并输注期间都有跌倒的风险。在给患者实施镇静和导管放置之前，应该与患者说明及讨论这一风险。

推荐阅读

De Ruyter M L, Brueilly K E, Harrison B A, *et al.* (2006). A pilot study on continuous femoral perineural catheter for analgesia after total knee arthroplasty: the effect on physical rehabilitation and outcomes. *J Arthroplasty*, **21**(8):1111–17.

Ilfeld B M, Le L T, Meyer R S, *et al.* (2008). Ambulatory continuous femoral nerve blocks decrease time to discharge readiness after tricompartmental total knee arthroplasty: a randomized, triple-masked, placebo-controlled study. *Anesthesiology*, **108**(4):703–13.

Shum C F, Lo N N, Yeo S J, *et al.* (2009). Continuous femoral nerve block in total knee arthroplasty: immediate and two-year outcomes. *J Arthroplasty*, **24**(2):204–9.